ANNE-CHARLOTTE VUCCINO

YOGA im Büro

FOTOS VON ANTHONY VOISIN

HEEL

INHALT

Warum sollten Sie dieses Buch kaufen?

- Sie verbringen jeden Tag mehr als 3 Stunden vor einem Bildschirm und haben die Nase voll davon?
- Sie fühlen sich manchmal schlapp und ausgebrannt? Sie haben Schwierigkeiten, sich zu konzentrieren und werden von Ihren Gefühlen überwältigt?
- Sie fühlen sich gestresst und überlastet, leiden manchmal unter Bauchschmerzen oder Schlaflosigkeit?
- Sie spüren am Ende des Tages Schmerzen an den Handgelenken, Brennen in den Augen? Sie haben abends Kopfschmerzen?
- Sie haben keine Zeit, regelmäßig Sport zu machen oder auf andere Art für sich zu sorgen?
- Sie sind ein Ass in Multitasking, sowohl beruflich als auch privat?
- Sie frühstücken lieber mit Kaffee und Zigarette, anstatt joggen zu gehen? Sie hätten trotzdem gerne einen gesünderen Lebensstil, ohne auf Ihre kleinen Sünden zu verzichten?

Wenn Sie auch nur auf eine dieser Fragen mit Ja geantwortet haben, ist die Yogist-Methode genau das Richtige für Sie! Lernen Sie die stress- und schmerzlindernden Wirkungen des Yoga kennen: in Ihrem Büro und ohne lästiges Umziehen. Sie müssen nicht schwitzen und brauchen kein Zubehör. Dazu gibt es noch leicht umsetzbare Lifestyle-Tipps rund um die Welt des Yoga.

Yogist, was ist das? Das ist ein Yoga, das an die Berufswelt und seine Codes, seine Zwänge und seine Gesetzmäßigkeiten angepasst ist und Ihnen hilft, sich im Büro wohlzufühlen.

Ein Yogist, wer ist das? Das ist ein moderner Mensch, der auf der Überholspur lebt und arbeitet und seine Arbeitstage in Anzug und Krawatte oder im Kostüm verbringt. Von der Lehre und der Praxis des Yoga erwartet er unkomplizierte Leitlinien: Sie sollen ihm helfen, sich körperlich und geistig wohlzufühlen, im Büro und überall sonst.

Die Yogist- Methode, was ist das? Das ist eine Methode, die aus zehn Schritten besteht und Übungen enthält, die Sie auf dem Bürostuhl machen können. Körperbereiche, die durch das Sitzen bei der Arbeit einer verstärkten Belastung ausgesetzt sind, werden besonders berücksichtigt. Gehen Sie, nachdem Sie eine Zeit lang die Übungen gemacht haben, zu Ihrem Arzt, Ihrem Physiotherapeuten oder Ihrem Orthoptisten und er wird merken, dass Sie Yoga machen.

Die Methode enthält leichte und einfache Bewegungen, die Sie gerne praktizieren werden, weil Sie Ihnen helfen, die Schmerzen, die durch Stress und Bildschirmarbeit entstanden sind, zu vermeiden oder zu lindern. Wiederholen Sie diese Bewegungen im Büro, aber auch bei sich zu Hause, unterwegs oder im Restaurant. Immer, wenn Sie das Bedürfnis haben, die Situation es zulässt oder ein bestimmter Körperbereich gerade Schmerzen verursacht! Ändern Sie Ihre Gewohnheiten, damit sich Ihre Haltung verbessert und Sie mehr Energie und weniger Stress verspüren. Sie werden sich besser konzentrieren können, Schmerzen vermeiden und Ihr Wohlbefinden verbessern. Und das alles in weniger als 5 Minuten am Tag!

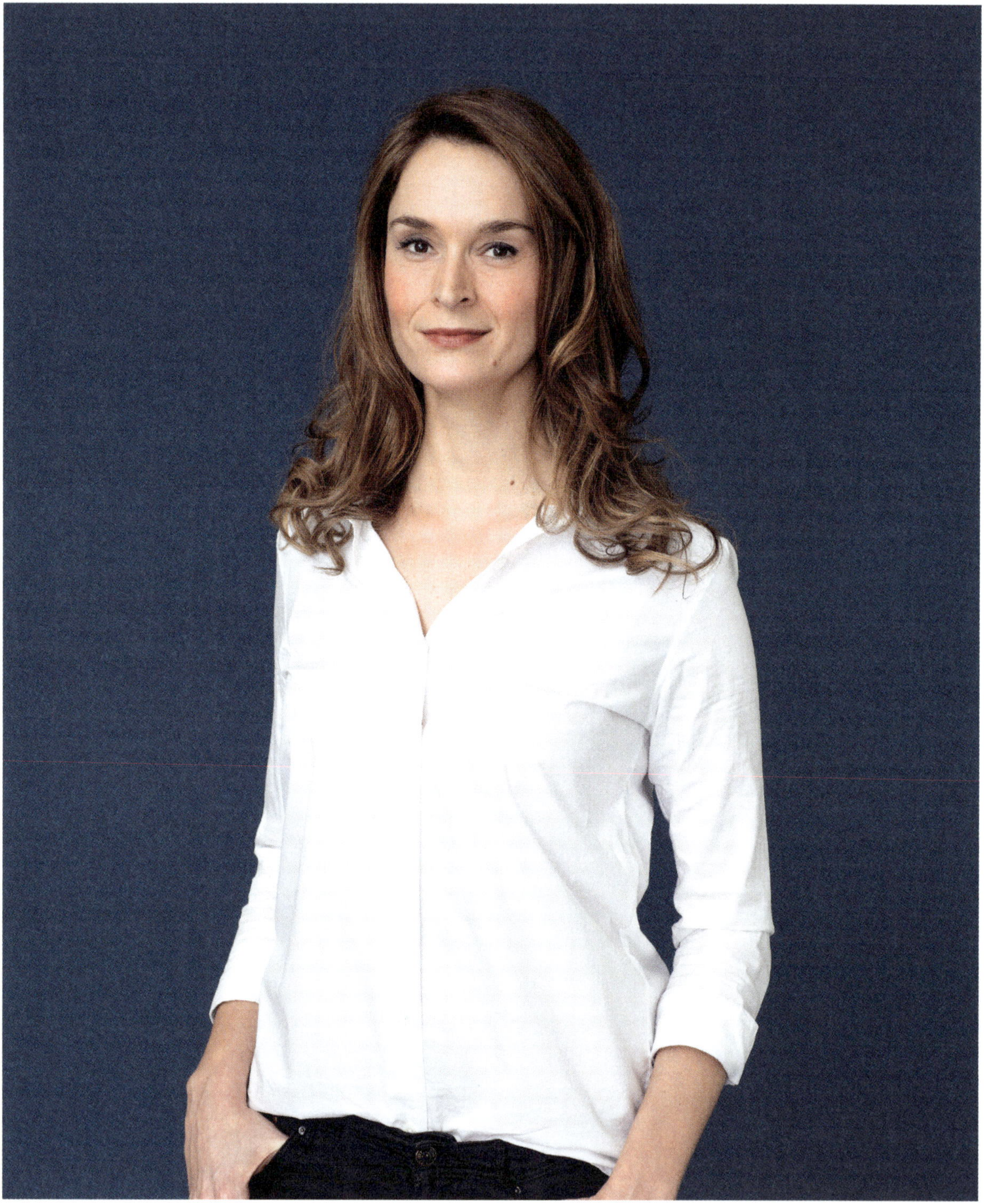

DER WEG DES YOGIST-WOHLBEFINDENS IM BÜRO

Diejenigen, die Yoga am meisten brauchen, sind auch diejenigen, die am wenigsten Zeit dafür haben. Oder die niemals auf die Idee kämen, in einen Yoga-Kurs zu gehen! Wenn Sie den ganzen Tag arbeiten, von einer Besprechung in die nächste rennen, immer mehr Verantwortung und immer weniger Zeit haben, dann dürfen Sie sich angesprochen fühlen. Das ist der Ausgangspunkt, der mich motiviert hat, YOGIST-Wohlbefinden im Büro zu gründen. Seit ungefähr zehn Jahren bieten die innovativsten und einflussreichsten Firmen der Welt ihren Mitarbeitern Yoga- und Meditationskurse an, um die Lebensqualität während der Arbeitszeit zu verbessern. In Deutschland wächst das Bewusstsein für diese Notwendigkeit ebenfalls, allerdings könnte die Anzahl der Firmen noch wachsen ...

Als Yoga-Methode für den Arbeitsplatz ist *YOGIST-Wohlbefinden im Büro* 2015 in Frankreich gegründet worden. Die Methode ist für das Berufsleben konzipiert, kann in Straßenkleidung auf dem Bürostuhl praktiziert werden und ist von Osteopathen anerkannt.

Sie enthält kein Sanskrit, keine Chakras und keine Akrobatik, sie ist spielerisch, aber dennoch wirksam und sie verhindert sowohl Stress und Schmerzen als auch Muskel- und Skelettprobleme.

Sie ist für alle Menschen geeignet, unabhängig vom Alter oder der körperlichen Verfassung. Die Yoga-Lehrer von *YOGIST-Wohlbefinden im Büro* sind sowohl sorgfältig ausgewählt als auch sehr gut ausgebildet und kommen nach Bedarf regelmäßig in Ihre Firma, um Yoga-Kurse zu geben. Der Unterricht kann in den normalen Besprechungsräumen und im Kollegenkreis stattfinden. Führungskräfte und Manager können auch in individuellen Sitzungen gecoacht werden, etwa vor einer Rede in der Öffentlichkeit oder vor einer wichtigen Entscheidung. Ich leite auch vor sehr großen Gruppen an, z. B. auf Events oder Konferenzen (fünfzig, zweihundert oder fünfhundert Personen, alles ist möglich!). Wie wäre es mit einem Yoga-Kurs auf Ihrer nächsten Tagung? Aufmerksamkeit und Kreativität Ihrer Zuhörer würden davon sicherlich profitieren!

Wer bin ich?

Im Frühjahr 2015 im Alter von genau 30 Jahren habe ich *YOGIST-Wohlbefinden im Büro* gegründet, um Yoga in die Welt der Unternehmen einzuführen. Dabei habe ich niemals im Sinn gehabt, ein Start-up zu gründen, schon gar nicht auf dem Gebiet des Yoga …

Nachdem ich erst Philosophie studiert habe, studierte ich Business an der HEC in Paris und in Dänemark. Ich arbeitete sechs Jahre lang als Direktorin einer Unternehmensberatung, die die Unternehmensführungen großer französischer und internationaler Konzerne strategisch berät, danach bei einem großen Internetkonzern. Dort habe ich die Notwendigkeit einer neuen Sichtweise kennengelernt: die Lebensqualität in der Berufswelt zu verbessern. Was Yoga damit zu tun hat? Nun, ich kam mehr aus Notwendigkeit und weniger aus Vergnügen dazu … Sport mochte ich noch nie, egal welcher Art.

Im Jahr 2005, zu der Zeit leitete ich eine studentische Hilfsorganisation im Norden von Benin, wurde ich von einem Polizeimotorrad überfahren. Schlimme Verletzungen am rechten Bein zwangen mich zu einer Rückkehr nach Frankreich, wo ich sechs Monate im Krankenhaus lag und achtmal operiert wurde. Aufgrund mehrerer Krankenhausinfektionen drohte mir beinahe die Beinamputation. Mehrere Monate musste ich im Rollstuhl verbringen. Mein rechtes Knie war so stark in Mitleidenschaft gezogen, dass die Ärzte mich auf die Möglichkeit vorbereitet hatten, nie wieder richtig gehen zu können. Eine wirklich tolle Perspektive, wenn man 20 Jahre alt ist!

Meine Reha-Behandlungen waren sehr schmerzhaft und astronomische Mengen an Antibiotika, Entzündungshemmern und Beruhigungsmitteln hatten mein Immunsystem empfindlich geschwächt: Ich war die ganze Zeit krank, erschöpft oder deprimiert!

Eines Tages, im Jahr 2008, kam eine Kollegin, selbst Yoga-Lehrerin, in ihrer Freizeit, auf mich zu und schlug mir vor, mich im Yoga zu unterrichten. „Schaden kann es dir auf keinen Fall", sagte sie zu mir.

Ich war sofort von der therapeutischen Wirksamkeit dieser Praxis beeindruckt: Im Yoga war ich viel aktiver als während meiner Reha-Behandlungen, natürlich alles im Rahmen meiner Schmerzen. Statt mir, unter Tränen und mit Schmerzmitteln, von einem Physiotherapeuten mein Knie passiv beugen zu lassen, gewann ich langsam die Kontrolle über meine Empfindungen wieder und die Fähigkeit, mit meinem restlichen Körper das vorhandene Handicap auszugleichen.

Ich bin sehr schnell yogasüchtig geworden und habe alle Kurse in Paris durchprobiert. Ich bin sogar nach Indien, Thailand und nach Bali gereist, um neue Lehrer und neue Yoga-Richtungen kennenzulernen. Während meiner sieben Aufenthalte in Indien und in ganz Asien habe ich die Yoga-Philosophie und den mit ihr einhergehenden Lebensstil kennengelernt: sich um seinen Körper in seiner Gesamtheit kümmern, loslassen und Abstand gewinnen; mit seinen Gefühlen zurechtkommen, meditieren, konstruktiv kommunizieren, sich mit gesunden und reinen Lebensmitteln bewusst ernähren, es wagen, sein Leben zu verändern ...

Ich, die auf Sport allergisch reagierende Intellektuelle, habe Schritt für Schritt erkannt, wie wichtig es ist, seinen Körper mit seinem Geist zu verbinden und eine gesunde Lebensführung anzunehmen. Ich habe eine Philosophie des Glücks entdeckt, die ich während meines Studiums in den Denksystemen des Westens vergeblich gesucht habe.

Langsam, aber stetig habe ich begonnen, jeden Tag frühmorgens Yoga zu machen, Fleisch und verarbeitete Produkte von meinem Speisezettel zu streichen und Gewürze und essentielle Öle zu verwenden, um gut für mich zu sorgen ... all das, ohne auf mein soziales Leben zu verzichten, glauben Sie mir! Innerhalb von acht Jahren war ich dank Yoga wiederhergestellt: Mein rechtes Bein lässt sich immer noch nicht mehr als 90 Grad abwinkeln (ich werde Ihnen in diesem Buch nicht die Lotushaltung vorschlagen, da ich sie selbst nicht einnehmen kann!), aber ich kann laufen, ohne zu hinken und meine arthritischen Schmerzen mit den Übungen, dem Atem und der Meditation lindern.

Langsam aber sicher habe ich aus einer Passion für Yoga meinen Beruf gemacht. Im Jahr 2012 habe ich damit begonnen, meine Entdeckungen mit meinen Mitmenschen zu teilen: Ich habe angefangen, meinen Freunden kleine Kurse zu geben. Jeden Dienstagabend in einem Raum, der für Kochkurse gedacht war, habe ich ihnen die grundlegenden Haltungen gezeigt: wohltuende Bewegungen, speziell für Menschen, die den ganzen Tag im Büro sitzen.
Während meiner Zeit als Unternehmensberaterin bin ich dazu übergegangen, meine Kenntnisse an meine Klienten weiterzugeben, indem ich ihnen, z. B. vor einer öffentlichen Ansprache, einige Atemübungen empfohlen habe. Und Überraschung: Sie waren mir dafür wesentlich dankbarer, als für alle Präsentationen, die ich ihnen hätte schreiben können!

2014 kam ich als Projektleiterin zu einer großen Internetfirma. In diesem extrem dynamischen Unternehmen, in dem das Durchschnittsalter nicht über dreißig Jahre lag und die Mehrheit des Teams ihren Tag vor dem Bildschirm verbrachte, sind verschiedene Kollegen zu mir gekommen, um mich nach Tipps zu fragen, wie sie ihren Stress oder ihre Rückenschmerzen lindern, ihren Schlaf verbessern oder ihr Nikotinproblem lösen könnten. Sie hatten von Yoga gehört und waren überzeugt, dass es ihnen helfen könnte, wussten allerdings überhaupt nicht, wo sie anfangen sollten!

Da hatte ich verstanden, dass Berufstätige einfache und wirksame Lösungen brauchen, mit denen sie ihren Stress und die durch Bildschirmarbeit verursachten Schmerzen lindern können. Es gab keinen Zweifel mehr: Mein Beitrag sollte darin bestehen, Yoga in die Firmen zu bringen. Zwei Welten, die ich gut kannte, die sich aber gegenseitig ignorierten.

Im Frühjahr 2015 habe ich alles hinter mir gelassen, um für zwei Monate allein nach Indien zu reisen und dort meine Yoga-Lehrerausbildung zu machen: eine 250-stündige Ausbildung in Mysore – einer Wiege des Yoga – bei einem indischen Lehrer, der sich auf therapeutisches Yoga spezialisiert hat.

Jeden Tag, von 4.00 Uhr morgens bis 20.00 Uhr abends, haben wir die traditionellen Yoga-Haltungen, ihre Bedeutung in Sanskrit, ihre Wirkungen und Gegenanzeigen, sowie Yoga-Philosophie und Yoga-Anatomie gelernt ...

Ich habe dabei auch die Gelegenheit genutzt, mich mit ayurvedischer Ernährung und Medizin zu beschäftigen. Ayurveda ist die traditionelle indische Medizin, die stark mit der Lebensführung der Yogis verbunden ist und die ich Ihnen im ersten Teil dieses Buches vorstelle.

Zurück in Paris, habe ich begonnen, *YOGIST-Wohlbefinden im Büro* (www.yogist.fr) zu gründen, das erste Yoga-Start-up für Yoga am Arbeitsplatz. Das Ziel war, eine Methode zu entwickeln, die den Bedürfnissen und der Mentalität von Erwerbstätigen, Selbstständigen, Angestellten großer Unternehmen, Kleinunternehmern oder Start-up-Gründern Rechnung trägt ... kurz, eine Methode für alle, die während ihrer Arbeit vor einem Bildschirm sitzen!

Eine besondere Herausforderung lag auch darin, Vorurteile zu überwinden (ich bin dem Klischee des Yoga-Hippies mit Dreadlocks, der bei jeder Gelegenheit über Chakras redet, leider häufiger begegnet!) und Yoga von esoterischen Anteilen zu befreien, um es in die Geschäftswelt bringen zu können, ohne kritische Zeitgenossen in die Flucht zu schlagen. Auf diese Weise ist die Yogist-Methode entstanden. Ich habe sie mit einem Osteopathen und einer in Arbeitsmedizin spezialisierten Ergonomin entwickelt: eine Methode, die Schmerzen und Arbeitsstress vorbeugt und die man auf einem Stuhl im Büro anwenden kann. Ich habe ein Team talentierter Yoga-Lehrer geformt, die eigens in die Unternehmen gehen. Ich selbst leite heute in zahlreichen Seminaren, auf Konferenzen und bei internen Teambuildings die Übungen an.

Mit diesem Buch liefere ich Ihnen Yoga-Regeln und -übungen, die sich an unseren modernen Lebensstil anpassen. Sie sind unabhängig vom Alter oder vom körperlichen Zustand für jeden Menschen durchführbar. Wenn ich sie mit meinem steifen Bein machen kann, dann können Sie das auch!.

WAS IST YOGA?
Eine kleine Erläuterung

Yoga ist eine tausendjährige Disziplin, die aus Indien kommt. Man schätzt die Anfänge auf ca. 900 v. Chr., aber manche Forscher sind sogar der Ansicht, dass Funde im Industal eine Datierung auf ca. 2500 v. Chr. wahrscheinlich machen. Das Wort „Yoga" kommt aus dem Sanskrit und bedeutet „Einheit" – Einheit von Atem und Bewegung, Einheit von Körper und Geist ...

Die Yoga-Lehre weist uns den Weg vom Leiden zur Freiheit (körperlich, emotional, intellektuell), indem sie Übungen vorschlägt, die den Körper und die Bewegungen des Geistes beruhigen sollen. Kurz, ein gesunder Geist in einem gesunden Körper![1] Es gibt zahlreiche Richtungen und Definitionen des Yoga. Schauen wir uns drei kleine Erläuterungen an. Sie stammen aus alten Yoga-Texten,[2] sind aber sehr gut auf unser modernes Leben anwendbar:

1. „Yoga ist die Beruhigung der Aktivität des Geistes", besagt, dass der Gedankenstrom zur Ruhe gebracht wird: Yoga hilft uns, mit dem Nachdenken aufzuhören und ermöglicht uns damit, im Trubel des Lebens stabil zu bleiben.

2. „Yoga ist Gleichmut" besagt, dass Yoga uns lehrt, immer gleicher Stimmung zu sein und uns von Ereignissen nicht aus der Bahn werfen zu lassen, sondern sie mit Ruhe und Ausgeglichenheit anzunehmen.

3. „Yoga ist die Fähigkeit zum Handeln", besagt, dass ganz spezielle Übungen für den Körper uns befähigen, den Geist auszurichten, um im täglichen Leben gut zurechtzukommen. Es geht also überhaupt nicht darum, sich im Himalaya in eine Höhle zum Meditieren zurückzuziehen; im Gegenteil geht es darum, jeden Tag zu handeln – in jedem Moment des Alltags – so gut und so bewusst wie möglich.

Yoga ist kein langer ruhiger Fluss

Yogist wird man nicht an einem Tag. Yoga ist ein langer Weg – oft sowohl körperlich als auch psychisch schwierig –, der in acht Schritten erfolgt. Er konfrontiert uns mit den Grenzen unseres Körpers, unserer Ungeduld, unserer Denkgewohnheiten und lässt uns wachsen. Er wirkt durch die Übungen über den Körper auf den Geist. Er gibt uns wichtige Hinweise, wie wir uns in der Welt, mit unseren Mitmenschen und mit uns selbst wohlfühlen können.

---

1 Juvenal, Satire 10

2 Das Yogasutra des Patanjali, dann Aphorismen aus der Philosophie des Ashtanga-Yoga, und die Bhagavad-Gita, eine bedeutende Gedichtsammlung des Hinduismus.

ERSTER SCHRITT

Seien Sie gut zu Ihren Mitmenschen

Yoga schlägt uns einige ethische Regeln vor, wie wir uns in der Gesellschaft verhalten können. Es propagiert Gewaltlosigkeit gegen andere Menschen (daher auch der Vegetarismus), Aufrichtigkeit und Ehrlichkeit. Es verbietet Diebstahl und verlangt Sparsamkeit (gegen die endlose Anhäufung von Reichtum und neuen Begierden) und die Mäßigung der Triebe.

ZWEITER SCHRITT

Seien Sie gut zu sich selbst

Yoga erfordert viel Arbeit an sich selbst. Es fordert zur Reinheit auf – in dem, was wir essen, aber auch in der Art, wie wir uns um unseren Körper kümmern – und es lehrt uns, das zu schätzen, was wir sind und was wir besitzen (statt sich ständig größere, schönere oder teurere Dinge zu wünschen ...). Es lehrt Selbstdisziplin (jeden Tag Yoga und Atemübungen zu machen, mit genauso viel Präzision wie ein Kampfkünstler), Selbststudium (unsere Reaktionen zu beobachten, um sie besser vorhersehen und kontrollieren zu können) und Hingabe (an etwas, das über uns hinausgeht oder an ein philosophisches System zum Beispiel – was aus Yoga aber noch lange keine Religion macht).

DRITTER SCHRITT

Arbeiten Sie an Ihrem Körper

Yoga wird oft auf die körperlichen Haltungen reduziert, die aber nur einen der Schritte darstellen. Trotzdem sind es die Übungen, die den Körper kräftigen und ihn geschmeidig machen. Sie erhalten seine Gesundheit und schaffen die Bedingungen dafür, dass er mehr als fünf Minuten ruhig mit geradem Rücken in Meditation verweilen kann.

VIERTER SCHRITT

Atmen Sie

Die Atemübungen – Sie werden sieben davon in diesem Buch finden – helfen, die Gedanken, die Gefühle und den Energiekreislauf im Körper zu lenken. Der Atem ist ein großartiges Hilfsmittel gegen Stress und kann Sie aufwärmen, wach machen, motivieren und Ihren Schlaf verbessern.

FÜNFTER SCHRITT

Ziehen Sie sich zurück

Der erste Schritt in Richtung Meditation ist das Zurückziehen der Sinne. Wenn es Ihnen zu hektisch wird und Sie Ruhe benötigen, sollten Sie den Lärm um sich herum und die sonstigen Umgebungsreize abschalten, und sich auf sich selbst und Ihre Empfindungen besinnen. Sie werden sehen, dass es eine schwierige Lektion ist, die äußere Umgebung auszublenden und nicht auf jede Ablenkung zu reagieren, aber dass es sehr lohnend ist, sie zu lernen!

SECHSTER SCHRITT

Konzentrieren Sie sich

Yoga lehrt, sich auf nur einen Gegenstand auf einmal zu konzentrieren, ob es nun Ihre Arbeit ist oder die Position Ihres rechten Fußes in einer Haltung, spielt keine Rolle.

Sie lernen, wie Sie in einer Welt, die rast und in der Sie ständig Multitasking betreiben, ständig reden, zuhören, zehn Leuten gleichzeitig schreiben, abschalten können und sich nicht durch die Gedanken beirren lassen, die in Ihrem Kopf umherschwirren. Wie mein indischer Yoga-Lehrer sagte, das Ziel ist „unseren Geist nicht wie ein kleines Äffchen von einem Gedanken zum nächsten springen zu lassen."

SIEBTER SCHRITT

Meditieren Sie

Über Meditation wird viel geredet; es gibt unzählige Richtungen und unterschiedliche Techniken. Im Yoga bedeutet meditieren, sich lange und intensiv zu konzentrieren, bis man für einen langen Moment nur noch an ein Objekt denkt, ohne Unterbrechung.

ACHTER SCHRITT

Der letzte Schritt

Wenn Sie lernen, diese sieben Schritte erfolgreich zu gehen, wofür es keine Erfolgsgarantie gibt und was mitunter ein ganzes Leben dauern kann, wird sich Ihr Geist mit dem Meditationsobjekt verbinden: Ihre Gedanken sind zur Ruhe gekommen. Ein Ziel, das nur wenige Menschen erreichen ... Ein umfangreiches Programm, nicht wahr? Das Beste wäre, sofort anzufangen! So können Sie hoffen, ein paar Schritte auf diesem langen Weg machen zu können.

Welcher Yoga-Stil ist der richtige für mich?

In der indischen Tradition gibt es vier große Yoga-Richtungen: Yoga der Weisheit, Yoga der Hingabe, Yoga der Tat und Yoga des Geistes, zu dem das Hatha-Yoga gehört (Yoga der Anstrengung). Dieses letzte, das Hatha-Yoga, ist im Westen das meist verbreitete und enthält die Körperübungen (Asanas), die wir kennen. Andere, weniger bekannte Yoga-Stile sind Kundalini-Yoga, Tantra-Yoga, Yoga-Nidra (Schlaf-Yoga) ...

Daran lässt sich schon erkennen, dass Yoga Teil eines großen philosophischen Systems ist im Gegensatz zu dem, wie man es heute meist versteht: nur als Körperpraxis.

Innerhalb des Hatha-Yoga gibt es wiederum viele verschiedene, mehr oder weniger sportliche und körperliche Yoga-Stile. Je nach Geschmack oder Zielsetzung, aber auch abhängig vom körperlichen Zustand, kann man sich darunter einen passenden aussuchen. Ganz schön schwierig, sich zurechtzufinden! Die körperlichen Yoga-Stile werden meist in bequemer Kleidung auf einer Matte geübt.

In diesen werden die Übungen des Hatha-Yoga zu unterschiedlichen Übungsreihen kombiniert. Diese Übungsreihen können schnell oder langsam, mit oder ohne Zubehör, mit oder ohne Übergang und in lockerer oder starrer Reihenfolge praktiziert werden.
Sollten Sie die Sanskritnamen der Yoga-Kurse, die bei Ihnen im Ort angeboten werden, verwirrend finden, werde ich Ihnen im Folgenden einen kleinen Überblick geben, damit Sie sich nicht komplett verloren fühlen.

HATHA-YOGA: RUHIG UND SANFT

„Hatha-Yoga" ist ein allgemeiner Begriff, der im Westen das körperorientierte Yoga bezeichnet. Fast alle Yoga-Kurse heutzutage stammen vom Hatha-Yoga ab und enthalten mehrere hundert Körperhaltungen und Atemübungen. Es ist für alle durchführbar, es verbessert die Gesundheit, die Kraft und die Gelenkigkeit des Körpers und sorgt dafür, dass Sie während langer Konzentrationsphasen still sitzen können ... wie bei der Bildschirmarbeit! Die Übungspraxis ist recht sanft und legt viel Wert auf die Atmung und auf intensive Dehnungen. Sie werden nicht viel schwitzen, aber nach den Übungen viel entspannter sein. Die Yogist-Methode ist hauptsächlich vom Hatha-Yoga beeinflusst.

ASHTANGA-YOGA: SEHR KÖRPERLICH UND FESTGELEGT

Dieser sehr traditionelle Yoga-Stil ist in den 70er-Jahren im Westen durch Pattabhi Jois bekannt gemacht worden. Es handelt sich um eine körperlich sehr anspruchsvolle Übungsserie, die immer in der gleichen Reihenfolge geübt wird, mit einer Reihe von genauen Atemübungen und Übergangshaltungen. Man kann die Übungsserie alleine praktizieren, wenn man sich gut damit auskennt (Das ist der Mysore-Stil, bei dem der Lehrer die Haltungen nur korrigiert und nicht anleitet und jeder in seinem eigenen Rhythmus übt). Es ist ein sehr fordernder Yoga-Stil, bei dem man schwitzt, springt, atmet und in Bewegung meditiert und der grundsätzlich nicht für Anfänger oder für Menschen mit gesundheitlichen Problemen geeignet ist. Am besten übt man frühmorgens, um für den ganzen Tag fit zu sein.

IYENGAR-YOGA: SEHR THERAPEUTISCH

B.K.S. Iyengar ist vom selben Lehrer ausgebildet worden wie Pattabhi Jois, hat jedoch einen gänzlich anderen Weg gewählt, um die Wohltaten des Yoga zu verbreiten. Er hat eine sehr therapeutische Methode entwickelt, die sich an den Körperachsen orientiert und dadurch Ungleichgewichte behebt. Iyengar-Yoga setzt Zubehör wie Gurte, Klötze, an der Wand hängende Seile und Stühle ein und ist daher für jede Stufe, für jeden Körper und für jedes gesundheitliche Problem geeignet. Genau dieser Yoga-Stil hat entscheidend dazu beigetragen, dass es meinem Knie jetzt besser geht (in meinem Fall hat es wie eine Reha-Maßnahme funktioniert). Die Übungspraxis verlangt hohe Konzentration und trainiert jeden Muskel, jede Sehne, jedes Gelenk und jeden Bereich der Wirbelsäule. Er ist empfehlenswert für alle, die ein spezifisches körperliches Problem haben oder eine ruhige, aber tiefgreifende Übungspraxis suchen (es gibt keine laute Musik oder sonstige Ablenkungen und Sie sind mit Ihrem Körper und einem – sehr anspruchsvollen – Lehrer allein!). In manchen Krankenhäusern wird diese Methode den Patienten bereits empfohlen oder sogar angeboten. Zahlreiche Menschen mit multipler Sklerose, mit Aids und mit den verschiedensten Wirbelsäulenleiden konnten ihren Gesundheitszustand mit Iyengar-Yoga schon verbessern. Sie werden im Verlauf einer Übungseinheit nicht viel schwitzen und sich nicht in alle Richtungen bewegen. Aber Sie werden vergessene Muskeln wiederentdecken und ein neues Körperbewusstsein lernen.

BIKRAM YOGA

Vor circa dreißig Jahren hat Bikram Choudhury eine Yoga-Schule eröffnet, in der die Kurse in einem auf 40 Grad Celsius aufgewärmten Raum stattfanden. Die Yoga-Stunden haben stets den gleichen Ablauf. Der Yoga-Lehrer gibt eine Reihe mit sechsundzwanzig Haltungen vor, die zweimal wiederholt und nicht abgewandelt werden. Wegen der extremen Hitze wird quasi in Badekleidung auf einer dicken, wasserfesten Matte geübt. Ich persönlich misstraue dem Bikram-Yoga und würde ihn aus den folgenden drei Gründen nicht empfehlen:

- Grundlage des Yoga ist die Atmung: Wie soll man in einer Dampfbadatmosphäre gut atmen können, in der geschwitzt wird und es nach Ausdünstungen riecht?
- Die Hitze des Raumes sorgt für eine Erwärmung der Muskeln, anstatt dass die Muskeln durch eigene Anstrengung sich langsam selbst erwärmen können. Möglicherweise fühlen Sie sich gelenkiger, aber Sie riskieren unbemerkt Verletzungen und Austrocknung (darüber hinaus kann die Übungspraxis sehr gefährlich für das Herz sein).
- Da die Übungsreihe immer dieselbe ist (sechsundzwanzig Haltungen im Gegensatz zu hunderten von Haltungen im Hatha-Yoga), ist sie sehr unvollständig und passt sich weder dem Körper des Übenden an, noch eignet sie sich für jeden Moment des Tages.

RESTORATIVES YOGA UND YIN-YOGA

Diese beiden Yoga-Stile sind weniger dynamisch als die oben erwähnten, sogenannten „Yang"-Übungsformen. In den „Yin"-Haltungen werden die Muskeln, die Nerven und der Geist durch sehr langsame und tiefgreifende Dehnungen, ja sogar durch eine Art Schlaf-Wachzustand, entspannt. Sie nehmen die Dehn- und Entspannungshaltungen mit Hilfe von großen runden Kissen, Holzklötzen und Gurten ein, und lassen für längere Phasen den Atem und die Schwerkraft wirken. Ohne wirklich einzuschlafen, versinken Sie in einen Dämmerschlaf, während sich die Spannungen des Körpers und des Geistes nach und nach lösen. Es wird behauptet, eine Übungseinheit Yin-Yoga oder Restoratives Yoga sei genau so wirksam wie drei Stunden Schlaf. Sogar die Piloten von Solar Impulse (ein Solarflugzeug) sollen in ihrem Cockpit einige Übungen zur Regeneration machen! Der perfekte Yoga-Stil für eine Mini-Siesta, um die Batterien wiederaufzuladen und für abends vor dem Schlafengehen.

VINYASA-YOGA UND VERWANDTE STILE (JIVAMUKTI, STRALA, POWER YOGA UND ALLE „FLOW"-STILE ...)

Das Wort Vinyasa bedeutet im Sanskrit „flow", was so viel bedeutet wie „eine fortlaufende Bewegung ohne Unterbrechung". Im Ashtanga-Yoga sorgen die Übergangshaltungen für den „flow": Man beginnt beispielsweise mit der Bretthaltung, biegt sich in Richtung Boden, streckt die Wirbelsäule nach oben und landet im „Hund, der nach unten schaut". Die neuen Yoga-Stile, die oft aus den USA kommen, wie Vinyasa Flow-, Power-, Jivamukti- oder Strala-Yoga sind mit ihren schnellen und kraftvollen Positionswechseln sehr stark vom Ashtanga-Yoga inspiriert. Die Übungsfolgen sind regelrechte Choreografien ohne echte Pausen, mit vielen Variationen und einigen akrobatischen Übungen (Handstand oder ähnlichen Schmankerln), normalerweise mit lauter Musik im Hintergrund. Anhänger von sich wenig wiederholenden Cardio-Übungen, die gerne an ihre Grenzen gehen und neue Bewegungen ausprobieren, kommen hierbei auf ihre Kosten.

Woher kommt die Yogist-Methode?

Die Yogist-Methode ist ein sogenanntes „Arbeitsplatz-Yoga", das speziell für die Anwendung in Firmen entwickelt wurde. Ich habe die wirksamsten Hatha-Yoga-Übungen zusammengestellt, die helfen sollen, die Schmerzen, die durch Stress, ständiges Sitzen und Bildschirmarbeit entstehen zu vermeiden oder zu lindern und die man auf einem Stuhl üben kann, ohne sich umzuziehen. Ich möchte damit nicht eine neue Sportart in die Unternehmen bringen. Ich möchte einen Weg vorschlagen, der mit einfachen Mitteln zu Gesundheit führt und Stress, Rückenschmerzen und andere Leiden verhindert und der für jeden verfügbar ist.

Was ist das Geheimnis dieser neuen Yoga-Form? Es ist die Kombination dreier Wirkmechanismen. Es ist einmal eine sportliche Wirkung, die die Muskeln tiefgreifend kräftigt; dann eine therapeutische Wirkung, die durch sanfte Bewegungen hilft, Schmerzen zu lindern; und schließlich eine stressreduzierende Wirkung, die entspannende Haltungen und Atemübungen anbietet (Übungen, die auch in der Sophrologie vorkommen).

Wie kann Yoga Ihnen helfen, Schmerzen zu verhindern oder abzumildern? Zunächst mit Stützhaltungen, die sämtliche Muskeln Ihres Körpers stärken. Das sind statische Übungen, die mehrere Atemzüge lang gehalten werden. Besondere Aufmerksamkeit verdient hierbei die Stützmuskulatur des Rückens, die aus Muskeln entlang der Wirbelsäule besteht, die für unsere Haltung und die Gesundheit unseres Rückens wichtig sind. Schließlich werden die Muskeln gedehnt, indem man gleichzeitig bewusst atmet, wodurch die Muskeln mit Sauerstoff versorgt und geschmeidig gehalten werden. Zweiter Effekt: Die Yogist-Methode hilft, den Geist zu entspannen und den Schlaf zu verbessern, aber auch Ihre Leistungsfähigkeit und Ihre Konzentration zu steigern.

Stress und die Bedeutung der Atmung

Der Unterschied zwischen Yoga und einem Fitnesskurs ist die Koordination von Bewegung und Atmung. Pro Tag atmen Sie im Durchschnitt 23 000-mal ein und aus. Aber dabei übergehen Sie auch, wie sehr die Atmung Ihre körperliche Verfassung, Ihren Gemütszustand, Ihre Emotionen, Ihre intellektuellen Leistungen und Ihren Stress wiederspiegelt und sogar Einfluss darauf ausübt.

Guter Stress und schlechter Stress

Stress ist für sich genommen nicht unbedingt etwas Schlechtes. Er kann Sie sogar zu Höchstleistungen motivieren und antreiben! Die Gefahr geht vom chronischen Stress aus. Seit unserer Zeit als Jäger und Sammler vor tausenden von Jahren ist Stress ein sehr nützliches Alarmsystem. Beim kleinsten Alarm, beispielsweise beim Herannahen eines Löwen, der die Absicht hat, Ihnen in die Wade zu beißen, wird das sympathische Nervensystem aktiviert und Energie strömt in die Beine, um die Flucht zu ermöglichen. Für die Verdauung oder andere Systeme wird solange weniger Energie zur Verfügung gestellt. Ist die Gefahr vorüber, wird das parasympathische Nervensystem aktiviert. Es führt den Körper zur normalen Aktivität zurück, reduziert den Herzrhythmus und beliefert die vorher heruntergefahrenen Systeme wie Verdauung oder Gehirn wieder mit Energie. Beobachten Sie die Antilopen: Nach überstandener Gefahr fangen sie wieder an, ganz ruhig zu weiden. Weil das parasympathische Nervensystem aktiviert wird, kann sich der Körper nach einer hohen Stressbelastung wieder beruhigen, so dass sich Entspannung einstellt.
Heute ist der Stress schon aufgrund unseres Alltags chronisch geworden. Die Gefahr, die vom Löwen ausging, ist ersetzt worden durch Termine, Zeitdruck, öffentliche Reden, dringende Erledigungen und andere Belastungen ... Unser sympathisches Nervensystem wird ständig gereizt und unser gesamter Organismus ist nicht selten überhitzt. Ohne uns Pausen oder genügend Zeit zum Entspannen und Abschalten zu gönnen (den Fernseher abzuschalten reicht da nicht aus), gelingt es uns nicht mehr, unser parasympathisches Nervensystem zu aktivieren. Das Ergebnis sind Schlaflosigkeit, Bauchschmerzen, Migräne, Rückenschmerzen, die Gefahr von Diabetes oder Herz-Kreislauferkrankungen ... Zumal Stress eine wichtige Ursache für Gewichtszunahme ist. (Ich wusste, dass Sie für dieses Argument besonders empfänglich sein würden!)

Was hat die Atmung damit zu tun?

Der Atem ist ein natürliches, direkt wirkendes Mittel, das auf Ihr parasympathisches Nervensystem einwirkt und Überhitzung verhindert. Sie haben den Zusammenhang zwischen Stress und Atmung sicher schon einmal bemerkt: Wenn Sie Angst haben, beschleunigt sich Ihre Atmung und damit auch Ihre Herzfrequenz; wenn Sie entspannt sind, ist Ihr Puls ruhig und die Atmung regelmäßig. Machen Sie einen kleinen Test: Fühlen Sie Ihren Puls. Danach atmen Sie 20-mal ruhig und vollständig ein und aus. Dann fühlen Sie erneut Ihren Puls. Sie haben wahrscheinlich beobachtet, dass Ihr Puls bei der zweiten Messung niedriger war. Auf Dauer werden Sie feststellen, dass Sie mit der Atmung den Geist und durch diesen auch den Körper kontrollieren können.

Wussten Sie das? Atmen Sie durch die Nase, das ist gut für Ihre Gesundheit!

Die Yoga-Lehre legt großen Wert darauf, durch die Nase statt durch den Mund zu atmen. Dadurch wird die Luft gefiltert, die Atmung auf ein Maximum verlängert und die Energie im ganzen Körper verteilt. Darüber hinaus hat es noch den Vorteil, dass Sie Ihrem Körper Stickstoffmonoxid, ein für Säugetiere wichtiges Gas, das in den Nasennebenhöhlen gebildet wird, zuführen. Es wirkt gefäßerweiternd, verbessert die Sauerstoffaufnahme im Blut und hat einen positiven Einfluss auf unser Nervensystem. Mit den Yoga-Haltungen werden Sie Ihre Konzentration verbessern und Ihren Kopf frei machen, weil Sie lernen, die Bewegungen mit der Atmung zu koordinieren. Diese Koordination ist das wahrscheinlich Schwierigste an den Übungen: im richtigen Rhythmus ein- und auszuatmen, um die Dehnungen zu vertiefen und sich zu entspannen. Mit ein wenig Praxis werden Sie es sicher schaffen. Ein Trick, den man sich merken kann: Alle öffnenden Bewegungen (zum Beispiel, wenn Sie die Arme nach oben heben) werden mit dem Einatmen verbunden, alle schließenden Bewegungen (zum Beispiel, wenn Sie sich nach vorne beugen) mit dem Ausatmen.

Warum haben Sie Schmerzen im Rücken, in den Augen, in den Handgelenken, in den Beinen … wenn Sie den ganzen Tag im Sitzen arbeiten?

Sitting is the new smoking. Der Mensch ist nicht dafür gemacht, den ganzen Tag im Sitzen zu verbringen! Unser Körper möchte rennen, gehen, springen, im Freien Sauerstoff tanken und die Gesamtheit seiner Muskeln spüren. Leider sitzen wir in unserem modernen Leben fast den ganzen Tag und meistens sitzen wir auch noch falsch. Wenn wir vor dem Computer sitzen, beugt sich unser Rücken, der Brustkorb schließt sich und sackt zusammen. Das führt dazu, dass sich der Druck auf die Wirbel der Schulterblattregion und der Lendenwirbelsäule erhöht (genau da, wo Sie abends nach der Arbeit die Schmerzen spüren, nicht wahr?). Wenn Sie eine Frau sind, haben Sie sicherlich die Angewohnheit, die Beine zu kreuzen, wodurch Sie Ihr Becken und Ihren Rücken noch zusätzlich aus dem Gleichgewicht bringen. Die langfristigen Auswirkungen? Schmerzen, Verspannungen, aber auch zunehmende Abnutzung der Bandscheiben. Das Sitzen hat Auswirkungen auf Muskeln und Knochen und drückt den Brustkorb so zusammen, dass Sie nur noch unvollständig atmen können. Das Gehirn wird weniger mit Sauerstoff versorgt und dadurch unaufmerksamer. Stress und langes Sitzen drücken auch auf die Bauchorgane, die mit Verstopfung, Bauchschmerzen, Gasen und Sodbrennen reagieren können … und plötzlich weiß man wieder, wie wichtig das Verdauungssystem ist! Falsches Sitzen auf einem zu hohen Stuhl, zum Beispiel, drückt auf die Hinterseite der Beine, so dass Blut und Lymphe nicht mehr gut zirkulieren können: Das ganze Gewicht des Körpers ruht auf der Rückseite der Oberschenkel und die Muskeln werden nicht genug beansprucht … Das Ergebnis sind schwere Beine, die immer weniger Kraft haben, dafür immer mehr schmerzen.

Einige Zahlen zur Information

Durch Arbeit bedingter Stress wird immer teurer ...

... und betrifft nicht nur Angestellte großer Unternehmen! Er betrifft alle, die zu viel Zeit im Sitzen verbringen! Arbeitsbedingter Stress ist der Hauptgrund für Krankmeldungen (60 %) und kostete die französischen Unternehmen im Jahr 2007 mehr als 3 Milliarden Euro[3], diese Zahlen dürften heute noch gestiegen sein! (Die Zahlen, die man für Deutschland findet, sind nicht ganz so hoch – der DAK Gesundheitsreport 2017 besagt: Von 100 Krankmeldungen entfallen insgesamt 54 % auf Muskel-Skelett-Erkrankungen, psychische Erkrankungen und Atemwegserkrankungen, andere Quellen nennen ähnliche Zahlen.) Jedes Jahr kostet Stress somit 21 000 Euro pro Arbeitnehmer und sorgt für 9,7 Millionen Krankheitstage ...

Es gibt immer mehr Burn-out- und Erschöpfungssyndrome, von denen inzwischen 3,2 Millionen Franzosen[4] betroffen sind, die zu viel arbeiten. Schlechte Arbeitsbedingungen sowie die Unfähigkeit, sich zu entspannen und die Informationsflut auszublenden, sind die Hauptauslöser. Ein neues Phänomen, das immer weiter zunimmt, ist der „Präsentismus"-Arbeitnehmer, der trotz Krankheit zur Arbeit geht und dort nicht sehr produktiv ist, weil er erschöpft, krank, unmotiviert und psychisch angegriffen ist. Diese Entwicklung könnte die Unternehmen zwischen 14 und 24 Milliarden Euro kosten – das wäre zweimal mehr als durch Krankheitsausfälle.[5]

Warum es gefährlich ist, den ganzen Tag zu sitzen

Die Zahlen sprechen für sich ... und sind alarmierend: 73 % aller Franzosen verbringen ihren Arbeitstag im Sitzen und es fällt ihnen schwer, körperliche Aktivität in ihren Tagesablauf einzubauen.[6] Neun von zehn Führungskräften geben an, heute gestresster zu sein als vor zehn Jahren. Stress und Bildschirmarbeit sind verantwortlich für Erkrankungen des Bewegungsapparates, Rückenschmerzen, Herz-Kreislauferkrankungen und Depressionen. Und die Zahlen steigen ...

Im Jahr 2010 waren 85 % aller Berufserkrankungen Krankheiten des Bewegungsapparates. Stress und langes Sitzen führen auch zu Rückenleiden, was 20 % aller Arbeitsausfälle ausmacht und durchschnittlich dreiunddreißig Tage dauert. Ungefähr 80 % aller Franzosen werden früher oder später mit Rückenschmerzen zu kämpfen haben.[7] Und, wie Sie sicherlich schon selbst festgestellt haben, der Arbeitsstress dringt in Ihr persönliches Leben ein: Immer mehr Angestellte geben an, erschöpft zu sein (37 %), unter Muskelverspannungen (29 %),

3 Zahlen erhoben vom INRS : Institut national de recherche et de sécurité (Nationales Institut für Forschung und Sicherheit zur Vorbeugung von Berufskrankheiten und Arbeitsunfällen)
4 Sofres (Meinungsforschungsinstitut)

5 Technologia 2014 (Studie der Agentur Technologia)
6. Withings 2015 (Firma Withings, jetzt Nokia Health)
7. INSEE (Institut national de la statistique et des études économiques – Nationales Institut für Statistik und Wirtschaftsstudien)

Schlafproblemen (25 %), Ängsten (25 %) oder unter Verminderung der Aufmerksamkeit (12 %)[8] zu leiden. Sollte das auf Sie zutreffen, ist die Yogist-Methode genau das Richtige für Sie!

Wie kann Ihnen die Yogist-Methode helfen?

Sie sind zu Hause, in Ihrem Büro, in Ihrem Auto oder in der U-Bahn. Es ist der Beginn oder das Ende eines langen Arbeitstages und Sie haben Schmerzen. Im Rücken, im Kopf, in den Handgelenken, in den Beinen ... Sie haben keine Zeit, Sport zu machen oder sich massieren zu lassen. Sie haben die Nase voll davon, einmal die Woche zum Physiotherapeuten zu gehen. Oder Sie sind gestresst, haben Ängste und können nicht zur Ruhe kommen. Oder Sie sind erschöpft, total platt. Die Yogist-Methode ist entwickelt worden, um Ihnen natürliche, einfache und sofort wirksame Hilfsmittel zu bieten: Finden Sie heraus, welche Körperregion Ihnen Probleme bereitet (oder vorbeugend, von der Sie wissen, dass sie empfindlich ist) und gehen Sie zum entsprechenden Kapitel in diesem Buch. Nehmen Sie sich jeden Tag mindestens 5 Minuten Zeit. Machen Sie für die Körperregionen, die am meisten Schmerzen bereiten und für die Probleme, die Sie am dringendsten angehen wollen, eine oder mehrere Übungen, einmal oder mehrere Male. Erwarten Sie keine Wunder, aber machen Sie die Übungen, ohne sich aus dem Konzept bringen zu lassen. Denken Sie hauptsächlich daran, tief durch die Nase zu atmen und die Bewegungen mit der Atmung zu verbinden. Mit der Zeit werden Ihre Schmerzen geringer, Ihre Beweglichkeit wird größer und koordinierter, und Sie werden bessere Gewohnheiten annehmen ... Ihr Schlaf und Ihre Konzentration werden sich verbessern und Sie werden mit Ihrem Körper immer vertrauter ...

Einige Tipps, bevor Sie anfangen

Machen Sie die Übungen nicht nur, weil Sie Schmerzen haben. Machen Sie die Übungen regelmäßig, möglichst sobald Sie daran denken, noch bevor sich die Probleme einstellen. Wählen Sie für den Anfang einer Übungsreihe, die Sie für eine Körperpartie machen wollen, eine kräftigende Übung. Danach eine dehnende Übung. So kann das Yoga seine therapeutischen Wirkungen entfalten. Respektieren Sie Ihre Schmerzgrenze! Lernen Sie den Unterschied zwischen dem Dehnungsschmerz (vom Atem unterstützt und am Anfang etwas unangenehm, langfristig aber wohltuend) und dem echten Schmerz, bei dem Sie die Übung sofort beenden sollten. Respektieren Sie Ihre Empfindungen und die Grenzen Ihres Körpers. Jeder Mensch ist anders und hat seine eigenen Möglichkeiten.
Möchten Sie einen kleinen Bonus? Machen Sie einige Übungen z. B. morgens im Bett oder im Büro, im Auto, in der U-Bahn, wann immer Sie etwas „leere Zeit" haben oder abends zum Entspannen und zum besseren Einschlafen.

---

8. ANACT/CSA (Agence nationale pour l´amélioration des conditions de travail – Nationale Agentur für die Verbesserung der Arbeitsbedingungen / CSA - Consumer science and analytics)

LEBEN SIE WIE EIN YOGIST

Yoga ist ein Lebensstil

Die aus Indien stammende tausendjährige Praxis des Yoga ist heute auf Erfolgskurs. Swami Vivekananda führte Ende des 19. Jahrhunderts Yoga in die Vereinigten Staaten ein. Als erster Yogi hielt er im Jahr 1893 während der Weltausstellung in Chicago einen Vortrag über Hinduismus. Weitere Verbreitung im Westen fand das Yoga in den 50er-Jahren des 20. Jahrhunderts durch andere berühmte Yoga-Lehrer, wie B.K.S. Iyengar. Heute ist es mit mehr als 36 Millionen Anhängern extrem populär. In Frankreich stieg seine Beliebtheit in den 70er-Jahren des letzten Jahrhunderts zunächst langsam an, seit etwa zehn Jahren schneller. Im Laufe der letzten drei Jahre wurde Yoga hier entweder sportlich oder therapeutisch betrieben. Das Yoga auf diese beiden Aspekte zu reduzieren, würde ihm jedoch nicht gerecht werden. Das philosophische und kulturelle System, auf dem Yoga basiert, ist sehr reichhaltig und geht mit einer vollständigen Disziplin im alltäglichen Leben einher. Darin ist die Art und Weise, wie wir mit unserer Ernährung, mit unserer Gesundheit, mit unserer Haut, mit unserem Schlaf, mit unserer Arbeit und mit unserer zwischenmenschlichen Kommunikation umgehen, enthalten. Letztendlich die gesamte Art und Weise, wie wir leben.

In der Yogist-Methode sind tausendjährige indische Prinzipien enthalten, die ich an unser modernes Leben angepasst habe. Ich habe einfache und sofort wirksame Werkzeuge entwickelt, die Ihnen helfen werden, sich überall wohlzufühlen ... sogar im Büro! Der Kernpunkt des Yoga ist die Erkenntnis, dass jeder Mensch ganz spezifische geistige und körperliche Funktionsweisen und Bedürfnisse hat, die sich von denen anderer Menschen unterscheiden und auf die man vorausschauend und angepasst eingehen muss, um Probleme zu vermeiden. Sie sind einzigartig! Darauf müssen Ihre Ernährung und Ihr Lebensstil abgestimmt sein, ohne dass Sie die Regeln anderer Menschen übernehmen. „Erkenne dich selbst ... und ernähre, schlafe, bewege dich und handle entsprechend!“, hätten die alten Yogis in freier Anlehnung an Sokrates sagen können.

Der Ayurveda und Sie

Das Yoga ist ganz besonders eng mit dem Ayurveda verbunden, einer natürlichen und traditionellen Medizin aus Indien. Viele Regeln der yogischen Lebensweise stammen aus dieser uralten Medizin. Ayurveda bedeutet auf Sanskrit „Wissenschaft“ bzw. „Wissenschaft vom Leben“. Es wird als eine der ältesten medizinischen Lehren angesehen und hat ihren Ursprung in alten indischen Weisheitstexten, den Veden, die es schon seit einigen tausend Jahren gibt. Sein Ziel ist, „die Gesundheit des Einzelnen zu erhalten, sein Leben zu verlängern, (und) Krankheiten sowie Fehlfunktionen aus seinem Körper zu entfernen". Ayurveda beschreibt, wie jeder Mensch die Kontrolle über seine Gesundheit und seinen Körper wiedererlangen, einen einfachen und gesunden Lebensstil annehmen und eine Menge kleiner Alltagsleiden vermeiden kann, ohne sich jedesmal ein Medikament verschreiben zu lassen. Eine wirklich sanfte Medizin, die natürlich und vorbeugend ist. Für Ayurveda gehört die Ernährungswissenschaft auch zur medizinischen Lehre: Das, was Sie essen, ist nicht nebensächlich, sondern „erhält Ihr Leben". In unserer modernen Zeit sind uns Geschmack und Lustprinzip bei der Auswahl unserer Nahrungsmittel wichtiger geworden, als Qualität und Nährwert. Unser Lebensstil ist verantwortlich für zahlreiche Krankheiten und Beschwerden. Manche Yogis sagen, dass wir uns durch den ständigen Konsum von schädlichen und ungesunden Nahrungsmitteln unser eigenes Grab schaufeln. Laut Ayurveda hilft ein vernünftiger Ernährungsplan bei zahlreichen körperlichen und psychischen Leiden, sowohl vorbeugend als auch heilend. Das Geheimnis von Gesundheit und Wohlbefinden liegt in der Befolgung von Ernährungsregeln und der Ausführung von Übungen für Körper und Geist, die an den einzelnen Menschen angepasst sind. Ayurveda hat die Verdauung als zentralen Punkt der Gesundheit erkannt, lange bevor das Buch „Darm mit Charme" erschienen ist. Sie sind, was Sie essen. Nahrungsmittel, die Ihrer Konstitution und Ihren Bedürfnissen entsprechen und gut verdaut werden, schützen Ihre Gesundheit. Der Vorgang der Verdauung wird als ein Feuer beschrieben, das die in der Nahrung enthaltenen Nährstoffe aufspaltet, um daraus Gewebe, Knochen und Körperflüssigkeiten zu bilden. Dieses Feuer muss richtig versorgt werden, damit die Nahrungsmittel aufgenommen, die Abfallstoffe entsorgt und der Organismus mit Energie angefüllt werden kann. Diese Idee eines im Verdauungssystem befindlichen „inneren Feuers" ist sehr anschaulich. Wenn Sie zum Beispiel zu viele Gewürze essen, kann das einen Überschuss an diesem Feuer verursachen und zu Sodbrennen führen. Wenn Sie eisgekühlte Getränke oder zu viel Rohkost zu sich nehmen, kann das Feuer gelöscht und die Verdauung erschwert werden. Diese „Wissenschaft vom Leben" basiert auf einer Theorie, nach der die Menschen in drei Profile eingeteilt werden, die Doshas. Diese Doshas hängen vom Verhältnis der Elemente Luft, Äther, Feuer – das berühmte Feuer, von dem weiter oben schon die Rede war –, Erde und Wasser ab. All diese Elemente sind seit unserer Geburt in unserem Körper vorhanden. Ist Ihnen auch schon aufgefallen, dass manchen Menschen immer kalt ist, während andere mitten im Winter ohne Schal herumspazieren? Dass manche Menschen acht Stunden Schlaf brauchen, um den Tag zu überstehen, während anderen fünf Stunden völlig ausreichen, um topfit zu sein? Dass manche Menschen eine empfindlichere Haut haben als andere? Einen empfindlicheren Magen? Dünnere Haare? Eine trockenere und faltigere Haut als andere Menschen gleichen Alters? Dass manche Menschen Avocados lieben oder wild auf Spinat sind? Ayurveda erklärt diese ganzen Unterschiede mit den unterschiedlichen Profilen. Diese bestimmen die Art und Weise, wie Ihr Körper und Ihr Geist funktionieren, im Gegensatz zum Körper und Geist anderer Menschen. Die Profile erklären auch, warum Sie an bestimmten Krankheiten leiden und was Sie tun müssen, um Ihr Gleichgewicht zu finden. Alle Krankheiten würden demnach aus einem vorübergehenden Ungleichgewicht entstehen, das man reduzieren sollte, indem man die richtigen Nahrungsmittel zu sich nimmt und seinen Lebensstil anpasst. Ihr Profil, bzw. Ihre ayurvedische Konstitution (auf Sanskrit „Prakriti") steht schon seit Ihrer Zeugung fest: Sie erben bestimmte körperliche und emotionale Eigenschaften, die sich im Laufe Ihres Lebens nur sehr wenig ändern. Im Erwachsenenalter kann es die eine oder andere vorübergehende Veränderung geben (fünf Kilogramm zu- oder abnehmen, nervöse oder depressive Phasen, Grippe oder andere Erkrankungen ...), aber Sie werden auf keinen Fall fünf Zentimeter wachsen, noch wird Ihre Iris eine andere Farbe annehmen. Das sind die grundlegenden Eigenschaften, die zu Ihrem ayurvedischen Profil gehören. Es gibt sieben verschiedene Profile, je nachdem, welches Dosha in Ihrem Organismus vorherrscht. Diese Doshas bedeuten „Vitalenergie" oder „Funktionsweise" und sind das Ergebnis der Kombination der fünf Elemente in Ihrem Körper. Es gibt drei unterschiedliche Doshas: Vata (Luft und Äther), Pitta (Feuer und Luft) und Kapha (Wasser und Erde). Die ayurvedischen Profile werden entsprechend des Verhältnisses dieser Doshas im Körper bestimmt.

Profil 1: Vata

Das Dosha Vata (Luft und Äther) dominiert.

Profil 2: Pitta

Das Dosha Pitta (Feuer und Luft) dominiert.

Profil 3: Kapha

Das Dosha Kapha (Wasser und Erde) dominiert.

Profil 4: Vata-Pitta

Die Doshas Vata und Pitta (Luft und Feuer) dominieren, mit ein wenig Kapha (Wasser).

Profil 5: Pitta-Kapha

Die Doshas Pitta und Kapha (Feuer und Wasser) dominieren, mit ein wenig Vata (Luft).

Profil 6: Vata-Kapha

Die Doshas Vata und Kapha (Luft und Wasser) dominieren, mit ein wenig Pitta (Feuer).

Profil 7: Vata-Pitta-Kapha

Die drei Doshas Vata, Pitta und Kapha sind ausgeglichen.

Finden Sie Ihr ayurvedisches Profil heraus!

Um Ihr ayurvedisches Profil herauszufinden, machen Sie den untenstehenden Test. Er ersetzt in keinem Fall eine genaue Einstufung durch einen ayurvedischen Arzt, aber er kann Ihnen einen ersten Eindruck über Ihre Konstitution geben ... und Regeln anbieten, die Ihnen helfen, Ihr Gleichgewicht zu erhalten. Diese Einstufungen und die damit verbundenen Ratschläge sind bisher von der Schulmedizin nicht wissenschaftlich anerkannt worden. Alternative Therapien und sanfte Medizin sind dennoch auf dem Vormarsch. Ihre Beliebtheit basiert auf einfachen und gesunden Regeln, Selbsterkenntnis und auf der Berücksichtigung der Bedürfnisse des Einzelnen, um langfristig die Gesundheit zu erhalten.

Markieren Sie in jeder Reihe das Kästchen, das Ihnen am meisten entspricht und schauen Sie dann, in welcher Spalte Sie die meisten Markierungen haben. Das dominierende Dosha (Vata, Pitta oder Kapha) wird so sichtbar werden und Sie können Ihr ayurvedisches Profil in groben Zügen bestimmen.

	Vata **(Luft)**	***Pitta*** **(Feuer)**	***Kapha*** **(Erde und Wasser)**
Ihre Figur	Sie sind schmal und eher hochgewachsen. Oder Sie sind ungewöhnlich groß/ungewöhnlich klein.	Sie sind eher mittelgroß, haben gute Proportionen und sind insgesamt recht muskulös.	Sie sind eher kräftig gebaut und neigen zum Übergewicht.
Ihr Knochenbau	Sie sind eher feingliedrig und haben hervorstehende Knochen.	Sie haben einen mittleren Knochenbau.	Sie haben breite Schultern und Hüften und eher große und schwere Knochen.
Ihr Teint	Sie haben einen matten Teint, werden schnell braun und Ihre Haut ist eher gelblich.	Sie haben einen glatten Teint, der zu Rötungen neigt. Sie bekommen schnell einen Sonnenbrand.	Sie haben einen gleichmäßigen, blassen Teint. Sie werden in der Sonne gleichmäßig braun.
Ihre Augen	Sie haben dunkle und kleine Augen.	Sie haben blaue, grüne, graue oder bernsteinfarbene Augen.	Sie haben große runde Augen mit langen Wimpern.
Ihre Haut	Sie haben trockene, dünne Haut, die zu Fältchen neigt. Man kann Ihre Venen durch die Haut hindurch erkennen.	Sie haben eine gut durchfeuchtete Haut mit einigen Rötungen. Sie neigen zu Akne und zu Hautirritationen.	Sie haben eine weiche und dicke Haut, die eher fettig ist.
Ihre Haare	Sie haben trockene, glatte, eher dunkle Haare.	Sie haben dünne, weiche Haare. Ihre Haare sind hell oder früh ergraut und eher spärlich.	Sie haben dicke, glänzende, zum Fetten neigende Haare. Ihre Haare sind lockig oder wellig.
Ihr bevorzugtes Klima	Sie bevorzugen warmes, feuchtes und sonniges Klima.	Sie bevorzugen mildes, frisches und luftiges Klima.	Sie vertragen jedes Klima.
Ihre Gesichtszüge	Sie haben ein langes, schmales, eckiges Gesicht mit dünnen Lippen, die oft trocken sind.	Sie haben ein herzförmiges Gesicht mit einem spitzen Kinn und fleischigen Lippen.	Sie haben ein rundes Gesicht und eine weiche Nase, volle Wangen und breite Lippen.
Ihr Appetit	Sie haben wechselnden Appetit: Sie haben oft Hunger, aber Ihre Augen sind größer als Ihr Magen.	Sie haben einen soliden Appetit und mögen es gar nicht, eine Mahlzeit auszulassen.	Sie haben einen sehr guten Appetit, aber Sie können ohne Probleme eine Mahlzeit überspringen.
Ihre Verdauung	Sie haben eine unregelmäßige Verdauung mit Neigung zu Verstopfung und Blähungen.	Sie haben eine schnelle Verdauung mit Neigung zu Irritationen.	Sie haben eine langsame, aber regelmäßige Verdauung.

	Vata (Luft)	*Pitta* (Feuer)	*Kapha* (Erde und Wasser)
Ihr Lebensrhythmus	Sie mögen Abwechslung und Spontanität und fürchten Routine. Sie sprechen schnell, lebhaft und manchmal unklar und durcheinander.	Sie mögen Organisation und drücken sich gerne präzise und klar aus.	Sie mögen Routine, sprechen langsam und in einem gleichmäßigen Ton.
Ihre Persönlichkeit	Sie sind kreativ und haben viel Vorstellungskraft. Sie müssen Ihre Gedanken und Ideen aufschreiben, um sie nicht zu vergessen. Sie verfolgen gerne mehrere Projekte gleichzeitig und können sich gut konzentrieren.	Sie sind ein richtiger „leader" und gut organisiert. Sie sind mitunter ungeduldig und kritisch und können sich nur mittelmäßig konzentrieren.	Sie sind ruhig und geduldig. Sie mögen eher langfristige Projekte mit genauem Plan. Sie können sich schlecht konzentrieren.
Ihr Geist	Ihr Geist ist immer in Bewegung. Sie haben ständig neue Ideen und Projekte. Sie sind mitunter hektisch und haben manchmal Zukunftsängste.	Sie haben einen wachen Geist, der genau und schnell arbeitet. Manchmal sind Sie ungeduldig.	Sie haben einen ruhigen und entspannten Geist.
Ihr Gedächtnis	Sie haben ein wechselndes Gedächtnis. Sie vergessen schnell.	Sie haben ein gutes Gedächtnis.	Sie haben ein sehr gutes Gedächtnis.
Ihre Aktivität	Sie mögen es, sich zu bewegen. Körperliche Bewegung hilft Ihnen bei der Entspannung.	Sie mögen Sport, der mit Wettstreit verbunden ist. Körperliche Bewegung hilft Ihnen, Ihre Gefühle zu kontrollieren und sich zu verausgaben.	Sie mögen eher ruhige Freizeitbeschäftigungen. Körperliche Aktivität hilft Ihnen, Ihr Gewicht zu kontrollieren.
Ihre Reaktionen	Sie agieren und reagieren schnell, manchmal vorschnell und impulsiv.	Sie agieren und reagieren sehr effizient und in Ihrem eigenen Rhythmus.	Sie agieren und reagieren eher langsam.
Ihre Entscheidungen	Sie ändern häufig Ihre Meinung. Sie bedauern Ihre Entscheidungen oft und sind unentschlossen.	Sie ändern selten Ihre Meinung. Sie haben sehr festgelegte Ansichten und vertreten diese sehr überzeugt.	Sie ändern Ihre Meinung fast nie.
Ihr Beruf	Sie bevorzugen intellektuelle oder künstlerische Aktivitäten.	Als gut organisierte Unternehmernatur leiten Sie gerne Gruppen und/oder Projekte.	Sie interessieren sich für Verwaltung, Beratung, Lehre, Medizin oder Bauwesen.
Ihre Gefühle	Sie sind oft ängstlich, gestresst oder empfindlich, aber Sie beruhigen sich schnell wieder.	Sie sind leicht reizbar, aufbrausend oder frustriert.	Sie bleiben in jeder Situation ruhig und gelassen.
Ihre Stimmung	Ihre Stimmung ist sehr wechselhaft, manchmal sogar launisch.	Ihre Stimmung ist eher stabil, mit gelegentlichen cholerischen Ausbrüchen.	Ihre Stimmung ist stabil.

	Vata (Luft)	*Pitta* (Feuer)	*Kapha* (Erde und Wasser)
Ihre Essgewohnheiten	Sie knabbern gerne zwischen den Mahlzeiten.	Sie mögen eiweißreiche Produkte (Eier, Fisch ...).	Sie lieben gezuckerte, fettige, weiche Nahrungsmittel.
Ihre Krankheiten	Wenn Sie krank sind, haben Sie starke Schmerzen, Verdauungsprobleme sowie innere Unruhe.	Wenn Sie krank sind, bekommen Sie leicht Fieber und Entzündungen.	Wenn Sie krank sind, bekommen Sie schnell Probleme mit exzessivem Schleim, Wassereinlagerungen und Schwellungen.
Ihr Schlaf	Sie haben einen leichten Schlaf und tendieren zu Schlafproblemen.	Sie haben einen tiefen und regelmäßigen Schlaf.	Sie haben einen schweren und langen Schlaf.
Ihr Geld	Sie mögen es, Geld auszugeben und zu teilen.	Sie bevorzugen wohlüberlegte Ausgaben.	Sie sind eher sparsam.
Ihre Nägel	Ihre Nägel sind trocken, brüchig und haben Streifen.	Ihre Nägel sind weich und kräftig.	Ihre Nägel sind hart und fest.
Ihre Schweißproduktion	Sie schwitzen wenig, Ihre Hände und Füße sind oft kalt.	Sie schwitzen viel und Ihnen ist oft warm.	Sie schwitzen nur mäßig.
Ihr Puls	Ihr Puls ist schnell und wechselhaft	Sie haben einen starken Puls.	Ihr Puls ist langsam und regelmäßig.
Ihr Durst	Sie haben unregelmäßigen Durst.	Sie haben oft Durst.	Sie haben selten Durst.
Anzahl der markierten Kästchen			

Addieren Sie nun die markierten Kästchen in jeder Spalte. Die Spalte mit den meisten Markierungen gibt Ihr Basisprofil an. Bei zwei Spalten mit einer ähnlichen Anzahl an Markierungen haben Sie wahrscheinlich ein Doppelprofil: Vata-Pitta, Pitta-Kapha ... Sehr selten hat man drei Spalten mit einer ähnlichen Anzahl; dann würde man von einem „Tridoshaprofil“ sprechen.

Ein schnelles Portrait Ihres Profils

Wenn man eine vereinfachte Beschreibung der körperlichen und charakterlichen Eigenschaften eines ayurvedischen Profils erstellen müsste, könnte man sagen ...

- Die Vata-Typen (Luft und Äther) sind kreative, verträumte, sehr kopflastige Menschen. Ihr Körper ist eher leicht und flink, sie handeln und bewegen sich schnell, ihr Appetit und ihr Schlaf sind unregelmäßig. Sie sind begeisterungsfähig, redselig, lebhaft und fantasievoll, ändern schnell Ihre Stimmung und sind manchmal hektisch und ängstlich. Sie lernen gern, vergessen neue Informationen aber recht schnell. Sie lassen sich leicht beunruhigen und ängstigen. Ihre mentale und körperliche Energie ist stark schwankend, wie die Luft; sie sind zögerlich und werden schnell müde.

- Die Pitta-Typen (Feuer und Luft) sind witzige, mutige und standfeste Menschen. Ihr Körper ist eher muskulös und sie haben einen stabilen Appetit und eine stabile Verdauung. Ihre Haut ist rosa-blass, mit einigen Rötungen. Stress vertragen sie nur schlecht, sie sind manchmal aggressiv, wie Feuer, und verlieren schnell die Geduld. Aber sie lieben Herausforderungen und sind einnehmende und dynamische Persönlichkeiten. Ihr Geist ist praktisch und klar und sie drücken sich eindeutig und präzise aus.

- Die Kapha-Typen (Wasser und Erde) sind introvertierte, ruhige und stabile Menschen. Ihr Körper ist eher kurvig, sogar rundlich. Ihr Energieniveau ist konstant und sie handeln und bewegen sich langsam und elegant, wie Wasser. Sie sind ruhige Persönlichkeiten, die sich selten aufregen. Sie lieben das „Cocooning" und schlafen gerne lange in einer warmen Umgebung. Fettes und gezuckertes Essen gehört zu ihren Lieblingsspeisen. Ihr Wesen ist herzlich, tolerant, wohlwollend und anhänglich. Manchmal können Sie sehr besitzergreifend sein.

Der Ayurveda sagt, dass unsere Gesundheit vom Gleichgewicht dieser drei Doshas abhängt. Jede Krankheit wird durch ein Ungleichgewicht der Doshas ausgelöst, in den meisten Fällen dadurch, dass eine Eigenschaft im Übermaß vorhanden ist. Zum Beispiel: Im Dosha Vata ist die Luft trocken und kühl, ständig in Bewegung und der Äther (die Leere) ist leicht; im Dosha Pitta ist das Feuer warm und hell und wird von der Luft gespeist; im Dosha Kapha ist das Wasser fließend und leicht, die Erde ist fest, hart und schwer. Sobald eine dieser Eigenschaften im Übermaß auftritt, fangen die Probleme an. Bei Vata wird ein Übermaß an Luft Blähungen und Verdauungsbeschwerden hervorrufen. Ein Übermaß an Bewegung wird zu vorzeitiger Erschöpfung führen. Bei Pitta bewirkt zu viel Feuer Fieber und Aggressivität. Bei Kapha führt zu viel Wasser zu Erkältungen, Nebenhöhlenentzündungen, Bronchitis oder zu Lethargie. Wenn Sie langfristig Ihr Gleichgewicht erhalten oder zurückgewinnen wollen, sollten Sie Ihre Ernährung und Ihren Lebensstil nach Ihrem ayurvedischen Profil ausrichten.

ESSEN SIE WIE EIN YOGIST

Da Sie nun Ihr Profil kennen, kann Ihnen Ayurveda wertvolle Hinweise geben, welche Nahrungsmittel gut für Sie sind. Doch Vorsicht, einem angepassten Ernährungsplan zu folgen bedeutet nicht nur die richtigen Nahrungsmittel auszuwählen! Es geht ebenso um vernünftige Mengen und um das Wo und Wie der Mahlzeiten. Sie werden in den Hinweisen möglicherweise einige verblüffende Übereinstimmungen mit Ihren persönlichen Geschmacksvorlieben finden: Beispielsweise mochten Sie noch nie Pampelmusen, und tatsächlich sollten Sie diese aufgrund Ihres Profils auch meiden. Yoga und Ayurveda legen großen Wert darauf, die eigenen Körpersignale wahrzunehmen und ihrer Weisheit zu folgen. Wichtig ist nur, zwischen den Bedürfnissen des Körpers und denen des Geistes, der von unseren Gefühlen und Impulsen gesteuert wird, zu unterscheiden. Ayurveda beschreibt sechs Geschmacksrichtungen, die uns bei der Orientierung helfen können: „süß", „salzig", „sauer", „bitter", „scharf" und „adstringierend". Wobei es sich bei „süß" eher um Kartoffeln oder Auberginen handelt, nicht um Zucker, Karamell oder Schokolade! Ebenso geht es bei „salzig" nicht um Ihren Lieblingsschinken ...

Ernährungshinweise für *Vata* (Luft)

Um Ihre leichte Konstitution zu unterstützen, bevorzugen Sie ...

- Nahrungsmittel der Geschmacksrichtung „süß", „salzig", „sauer".
- Warme, gekochte, gut gewürzte und bekömmliche Speisen, die Ihre Körpertemperatur ansteigen lassen.
- Vollkorngetreide wie Reis, Weizen oder Mais.
- Gemüse wie Spinat, grüne Bohnen, Spargel, Möhren, rote Beete, Süßkartoffeln, Brokkoli und Zwiebeln.
- Obst wie Rosinen, Mango, Bananen, Avocado, Pfirsiche, Pflaumen, Melone, Zitronen, Datteln, Kokosnuss.
- Fleisch von Geflügel und Lamm.

In Maßen genießen sollten Sie ...

- Nahrungsmittel der Geschmacksrichtung „bitter", „scharf", „adstringierend".
- Gerste und Kichererbsen.
- Rohe Gemüse, Champignons, Kohl, Kartoffeln, Auberginen, Blumenkohl, Tomaten.
- Äpfel, Birnen, Granatäpfel.
- Fisch.

Generell sollten Sie, um Ihre Körpertemperatur anzuheben, Ihre Verdauung zu verbessern und Ihren Geist zu entspannen ...

- warmes Klima bevorzugen.
- sanftes Yoga praktizieren, um Stress und Grübeleien zu vermeiden.
- warme und gekochte Speisen vorziehen
- Zwischenmahlzeiten mit Trockenfrüchten und Nüssen zu sich nehmen.
- weißen Zucker durch Honig oder Rohrohrzucker ersetzen.

- wärmende Gewürze verwenden, wie Kreuzkümmelsamen, Ingwer, Kurkuma, Koriandersamen und Safran ... jedoch Cayennepfeffer vermeiden.

Ernährungshinweise für *Pitta* (Feuer)

Um Ihren Körper und Ihren Geist zu erfrischen, bevorzugen Sie ...

- Nahrungsmittel der Geschmacksrichtung „süß", „bitter", „adstringierend".
- kühlende Speisen, um die Hitze Ihrer Konstitution zu reduzieren (mittags Salate, Obst und Gemüse mit hohem Wassergehalt).
- Getreide und Hülsenfrüchte wie Linsen, Vollkornreis, Soja, Kichererbsen, Bohnen.
- Gemüse wie Spargel, Gurken, Möhren, rote Beete, Spinat, Blattsalate, Kohl, Kürbis, Champignons, Brokkoli.
- Obst wie Äpfel, Avocado, Datteln, Feigen, Granatapfel, Rosinen, Melone, Mango, Erdbeeren, Ananas, Bananen.
- Eier, Fleisch von Kaninchen oder Huhn, Süßwasserfisch, Garnelen. Vermeiden sollten Sie Rind, Schwein sowie Salzwasserfisch.

In Maßen genießen sollten Sie ...

- Nahrungsmittel der Geschmacksrichtung „salzig", „scharf", „sauer".
- Getreidesorten wie weißen Reis und Mais.
- Gemüse wie Auberginen, Tomaten, Kartoffeln.
- Obst wie Zitrusfrüchte, Papaya, Mango, Trockenfrüchte.
- Käse und Milchprodukte.

Generell sollten Sie ...

- stark gezuckerte Lebensmittel sowie weißen raffinierten Zucker meiden.
- Ihre Mahlzeiten nicht zu heiß und nicht zu stark gewürzt einnehmen, lieber auf Zimmertemperatur abkühlen lassen.
- Ihren Konsum an Tee, Kaffee, Alkohol, sowie anderen Muntermachern reduzieren.
- Gewürze wie Kurkuma, Kreuzkümmel und Safran verwenden; jedoch mit Gewürznelken und Ingwer sparsam sein.
- Situationen meiden, die bei Ihnen starken Ärger oder heftige Reaktionen auslösen.

Ernährungshinweise für *Kapha* (Erde und Wasser)

Um Ihre Konstitution in Schwung zu bringen, bevorzugen Sie ...

- Nahrungsmittel der Geschmacksrichtung „bitter", „scharf", „adstringierend".
- Getreide wie Gerste, Hirse, Mais, Hafer.
- Gemüse wie Bohnen, Möhren, Erbsen, Spargel, Zwiebeln, Kohl, Spinat, Knoblauch.
- Obst wie Papaya, Zitronen, Mango, Äpfel, Granatapfel, sämtliche Beeren, Birnen, Pflaumen, Pfirsiche, Aprikosen.
- Fisch und Huhn, allerdings nur in geringen Mengen.

In Maßen genießen sollten Sie ...

- Nahrungsmittel der Geschmacksrichtung „süß", „sauer", „salzig".
- zu schwere und zu stark gezuckerte Mahlzeiten, die Verdauungsmüdigkeit auslösen könnten.
- Getreide wie weißen Reis und Weizen.
- Gemüse wie Gurken, Süßkartoffeln, Tomaten, Kürbis.
- Obst wie Bananen, Melone, Datteln, Rosinen, Orangen, Pflaumen, Feigen, Avocado.
- rotes Fleisch und Meeresfrüchte.

Generell sollten Sie ...

- großzügig mit Gewürznelke, Kardamom, Kreuzkümmel, Ingwer, schwarzem Pfeffer und Kurkuma würzen.
- mit Honig eher sparsam sein.
- Joghurt, fermentierte Milchprodukte, Butter, Speiseeis und Käse meiden.
- Ihre Mahlzeiten warm, aber nicht zu scharf gewürzt einnehmen.
- statt weißem Zucker lieber Rohrohrzucker verwenden.

Ein guter Ernährungsfahrplan für alle

Mit dem folgenden Ernährungsfahrplan können Sie, ganz unabhängig von Ihrer Konstitution, stagnierende Lebensenergie befreien, um sowohl im Büro als auch außerhalb erfolgreich und in Form zu sein. Es gibt einige einfache Regeln, die sich gut in das hektische Leben unserer Zeit einbauen lassen. Dieser Fahrplan basiert auf der Tradition des Yoga und bewirkt, dass der Körper leicht und der Geist klar wird: eine lakto-vegetarische Ernährung, die zum größten Teil aus Vollkorngetreide, Obst und Gemüse, Hülsenfrüchten, Nüssen und Milchprodukten besteht.

REGEL NR. 1

Pflegen Sie Ihre Verdauung!

Eine gute Verdauung ist die beste Garantie für eine gute Gesundheit. Das, was Sie essen, beeinflusst Ihr Energieniveau, Ihre Stimmung, Ihren Schlaf, Ihre Rückenschmerzen und sogar Ihre Kreativität. Ein verstopftes Verdauungssystem und ein aufgeblähter Bauch können zu Rückenschmerzen führen und Sie reizbar machen. Direkt morgens nach dem Aufstehen geht ein Yogist zur Toilette, um das Verdauungssystem zu entlasten (ja, Sie haben richtig gelesen!). Wenn Sie dies zur täglichen Gewohnheit vor dem Frühstück machen, kann der Darm besonders wirksam arbeiten. Wie das geht? Trinken Sie den Saft einer Zitrone, essen Sie Obst, gekochtes Gemüse und Vollkornprodukte und machen Sie einige Yoga-Übungen auf dem Stuhl, insbesondere die Drehübungen regen die Verdauung an. Am Abend könnten Sie gekochtes Gemüse und Kräutertee zu sich nehmen. Allgemein sollten Sie gekochten und leicht verdaulichen Nahrungsmitteln den Vorzug geben. Verzichten Sie abends auf schwere und kompliziert zubereitete Speisen und auf saucenlastiges Essen. Auch Salate und Rohkost wirken eher blähend. Im Sommer dürfen Sie zum Mittagessen in Salaten schwelgen. Vor dem Schlafengehen empfiehlt sich die Yoga-Übung „der Diamant". Sie hilft besonders bei Darmträgheit und fördert die körperliche Entspannung: Knien Sie sich auf Ihr Bett oder, sollten Sie keine Knieprobleme haben, auf einen Teppich. Das Gesäß liegt auf den Fersen, die großen Zehen berühren sich, die Knie sind geschlossen und der Rücken ist gerade. Atmen Sie tief und gleichmäßig und bleiben Sie ca. zehn Minuten in dieser Haltung.

REGEL NR. 2

Wählen Sie echte Lebensmittel!

Um gesund zu essen, sollten Sie nur Lebensmittel auswählen, die auch Ihre Großmutter als solche wiedererkannt hätte. Kochen Sie einfach und unkompliziert und vermeiden Sie überladene, schwer verdauliche Rezepte. Ayurveda hat schon immer eine Ernährung auf Basis lokaler und regionaler Produkte empfohlen.

Es werden drei Sorten Lebensmittel unterschieden:

1. „sattvische" Lebensmittel verfügen über viel Vitalenergie und sollten den Hauptanteil der Ernährung bilden. Sie sind frisch, nicht verarbeitet, nicht industriell gefertigt und enthalten keine Giftstoffe.

2. „tamasische" Lebensmittel sind dagegen „tote" Lebensmittel und machen träge. Das sind Fleisch, Fisch, Eier, Alkohol, Champignons und Tiefgekühltes oder Wiederaufgewärmtes.

3. „rajasische" Lebensmittel, sind aufputschend und gefährden die Körperharmonie. Das sind z. B. Chili, Kaffee, Schokolade.

Meiden Sie ganz allgemein stark verarbeitete, raffinierte, industriell hergestellte, tiefgekühlte und vakuumverpackte Produkte und geben Sie frischen und lokalen Saisonprodukten den Vorzug. Versuchen Sie, den Konsum an Fleisch sowie sämtlicher Produkte tierischen Ursprungs einzuschränken und beobachten Sie den Unterschied! Konkret sollten Sie in Ihren täglichen Mahlzeiten die nicht verarbeiteten Ausgangsprodukte wiedererkennen können. Fertigprodukte, Konserven, aufwändige Süßwaren, Schmelzkäse, Fertigsaucen und industriell gebackenes Brot sind voller Kalorien und arm an Nährstoffen. Diese Nahrungsmittel wurden so stark verändert, dass sie kaum noch wirklich nährende Eigenschaften besitzen. Das Resultat: Sie können noch so viel essen, Ihr Körper bekommt nicht die notwendigen Nährstoffe, um gut zu funktionieren. Darüber hinaus fordert er immer größere Mengen ... Sie müssen also immer mehr oder immer öfter essen, um zufrieden zu sein. Stattdessen sind Sie mit einer selbst zubereiteten Mahlzeit aus frischen Produkten weitaus besser versorgt. Und Sie brauchen auch noch weniger. Folgen Sie dem Ayurveda und bevorzugen Sie wenig belastete, saisonale Bioprodukte. Ihr Körper wird es Ihnen danken.

REGEL NR. 3
Wählen Sie Vollkorn!

Bevorzugen Sie eine pflanzliche Ernährungsweise mit Vollkorngetreide, die reich an Ballaststoffen ist. Sie verbessern dadurch Ihr Energieniveau und vermeiden Verstopfung. Zum Beispiel könnten Sie weißen Reis durch Vollkornreis oder auch Toastbrot durch Vollkornbrot oder Haferflocken ersetzen. Sie werden sehen: Kleinere Mengen werden Sie schneller zufrieden machen und länger in Form halten. So gut wie alle Bioläden und Bäckereien verkaufen inzwischen köstliche Brote aus den verschiedensten Vollkornmehlen. Sie werden aus Weizen, Roggen, Kastanien, Reis, Müslimischungen und sogar Quinoa gebacken, sind gut verdaulich, nahrhaft und schmecken wunderbar!

REGEL NR. 4
Weniger Tier, mehr Veggie!

Yoga hat sich der Gewaltlosigkeit verschrieben, somit verbietet sich das Töten anderer Lebewesen. Darum wird generell eine vegetarische Lebensweise empfohlen. Aber es gibt für den Vegetarismus auch andere Gründe. Zu diesen gehören physische, spirituelle, psychologische, moralische und makroökonomische Aspekte. Einige davon möchte ich Ihnen im Folgenden vorstellen. In der Yoga-Philosophie gelten Fleisch und andere „tote" Lebensmittel als „tamasisch", d. h. sie sind verwest, unrein, energielos und ohne Geschmack. Sie führen zu Schwäche, Faulheit und Negativität. Sie beschleunigen die Tendenz zu chronischen Leiden und füllen den Geist mit schwarzen Gedanken. Die Yogis sind überzeugt, dass sich das, was man isst, nicht nur im Körper, sondern auch im Geist niederschlägt. Haben Sie schon mal bemerkt, dass Sie sich nach zu üppigen Mahlzeiten oder bei schlechter Verdauung apathisch und weniger begeisterungsfähig gefühlt haben? Die Yogis tauschen die „Kadaver" und die „unreinen" Lebensmittel lieber gegen „sattvische" aus. Diese erhöhen sowohl die Widerstandskraft des gesamten Organismus, als auch das allgemeine Energieniveau.

Die Yoga-Lehre besagt, dass sich unser Körper aus den Bausteinen unserer Ernährung zusammensetzt. In diesem Sinne kann unser gesamtes Leben als Wechselwirkung zwischen Ernährung und Leben, zwischen Materie und Energie, zwischen Nahrungsmittel und Mensch gesehen werden. Der Geist nährt sich aus den feinstofflichen Anteilen der Nahrung. Das Ergebnis einer reinen Ernährungsweise sind mentale Stärke, lebhafte Intelligenz und ein gutes Gedächtnis. Die Wahl unserer Lebensmittel ist für die Yogis ein Indikator für die Fortschritte, die wir machen: nicht allein „du bist, was du isst," sondern auch „die Wahl deiner Lebensmittel spiegelt deine mentale Stärke wieder." Wenn Sie sich auf Süßigkeiten und auf „comfort food" stürzen, zeigt dies, dass Sie unter Stress stehen und Ihren Impulsen folgen. Ein klarer und unabhängiger Geist entscheidet sich anders. Weniger Fleisch und weniger tierische Produkte sind gut für unseren Planeten. Aber sie bedeuten auch für unseren Körper weniger Entzündungen, eine bessere Verdauung, weniger Giftstoffe und mehr Energie. Zahlreiche wissenschaftliche Studien belegen, dass das Cholesterin, die Harnsäure und viele andere schädliche Substanzen im Fleisch für eine Vielzahl von Krankheiten verantwortlich sind. Eine stark fleischhaltige Ernährung trägt zu Bluthochdruck, Herzproblemen und Gelenkschmerzen bei ... Antibiotika, Pestizide, und alle chemischen Substanzen, die bei konventioneller Tierhaltung zum Einsatz kommen, gelangen als Rückstände in Ihren Körper. Die Yoga-Lehre weist darauf hin, dass sich Tiere von Pflanzen und Getreide ernähren, aus denen dann ihre Organismen Proteine herstellen. Menschen, die Fleisch essen, würden damit Proteine aus „zweiter Hand" zu sich nehmen. Vegetarier hingegen essen die nährstoff- und eiweißreichen Pflanzen direkt und können diese für ihren Stoffwechsel sofort nutzbar machen. Tierische Proteine sind für unsere Gesundheit nicht absolut notwendig. Es gibt genügend pflanzliche Eiweißlieferanten. Ihnen wird oft zu wenig Beachtung geschenkt. Hülsenfrüchte wie z. B. Soja, Tempeh, Tofu, Linsen, Bohnen, Kichererbsen und grüne Erbsen sind voller Proteine. Getreide wie Buchweizen, Dinkel, Weizen, Quinoa, Hafer, Hirse, Bulgur, Reis, Mais und Gerste sind Eiweißquellen, die sich leicht zubereiten lassen. Und schließlich gibt es noch Spirulina (Alge), Kürbiskerne, Erdnüsse, Pistazien, Sonnenblumenkerne, Mandeln, Leinsamen, Chiasamen, Walnüsse und Cashewnüsse. Sie eignen sich gut für zwischendurch oder lassen sich leicht in Mahlzeiten wie etwa das Frühstück einbauen. Verwenden Sie in jeder Mahlzeit mindestens eine der oben genannten pflanzlichen Eiweißquellen, und Sie versorgen Ihren Körper den ganzen Tag mit wertvoller Energie. Immer mehr Leistungssportler verschreiben sich der vegetarischen Ernährung und viele von ihnen sollen anschließend einen verblüffenden Anstieg der Leistungsfähigkeit bemerkt haben. Wussten Sie außerdem, dass grünes Gemüse eine hervorragende, leicht verdauliche Calciumquelle ist?

REGEL NR. 5

Essen Sie nur, wenn Sie wirklich hungrig sind!

Es ist wichtig, zwischen echtem Hunger und der bloßen Lust zu essen unterscheiden zu können. Vermeiden Sie so weit wie möglich, in Stresssituationen zu essen. Auch die beliebten Süßigkeiten als Belohnung nach größeren Anstrengungen oder nach einem langen Arbeitstag sollten der Vergangenheit angehören. Leben Sie nicht, um zu essen, sondern essen Sie, um zu leben. Essen Sie, weil Ihr Körper nach Nahrung verlangt und nicht, weil „die Uhrzeit es verlangt." Aber warten Sie auch nicht, bis Sie vollkommen ausgehungert sind. Dann ist die Gefahr groß, sich auf den nächsten Snackautomaten zu stürzen, der Ihnen über den Weg läuft. Sollten Sie häufig unter Heißhunger leiden, können Sie sich gesunde Snacks einpacken, wie eine Handvoll Mandeln oder eine Banane. Damit können Sie den kleinen Tiefs am Vormittag und am frühen Nachmittag vorbeugen.

REGEL NR. 6

Schmecken Sie ganz bewusst!

Soweit es geht, sollten Sie Ihre Mahlzeiten im Sitzen einnehmen. Wenn Sie allein sind auch in der Stille. Essen Sie nicht vor Ihrem Computer, am Steuer oder vor dem Fernseher. Und vor allem: Schmecken Sie! Sie werden schneller satt sein, bessere Nahrungsmittel auswählen und sich an der Farbe, dem Geruch und dem Aussehen der Speisen erfreuen. Mäßig zu essen bedeutet, den Magen nur zu drei Vierteln zu füllen: Die Hälfte des Mageninhalts sollte aus der Mahlzeit bestehen, ein Viertel aus Wasser, der Rest des Magens sollte leer bleiben. Ihr Magen arbeitet besser, wenn Sie ihm etwas Platz zum Verdauen lassen. Sie würden ja auch nicht die Trommel Ihrer Waschmaschine komplett vollstopfen. Bemühen Sie sich um eine gelassene Stimmung während Ihrer Mahlzeiten, ohne Aufregung oder heftige Diskussionen. Das verhindert nicht nur eine unangenehme Atmosphäre, sondern auch eine unordentliche Verdauung.

REGEL NR. 7

Gönnen Sie sich natürlichen Zucker!

Den Blutzuckerspiegel konstant zu halten, ist äußerst wichtig, sowohl fürs Büro als auch außerhalb. Das garantiert ein optimales Energieniveau, ohne Heißhunger- oder Müdigkeitsattacken. Wenn Sie Nahrungsmittel mit einem niedrigen bis mittleren glykämischen Index wie Vollkornreis, Vollkornnudeln oder Obst zu sich nehmen, zerlegt Ihre Verdauung diese in Glukosemoleküle, die dann in den Blutkreislauf gelangen und den Blutzuckerspiegel langsam ansteigen lassen. Bei normaler Gesundheit produziert die Bauchspeicheldrüse aufgrund dieses Anstiegs Insulin, damit die Glukose „verbrannt" und in Energie umgewandelt werden kann. Isst man jedoch zu viele gesüßte Nahrungsmittel oder solche mit einem zu hohen glykämischen Index wie Weißbrot, Nudeln, Frühstückscerealien, Törtchen oder Kekse, wird der Zucker zu schnell ins Blut geschossen und es kommt zu einem Blutzuckerhoch. Die Bauchspeicheldrüse produziert zu viel Insulin, der Blutzuckerspiegel fällt daraufhin zu stark ab. Das Ergebnis sind Konzentrationsmangel, Müdigkeit, Antriebslosigkeit, Stimmungsschwankungen und als Teufelskreis, noch mehr Heißhunger auf Süßes. Vielleicht haben Sie das selbst schon einmal nach einem üppigen Frühstück erlebt. Die langfristigen Auswirkungen auf Ihren Körper sind chronische Entzündungen, Gewichtszunahme, Übergewicht und Diabetes sowie Herz- Kreislaufkrankheiten. Das Ziel ist, sowohl Nahrungsmittel auszuwählen, die einen niedrigen glykämischen Index haben, als auch Ihren Zuckerkonsum zu reduzieren. Weniger Zucker im Kaffee, weniger Weißbrot, weniger Frühstückscerealien, weniger süße Fruchtsäfte und Softdrinks. Und wenn Sie wirklich unbändige Lust auf Süßes haben? Greifen Sie zu Obst oder Trockenfrüchten. Frisch gepresste Saisonfrüchte, Trockenfrüchte wie Datteln (Medjool Datteln schmecken herrlich nach Honig), Ahornsirup, Bananen und Rohrohrzucker sind gute Alternativen zum herkömmlichen Zucker und machen schnell satt und zufrieden.

YOGIST-REZEPTE

PORRIDGE

Bereiten Sie sich morgens zum Frühstück dieses köstliche Porridge zu. Es dauert nur 2 Minuten und wird Sie für den ganzen Morgen sättigen.

- Füllen Sie 2 Esslöffel Haferflocken oder Haferkleie (noch besser für die Verdauung) in eine kleine Schüssel.
- Geben Sie hinzu: einen geschälten, geriebenen Apfel, eine in Scheiben geschnittene Banane, etwas gemahlene Mandeln und Kokosraspeln.
- Begießen Sie die Mischung mit Mandel- oder Hafermilch, rühren Sie um und geben Sie das Ganze entweder 2 Minuten in die Mikrowelle oder kochen Sie es auf dem Herd kurz auf. Nach dem Kochen können Sie Kiwis oder andere geschnittene Früchte hinzufügen. Genießen Sie das Porridge lauwarm.

ENERGIEKUGELN

Für eine extrem energiereiche Zwischenmahlzeit mit natürlichem Zucker …

- Entkernen Sie ca. 12 große Medjool Datteln und mischen Sie diese mit gemahlenen Walnüssen, Haselnüssen oder Mandeln.
- Geben Sie hinzu: 1 Esslöffel Agavendicksaft oder 1 Esslöffel Kokosöl oder 1 Esslöffel rohen Kakao.
- Formen Sie aus dieser klebrigen Masse kleine Kugeln und rollen Sie diese in Kokosflocken. Schon haben Sie schmackhafte Energiekugeln, die ultragesund sind, satt machen und die Sie sogar mit ins Büro nehmen können!

TRINKEN SIE WIE EIN YOGIST

Das, was Sie trinken, ist genauso wichtig wie das, was Sie essen: 70 % unseres Körpers besteht aus Wasser. Jeden Tag verlieren wir zwischen 2 und 3 Liter Wasser durch die Poren der Haut, die Aktivität der Lunge, der Nieren und der Ausscheidungsorgane. Klares Wasser reinigt das Körpergewebe wesentlich besser als alle anderen Getränke; es löst und verteilt die Nährstoffe, ist für die Verdauung unverzichtbar und beseitigt Abfallstoffe. Unser modernes Leben hält tausend andere, nicht immer gesunde, aber wesentlich reizvollere Alternativen bereit. Wenn Sie den ganzen Tag im Sitzen verbringen oder von einer Besprechung in die nächste rennen und dabei zu viel Kaffee, Wein und gezuckerte Getränke zu sich nehmen, trocknen Sie möglicherweise aus, ohne es zu merken. Ganz bestimmt sind das nicht die richtigen Getränke für Sie. Folgen Sie diesen generellen Regeln sowie den Empfehlungen für Ihr Profil.

Für *Vata* (Luft)

Der Vata-Typ braucht Wärme: Beginnen Sie Ihren Tag mit einem warmen Getränk und trinken Sie den ganzen Tag über so viel Kräutertee, wie Sie mögen. Vermeiden Sie allerdings zu viel Kaffee und schwarzen Tee.

Für *Pitta* (Feuer)

Um das Pitta-Feuer zu besänftigen, trinken Sie jeden Tag mindestens acht große Gläser klares, zimmerwarmes Wasser und machen Sie einen Bogen um warme Getränke, sie könnten zu Überhitzung führen. Warten Sie nicht, bis Sie Durst haben. Trinken Sie frisches Wasser und Fruchtsäfte, aber vermeiden Sie gesüßte oder stark gekühlte Softdrinks.

Für *Kapha* (Erde und Wasser)

Der Kapha-Typ hat generell selten Durst, da er schon zu einem Großteil aus Wasser besteht. Das ist natürlich kein Grund, wenig zu trinken. Kokoswasser, Kräutertees und warme Milch wirken tröstend und stärkend.

Ein guter Ernährungsfahrplan für den Yogist

REGEL NR. 1

Beginnen Sie jeden Tag mit einem Glas Wasser und dem Saft einer Zitrone!

Pressen Sie direkt nach dem Aufstehen eine Zitrone aus, geben Sie eventuell etwas frischen Ingwer hinzu, und geben Sie alles in ein großes Glas lauwarmes Wasser. Das ist ideal, um Ihr Verdauungssystem aufzuwecken und Sie schon morgens mit ausreichend Wasser zu versorgen.

REGEL NR. 2

Trinken Sie nicht zu den Mahlzeiten!

Um die Verdauungssäfte nicht zu verdünnen und das „Feuer" der Verdauung nicht zu löschen, trinken Sie mindestens 20 Minuten vor oder nach den Mahlzeiten und so wenig wie möglich, während Sie am Tisch sitzen.

REGEL NR. 3

Streichen Sie Softdrinks und aufputschende Getränke

Vergessen Sie alle industriell gefertigten Limonaden, die mit versteckten Zuckern, chemischen Zusatzstoffen, Süßstoffen und Kohlensäure angefüllt sind und die Verdauung durcheinanderbringen. Trinken Sie lieber klares Wasser, und fügen Sie frische Kräuter (Basilikum, Minze, Thymian, Rosmarin...), Saisonfrüchte (Himbeeren, Erdbeeren) oder sogar Gurke hinzu. Ersetzen Sie schwarzen Tee und Kaffee durch Kräutertee und – sollte Ihnen der „Koffeinschub" fehlen – probieren Sie die Atemübungen. Sie werden Ihnen die nötige Energie zurückgeben. Wenn Sie auf Süßstoff oder auf mindestens zwei Stück Zucker in Ihrem warmen Getränk nicht verzichten können, ersetzen Sie diese durch einen kleinen Löffel Ahorndicksaft. Das schmeckt auch süß, ist aber natürlicher und weniger verarbeitet.

REGEL NR. 4

Warten Sie mit dem Trinken nicht, bis Sie Durst haben!

Trinken Sie lieber zu viel als zu wenig. Es heißt, man solle täglich mindestens 1,5 Liter Wasser trinken, um die Körperfunktionen und den Wasserhaushalt gesund zu erhalten. Aber trinken Sie ruhig größere Mengen, wenn Sie sich viel bewegen oder die Jahreszeit und die Umgebung (Klimaanlagen wirken austrocknend) es erfordern. Kleine Tricks: Beobachten Sie die Farbe Ihres Urins. Er sollte sehr klar sein. Trinken Sie, bevor Sie Durst verspüren. Vermeiden Sie vor, während und sofort nach dem Sport zu trinken.

REGEL NR. 5

Schluss mit eisgekühlten Getränken!

Trinken Sie warmes oder zimmerwarmes Wasser und versuchen Sie möglichst Eiswürfel und geeiste Getränke zu vermeiden, da Sie sonst das „Feuer" Ihrer Verdauung dämpfen. Haben Sie schon einmal bemerkt, dass Ihre Finger ganz weiß werden, wenn Sie Ihre Hände in eiskaltes Wasser tauchen? Die Kälte verlangsamt den Blutkreislauf. Eisgekühlte Getränke haben die gleiche Wirkung auf Ihr Verdauungssystem: Die Blutgefäße ziehen sich zusammen und die für die Nährstoffgewinnung zuständigen Organe haben es schwer, gut zu funktionieren. Wenn Sie warme oder lauwarme Kräutertees und zimmerwarmes Wasser vorziehen, wird Ihre Verdauung das sehr begrüßen.

YOGIST REZEPT

GOLDENE MILCH

Goldene Milch ist das absolute Yogist-Getränk! Dazu verwendet man Kurkuma, ein extrem wirksames Gewürz. Im Ayurveda wird es wegen seiner entzündungshemmenden Wirkungen oft eingesetzt. Es stärkt das Immunsystem und fördert die Verdauung. Das folgende Rezept ist einfach und köstlich. Es reicht für 2 Personen und kann entweder zum Frühstück oder zu jeder anderen Tageszeit genossen werden.

- Mischen Sie etwas zerdrückte Kurkumawurzel (oder einen Esslöffel Kurkumapaste, falls Sie welche zur Hand haben), etwas schwarzen Pfeffer und einige Kapseln Kardamom mit 2 Tassen Wasser und erhitzen Sie das Ganze in einem kleinen Topf.

- Sobald die Mischung aufkocht, geben Sie 2 Tassen Pflanzenmilch (Mandel-, Hafer- oder Kokosmilch) und einen Esslöffel Rohrohrzucker hinzu.
- Lassen Sie das Ganze bei geringer Hitze 15 Minuten lang köcheln, indem Sie regelmäßig umrühren: Die Mischung wird langsam orangefarben und sieht sehr verheißungsvoll aus.
- Geben Sie alles durch ein Sieb, füllen Sie das Getränk in ein Glas und genießen Sie es!

KOCHEN WIE EIN YOGIST

Wählen Sie für die Zubereitung Ihrer Mahlzeiten frische und unverarbeitete Lebensmittel. Sie wollen wie ein Yogist essen und genügend Energie tanken? Nichts einfacher als das ... Folgen Sie den Regeln!

REGEL NR. 1
Verwenden Sie frisches Gemüse!

In wenigen Minuten soll ein Veggie-Gericht auf dem Tisch stehen? Wählen Sie einige Gemüsesorten (möglichst Bio) aus der Liste für Ihre Konstitution aus. Waschen Sie das Gemüse und schneiden Sie es in mittelgroße Stücke (Zucchini, Auberginen oder Kürbis müssen nicht einmal geschält werden). Geben Sie das geschnittene Gemüse in eine flache Ofenform, fügen Sie 2 Esslöffel Kokosöl hinzu und stellen Sie die Form für etwa eine halbe Stunde in den auf mittlere Hitze vorgeheizten Ofen. Genießen Sie das warme Gemüse mit Vollkorngetreide, wie Quinoa, Vollkornreis oder einem anderen proteinreichen Getreide. Sie können noch einen Esslöffel Hummus oder einen Esslöffel Tahini hinzufügen. Es ist sättigend, nährstoffreich, gesund und vegetarisch!

REGEL NR. 2
Würzen Sie Ihre Gerichte!

Sorgen Sie stets für einen guten Vorrat an Gewürzen in Ihrer Küche. Sie verhelfen Ihren Gerichten zu mehr Geschmack. Wählen Sie die Gewürze aus, die für Ihr Profil empfohlen werden. Verwenden Sie diese Gewürze auch für Ihre Saucen und Ihre Obst- und Gemüsesäfte. Sie sind nicht nur schmackhaft, sie haben noch eine Reihe weiterer Vorteile. Lernen Sie, wie man sie vielseitig verwendet. Die wirksamsten unter ihnen (und die Lieblingsgewürze des Yogisten) sind Ingwer, Kurkuma und Kreuzkümmel als Wurzel, Samen oder Pulver. In der ayurvedischen Küche werden sie aus gutem Grund häufig eingesetzt. Nachfolgend liste ich Ihnen die Wirkungen einiger Gewürze auf, die Sie täglich in Ihren Mahlzeiten und Getränken verwenden können.

- **Ingwer** (frisch als Wurzel, gerieben, gepresst, geraspelt oder als Tee aufgekocht) verbessert ganz hervorragend die Verdauung und wirkt gegen Übelkeit. Seine entzündungs- und gerinnungshemmenden Eigenschaften helfen bei Erkältungen und anderen typischen Winterkrankheiten. Er ist besonders empfehlenswert für den Kapha-Typ, da er den Kreislauf anregt.
- **Zimt,** als Stange oder Pulver, wirkt antibakteriell, hilft gegen Reizdarm und Pilzinfektionen. Er neutralisiert schlechte Gerüche und kann dazu verwendet werden, Lebensmittel haltbarer zu machen. Zu Kräutertee hinzugefügt, wirkt er gegen Hals-

schmerzen. Bei einer Diät wirkt er appetithemmend. Er ist besonders empfehlenswert für den Vata-und den Kapha-Typ.

- **Kreuzkümmel,** als Samen oder Pulver, ist ein wunderbares Stärkungsmittel, reich an Eisen und Vitamin C. Sein kräftiger Duft regt sofort die Speichelproduktion sowie den gesamten Verdauungsvorgang an. Er wirkt darüber hinaus abführend und antimykotisch (pilzbekämpfend). Er ist besonders empfehlenswert für den Vata-und den Kapha-Typ.
- **Kurkuma,** als Wurzel oder Pulver, gilt im Ayurveda als ein Königsgewürz. Es verbessert die Verdauung, schützt die Funktionen von Gehirn und Nervensystem, stärkt das Immunsystem und hilft bei der Regulierung des Blutzuckerspiegels. Es ist für alle drei Doshas empfehlenswert, nur der Pitta-Typ sollte mit den Mengen etwas vorsichtig sein und nicht übertreiben (wie mit allen wärmenden Gewürzen).
- **Gewürznelke,** den Gerichten im Ganzen beigefügt oder als Pulver, ist eine wirkliche Helferin für die Verdauung. Sie wirkt antibakteriell, ist gut für die Leber, für die Knochen und für das Immunsystem. Besonders empfehlenswert für den Vata-und den Kapha-Typ; der Pitta-Typ sollte sie vorsichtig verwenden.
- **Schwarzer Pfeffer** ist ein wärmendes Gewürz. Er regt eine träge Verdauung an und hilft dem Körper, sich von Giftstoffen zu befreien.

Er wirkt wohltuend auf den Blutkreislauf und das Atmungssystem. Besonders empfehlenswert für den Vata-und den Kapha-Typ.

- **Kardamom** hilft, die Lust auf Knabbereien zu kontrollieren und regelt die Magensäureproduktion. Er regt die Aufnahmefähigkeit des Organismus an, erfrischt den Atem und bleicht die Zähne. Er schmeckt köstlich als Tee, im Nachtisch oder auf Ihr Porridge gestreut. Besonders empfehlenswert für alle Profile.
- **Koriander** (als Kapseln oder als frisches Kraut) besänftigt das Feuer des Organismus und bringt ihn wieder ins Gleichgewicht. Er wirkt als Schutz gegen Allergene und bei Magenverstimmung. Besonders empfehlenswert für den Pitta-Typ.

REGEL NR. 3

Bereiten Sie Ihr eigenes Mittagessen zu!

Sollten die Restaurants in der Nähe Ihres Arbeitsplatzes oder Ihre Kantine nur komplizierte Gerichte oder stark verkochtes Gemüse anbieten, dann kochen Sie lieber am Vortag und nehmen Sie sich das Essen mit ins Büro. Im Ofen gebratenes oder in Kokosmilch gegartes Gemüse mit Gewürzen und Vollkornreis sind ein gesundes, vegetarisches und leicht verdauliches Mittagessen.

REGEL NR. 4

Essen Sie Körner und Samen!

Zögern Sie nicht, Ihre Mahlzeiten mit Körnern, Samen, Nüssen und Trockenfrüchten anzureichern. Kürbiskerne, Kreuzkümmel- und Koriandersamen, Walnüsse, Haselnüsse, Mandeln bieten Geschmack, Exotik und Energie für wenig Geld.

REGEL NR. 5

Bereiten Sie Ihre eigenen Obst- und Gemüsesäfte zu!

Wenn Sie überhaupt keine Idee haben, wie Sie sich Ihre tägliche Ration Obst und Gemüse einverleiben sollen, kaufen Sie sich eine Saftpresse. Ersetzen Sie eine Mahlzeit durch einen selbstgepressten Saft: Sellerie, Spinat, Ananas, Rote Beete, Grünkohl, Birnen, Äpfel, Pfirsiche, Kiwi, Orangen, Rucola, Melone, Grapefruit ... funktionieren alle wunderbar, je nach Saison oder Geschmack. Diese Säfte sind gesund, leicht verdaulich und werden Sie für den ganzen Tag mit Vitaminen versorgen. Sie können die Säfte anreichern, indem Sie etwas Mandelmus oder Pflanzenmilch hinzufügen.

REGEL NR. 6

Bevorzugen Sie sanfte Garmethoden

Eine Empfehlung meines indischen Yoga-Lehrers war, Nahrungsmittel nicht zu lange zu kochen, damit sie Ihre Nährstoffe nicht verlieren. Auch sollten wir keine heißen Mahlzeiten zu uns nehmen, um unsere Verdauung nicht zu beeinträchtigen. Dies gilt sowohl für die Nahrungsmittel selbst, als auch für die Öle, in denen sie gegart werden. Oberhalb ihres Rauchpunktes (etwa 200 Grad Celsius bei Olivenöl) verlieren Speiseöle ihre Nährstoffe und ihren Geschmack. Kokosöl hat einen höheren Rauchpunkt und kann gut zum Anbraten, etwa von Gemüse, eingesetzt werden. Um die Nährstoffe Ihrer Nahrungsmittel zu erhalten, ohne gleich schwer verdauliche Rohkost essen zu müssen, könnten Sie Ihre Speisen grundsätzlich bei weniger als 100 Grad Celsius langsam und sanft im Ofen garen. Oder Sie investieren in einen beschichteten Topf mit Thermoboden, der die Hitze gut verteilt und ohne zusätzliches Fett auskommt.

REGEL NR. 7

Entdecken Sie geklärte Butter

Geklärte Butter (oder auch Ghee) findet hauptsächlich in der indischen Küche Verwendung, der sie einen unverwechselbaren Geschmack verleiht. Sie ist für diejenigen wertvoll, die auf Milchgeschmack nicht verzichten wollen und trotzdem auf ihren Cholesterinspiegel achten müssen. Sie wird hergestellt, indem man Butter langsam erhitzt. Dadurch werden ihr Rückstände und Molke entzogen. Sie enthält noch alle Vitamine und wird von Menschen mit Laktoseintoleranz gut vertragen. Ghee schützt den Darm, schmiert die Gelenke, reguliert den Cholesterinspiegel und hilft bei Gewichtsproblemen. Als wirksames Antioxidans hilft Ghee bei Entzündungen und erhält die Gesundheit der Augen. Besonders empfehlenswert für den Vata- und den Pitta-Typ, in Maßen für den Kapha-Typ.

REGEL NR. 8

Vier Tipps für den Besuch im Restaurant

Sich gesund zu ernähren bedeutet nicht, seine sozialen Beziehungen aufzugeben und darauf zu verzichten, ins Restaurant zu gehen. Weder beruflich noch privat! Hier sind einige einfache Tricks, die Ihnen helfen werden, die Gerichte gut auszuwählen, ohne Ihre gesunde Lebensweise zu gefährden.

- Wählen Sie Gerichte aus, in denen man die Zutaten gut erkennen kann und die nicht zu viel Öl enthalten. Generell sind „knusprige" oder „überbackene" Speise zu mächtig. Sie können mit vegetarischen Beilagen sehr einfach einen gesunden Teller zusammenstellen, ohne gleich als Spaßbremse zu gelten. Sogar von einer fleischlastigen Karte!
- „Gegrillt" oder „gedämpft", aber nicht „frittiert": Achten Sie darauf, dass das Gemüse, das Sie bestellen, nicht in raffiniertem Öl frittiert wurde. Das würde Ihre Bemühungen um eine gesunde Ernährung zunichtemachen.
- Stürzen Sie sich nicht auf den Brotkorb, während Sie auf Ihr Essen warten.
- Vermeiden Sie zu viel Sauce: Bestellen Sie die Sauce extra und träufeln Sie lieber etwas Olivenöl auf Ihr

Essen, Essig oder geben Sie einige Gewürze hinzu.

- Wenn Sie in geselliger Runde Alkohol trinken wollen, achten Sie darauf, pro Glas Alkohol ein großes Glas Wasser zu trinken. Bevorzugen Sie Rotwein, er steckt voller Antioxidantien.

SCHLAFEN SIE WIE EIN YOGIST

Ihre Schlafqualität und Ihre Schlafdauer haben einen entscheidenden Einfluss auf Ihr Energieniveau. Während Sie schlafen, ist Ihr Organismus intensiv damit beschäftigt, das Körper- und Gehirngewebe zu reparieren und zu regenerieren und die Nährstoffe des Tages zu verdauen. Entsprechend seinem ayurvedischen Profil hat jeder Mensch ein individuelles Schlafbedürfnis. Aber aus verschiedenen familiären, sozialen oder beruflichen Gründen schläft die Mehrheit von uns zu wenig oder zu schlecht, manchmal weniger als 6 Stunden pro Nacht!. Folgen Sie den untenstehenden einfachen Regeln, damit Ihr Schlaf wieder Ihren Bedürfnissen entspricht.

REGEL NR. 1

Praktizieren Sie „Bildschirm-Fasten"!

Das blaue Bildschirmlicht, dem Sie den ganzen Tag ausgesetzt sind, hält Ihr Gehirn unentwegt beschäftigt und verhindert dessen Entspannung. Vermeiden Sie, abends vor dem Fernseher oder vor Ihrer Lieblingsserie einzuschlafen. Schalten Sie alle Geräte eine Stunde vor dem Schlafengehen aus, legen Sie Ihr Smartphone nicht neben Ihr Bett und lesen Sie mal wieder ein gutes Buch!

REGEL NR. 2

Passen Sie die Umgebungstemperatur an!

Kälteempfindliche Vata-Typen können Ihre Nachtruhe verbessern, indem Sie ihr Schlafzimmer leicht heizen oder sich für den Winter eine Heizdecke anschaffen, indem sie ihre Füße mit einem beruhigenden Massageöl massieren und indem sie mit Wollsocken schlafen (das ist nicht sehr glamourös, aber extrem wirkungsvoll). Pitta-Typen, denen ständig warm ist, können nachts das Fenster leicht öffnen und etwas frische Luft hereinlassen. Kapha-Typen, die auf Feuchtigkeit empfindlich reagieren, schlafen besser in einem warmen und trockenen Zimmer.

REGEL NR. 3

Essen und trinken Sie abends leicht!

Sie kennen den Spruch: „morgens wie ein König, mittags wie ein Edelmann und abends wie ein Bettler" ... Vermeiden Sie, abends zu schwer und zu spät zu essen, um der Verdauung noch genügend Zeit zu lassen (mindestens zwei Stunden vor dem Schlafengehen). Gehen Sie mindestens zweimal die Woche vor 22.00 Uhr ins Bett. So können Sie am nächsten Morgen früh aufstehen und meditieren oder Yoga machen, bevor Sie ins Büro gehen (Doch, das ist möglich, ja sogar schön, probieren Sie es aus!).

REGEL NR. 4

Weniger Kaffee, Alkohol und Muntermacher!

Für einen tiefen und erholsamen Schlaf sollten Sie versuchen, nachmittags und abends auf aufmunternde Getränke zu verzichten.

REGEL NR. 5

Machen Sie Yoga im Bett!

Im Yoga und besonders im Yoga-Nidra (Schlafyoga), gibt es viele Übungen, die den Schlaf verbessern. Hier finden Sie die einfachsten unter ihnen.

- Heben Sie Ihre Beine nach oben! Das führt zu sofortiger Entspannung und einer besseren Durchblutung. Legen Sie sich so hin, dass Sie auf dem Rücken liegend Ihre Füße und Beine gegen die Wand anlehnen können. Bleiben Sie mit den hochgestreckten, aber entspannten Beinen etwa zehn Minuten in der Haltung und atmen Sie dabei tief ein und aus.
- Legen Sie sich auf den Rücken und legen Sie sich ein kleines Polster in den Nierenbereich unter Ihre Wirbelsäule. Beugen Sie die Beine und legen Sie Ihre Fußsohlen aneinander, spreizen Sie Ihre Knie und lassen Sie diese nach außen fallen. Bleiben Sie etwa zehn Minuten in dieser Haltung, die Arme leicht vom Körper abgespreizt. Lassen Sie die Schwerkraft wirken und atmen Sie tief ein und aus. Stellen Sie sich vor, Ihr Körper sei ein Eiszapfen, der beim Kontakt mit Ihrer Matratze schmilzt. Entspannen Sie jeden noch so kleinen Muskel Ihres Körpers. Jedes Vorbeugen, bei dem der Kopf tiefer liegt als das Herz, ist ebenso wirkungsvoll, um das Zentralnervensystem zu beruhigen (zum Beispiel die Haltung des Kindes auf Seite 166).

REGEL NR. 6

Praktizieren Sie Autosuggestion gegen Schlaflosigkeit!

Mit den in diesem Buch beschriebenen Atemtechniken, besonders der vollständigen Atmung (siehe Seite 56) oder der Wechselatmung (siehe Seite 60), können Sie den ständigen Fluss Ihrer Gedanken beruhigen und sich auf eine friedliche Nacht vorbereiten oder bei Schlaflosigkeit schnell (wieder) einschlafen. Sie können sich die lange Version auf www.yogist.fr anhören oder eine nahestehende Person bitten, Ihnen die schnelle Entspannungsübung auf Seite 182 vorzulesen. Hören Sie sich die Übung auf dem Rücken liegend an und schicken Sie Ihren Atem und Ihre Aufmerksamkeit in jeden erwähnten Körperbereich, um ihn bewusst zu entspannen. Schlafen Sie gut und träumen Sie schön!

BEWEGEN SIE SICH WIE EIN YOGIST

Körperliche Bewegung, die an Ihre Bedürfnisse angepasst ist und Sie nicht müde macht, kann Ihnen neue Energie geben, wenn Sie sich in Ihrem Alltag zu erschöpft fühlen, um Sport zu machen. Sie sollten den Teufelskreis durchbrechen: Je mehr Übungen Sie machen, desto besser werden Sie sich fühlen.

REGEL NR. 1

Täglich 5 Minuten sind wertvoller als einmal in der Woche 2 Stunden!

Jeden Tag ein wenig Übung fördert Ihre Beweglichkeit, aktiviert Ihre Muskeln, erwärmt Ihren Körper im Winter, erfüllt Sie im Sommer mit Energie und hilft Ihnen bei der Gewichtskontrolle. Eine tägliche kleine Yoga-Übungseinheit auf Ihrem Stuhl ist für Ihr Wohlbefinden besser und wirksamer, als eine lange, komplett im Sitzen verbrachte Woche, in der Sie am Wochenende einen intensiven Sport-Workout betreiben. Regelmäßigkeit ist entscheidend für die Ausdauer. Der Erfolg folgt dann mit der Zeit.

REGEL NR. 2

Vermeiden Sie Stöße!

Sport ist gut für das Herz, die Muskeln, das Immunsystem ... aber vermeiden Sie Stöße! Wenn Sie wenig oder schon längere Zeit keinen Sport mehr praktizieren, sollten Sie nicht mit einer zu intensiven Sportart, die möglicherweise gefährlich für Ihre Gelenke und Lendenwirbel sein kann, beginnen, z. B. Gewichtheben, einseitige Bewegungen oder Joggen. Yoga ist für jedes Alter und jeden Gesundheitszustand geeignet, enthält keine Stöße und damit keine Gefahr für die Gelenke. Im Gegenteil, diese werden im Yoga sogar gekräftigt. Aber glauben Sie nicht, dass Sie ohne Muskelkater davonkommen werden!

REGEL NR. 3

At-m-en Sie!

Der ganze Unterschied zwischen Yoga und Gymnastik besteht in der Bedeutung der Atmung. Nur die Atmung ermöglicht es Ihnen, Streckungen zu halten, Ihre Muskeln ohne Anstrengung zu dehnen, Ihre Ausdauer zu stärken, Ihre Schmerzempfindlichkeit herabzusetzen, Ihre Entspannung zu fördern und Ihren Stress zu lösen. Aber auch die Energie in Ihrem Körper frei fließen zu lassen. Wegen der Konzentration, die durch eine tiefe und regelmäßige Atmung entsteht und wegen der Aufmerksamkeit, die man der Ausrichtung des Körpers und der Bewegungen entgegenbringen muss, spricht man vom Yoga als „Meditation in Bewegung". Wenn Sie sich in Ihren ersten Übungseinheiten etwas außer Atem fühlen sollten, können Sie Ihr Durchhaltevermögen stärken, indem Sie sich hauptsächlich auf die Atmung konzentrieren. Üben Sie, der Rest wird folgen. Probieren Sie die Übungen für die bewusste Atmung aus (Seiten 54 bis 67) und spüren Sie die Wirkungen. Wundern Sie sich nicht, wenn Sie nicht auf Anhieb mit den Atemübungen zurechtkommen. Die richtige Atmung ist uns nicht angeboren und Sie werden sicherlich einige Übung darin benötigen.

REGEL NR. 4

Zeigen Sie Ausdauer!

Sie müssen nicht beweglich sein, um Yoga zu machen. Man praktiziert Yoga, um beweglich zu werden. Sie haben also keine Ausrede! Yoga hilft Ihnen, gut zu altern. Wenn Sie der Überzeugung sind, für Yoga zu ungelenkig zu sein, fangen Sie sofort an. Dann können Sie sich mit 90 Jahren noch alleine die Schuhe zubinden (das ist die Lektion, die mir mein 90jähriger Großvater beigebracht hat). Und wenn Sie der Meinung sind, Yoga sei nicht genug „Cardio" für Sie, machen Sie die Unterarmstützübungen (Seiten 104, 134, 146, 176) und halten Sie diese fünf tiefe Atemzüge lang. Sie werden sehen, dass es schwieriger ist, eine Haltung lange beizubehalten, ohne sich zu bewegen, als mehrere schnelle Bewegungen nacheinander zu machen. Ihre Muskeln werden besser mit Sauerstoff versorgt und vollständiger gekräftigt und gedehnt. Möglicherweise werden Ihre Muskeln nach den ersten Übungen ein wenig ziehen. Dann sollten Sie wissen, dass die Übungen, die Ihnen am wenigsten gefallen, die wichtigsten für Sie sind. Nur eine Regel sollten Sie befolgen: Bei einem unangenehmen, aber wirkungsvollen Dehnschmerz können Sie die Übung fortsetzen; bei einem akuten, heftigen Schmerz sollten Sie die Übung sofort abbrechen.

REGEL NR. 5

Wählen Sie ein gutes Timing!

Die beste Uhrzeit für eine Yoga-Übungseinheit ist der Morgen, kurz nach dem Aufstehen. In Indien hält man die Zeit zwischen 4.00 Uhr und 6.00 Uhr morgens für die beste Uhrzeit. Um diese Zeit wird dort Yoga praktiziert; es ist noch nicht zu warm und der Geist ist noch ruhig und klar, ohne durch den täglichen Trubel aufgewühlt worden zu sein. Es genügt, Ihren Wecker 15 Minuten früher zu stellen und Sie werden den Unterschied erfahren. Natürlich werden Ihre Muskeln nach dem Aufwachen noch etwas kalt und steif sein, aber Sie werden Ihren ganzen Körper bearbeiten und den ganzen Tag fit sein. Generell sollten Sie 2 Stunden vor dem Yoga nichts essen. Vermeiden Sie auch, abends intensiven Sport zu machen, sonst laufen Sie Gefahr, eine unruhige Nacht zu verbringen. Entscheiden Sie sich lieber für ein paar Entspannungshaltungen, die Sie optimal auf Ihren Schlaf vorbereiten werden.

PFLEGEN SIE SICH WIE EIN YOGIST

Kennen Sie den Spruch „Wie im Innen so im Außen"? Diese Wendung fasst die Yoga-Philosophie in Bezug auf Schönheit und Gesundheit gut zusammen ...

REGEL NR. 1

Übernehmen Sie die Kontrolle!

Warum versuchen Sie nicht, Ihre harmlosen Schmerzen selbst aktiv zu lindern, anstatt Tabletten zu nehmen und zu warten, dass sie vorbeigehen? Wenn Sie zum Beispiel Muskelschmerzen im Hals haben, könnten Sie einige Yoga-Dehnungen machen, um die Schmerzen abzuschwächen. Nach einer Stunde könnten Sie dann schauen, ob Sie wirklich Medikamente benötigen. Wenn Sie langfristig gesund bleiben wollen, sollten Sie vorausschauend denken. Bewegen Sie zum Beispiel Ihren Rücken, bevor Sie Schmerzen bekommen ...

REGEL NR. 2

Hören Sie auf Ihren Körper!

Stürzen Sie sich nicht beim kleinsten Wehwehchen auf das nächste Medikament, ohne sich Gedanken über die Ursachen zu machen! Seien Sie aufmerksam und beobachten Sie den Zusammenhang zwischen einem Symptom und dessen Ursache. Das kann in Ihrem Lebensstil, Ihrer Ernährung, Ihren Gedanken und Ihren Gefühlen begründet sein. Haben Sie ... ein Ekzem? Akne? Verstopfung? Sodbrennen? Schlafprobleme? Rückenschmerzen? Bringen Sie diese Signale Ihres Körpers in Zusammenhang mit dem, was Sie gegessen haben, was Sie in letzter Zeit gemacht haben, mit dem Stress, den Sie haben oder mit überwältigenden Gefühlen. So vermeiden Sie eine Wiederholung. Sie können noch weitergehen, indem Sie einen Selbsttest machen: Tauschen Sie einen Monat lang Ihr ungesundes Bürofrühstück gegen ein Haferporridge oder einen Getreideriegel aus und beobachten Sie, ob Sie dem üblichen Vormittagstief entgehen können und einen Zuwachs an Energie verspüren. Sie lieben Salat und Rohkost, haben aber eine schwierige Verdauung? Tauschen Sie einen Monat lang Salat und Rohkost gegen gekochtes Gemüse und Getreideprodukte und beobachten Sie, ob Sie eine Verbesserung verspüren. Bei Stress leiden Sie stets unter den gleichen Hautirritationen? Anstatt direkt mit einer Hautbehandlung zu beginnen, sollten Sie zur Entspannung erstmal Yoga machen. Finden Sie heraus, welche Situationen Sie beunruhigen und suchen Sie eine Lösung. Anschließend können Sie schauen, ob sich Ihr Zustand verbessert hat. Kurz, Ihre kleinen Alltagsprobleme können Sie am nachhaltigsten lösen, wenn Sie die Auswirkungen Ihrer Ernährung und Ihres Verhaltens auf Ihren Körper beobachten.

REGEL NR. 3

Innen Wohlfühlen, außen Strahlen

Wenn Sie sich gesund ernähren, regelmäßig Sport machen und Sie Ihr Gesicht nicht hinter einer dicken Kosmetikschicht verstecken, sollte Ihre Haut einen dauerhaften Glanz haben. Jeder Konstitutionstyp kann darüber hinaus in ein Ungleichgewicht geraten, das sich auf der Haut bemerkbar macht:

- der Vata-Typ, der einen Überschuss an Luft hat, kann trockene und glanzlose Haut haben, sowie brüchige Haare und Fingernägel.
- der Pitta-Typ, der einen Überschuss an Feuer hat, kann unter Juckreiz, Ausschlag und Rötungen leiden.
- der Kapha-Typ, der einen Überschuss an Wasser hat, kann phasenweise eine fettige und ölige Haut haben.

Die Verhaltensregeln, die zu Ihrem Profil gehören, können Ihnen helfen, die Überschüsse auszugleichen und die Balance Ihrer Haut wiederherzustellen.

REGEL NR. 4

Weniger ist mehr

Gehen Sie mit Kosmetika sparsam um und überlassen Sie Ihrem Stoffwechsel die Aufgabe, sich um einen schönen und gesunden Teint zu kümmern. Vermeiden Sie, Ihre Haut mit chemischen Produkten zu überladen und greifen Sie zu pflanzlichen Ölen und Lotionen: Sie sind komplett natürlich, werden von der Haut leicht aufgenommen, sind arm an Allergenen, haben einen betörenden Duft und sind gut zu Ihrer Haut. Kokosöl, auf einen kleinen Wattebausch aufgetragen zum Beispiel, wird beim Abschminken spielend mit jeder Art von Kosmetik fertig (sogar mit wasserfestem Mascara!) und macht Ihre Haut sanft und weich. Reinigende und tonifizierende Lotionen sind auch Lavendelwasser und Kornblumenwasser. Arganöl, Sesamöl und Rosenwasser spenden Ihrer Haut Feuchtigkeit und wirken gegen Alterserscheinungen und Umweltgifte.

REGEL NR. 5

Entdecken Sie die Wirkkraft essentieller Öle!

Entdecken Sie die Wirkkraft essentieller Öle, um auf natürliche Weise für sich zu sorgen (Minze gegen Migräne, Kamille gegen Schlaflosigkeit, Lavendel gegen Stress, Eukalyptus gegen Atemwegsinfektionen, Ravintsara gegen Viren ...). Sie können diese Öle in Apotheken oder Bioläden kaufen. In einem Reiseetui in Ihrer Tasche helfen Sie jederzeit bei kleinen Alltagsbeschwerden. Sie können die Öle mit einem Esslöffel Honig einnehmen, sie inhalieren, sie mit anderen Pflanzenölen mischen, sie in Ihrer Wohnung verteilen ... je nachdem, welches der Öle Sie gerade brauchen, denn Sie sollten unbedingt auf die Anwendungshinweise achten. Die Öle sind extrem konzentriert und wirksam und können giftig sein, wenn man sie falsch anwendet.

REGEL NR. 6

Würzen Sie Ihre Getränke

In Indien sagt man, dass sich unsere Apotheke direkt in unserem Garten befindet. Tatsache ist, dass Kräuter und Gewürze in der ayurvedischen Medizin einen hohen Stellenwert haben. Für jegliche Probleme können zahlreiche Heiltränke aus Kräutern, Gewürzen oder Wurzeln gebraut werden.

YOGIST-HAUSMITTEL

TEE GEGEN SCHNUPFEN UND ERKÄLTUNGEN (Für 2 Personen)

Geben Sie 3 Tassen Wasser in einen kleinen Topf und fügen Sie etwas geriebenen Ingwer, 1 Teelöffel Kurkumapulver, 4 Gewürznelken und 1 Esslöffel Rohrohrzucker hinzu. Sie können frische Kräuter dazugeben wie Minze oder Thymian, die Sie vielleicht sogar selber auf Ihrem Balkon ziehen. Lassen Sie das Ganze aufkochen und dann für etwa 10 Minuten köcheln, bevor Sie den Tee abseihen und warm trinken.

TEE GEGEN VERDAUUNGSPROBLEME

Geben Sie 3 Tassen Wasser in einen kleinen Topf und fügen Sie 1 Teelöffel Koriandersamen, 1 Teelöffel Kreuzkümmelsamen, gemahlenen schwarzen Pfeffer und 2 Stücke Zitrone hinzu. Lassen Sie das Ganze aufkochen und dann für etwa 10 Minuten köcheln, bevor Sie den Tee abseihen und warm trinken.

REGEL NR. 7

Reinigen Sie Ihre Zunge!

Die Yogis pflegen das sehr alte und recht eigenartige Ritual, sich jeden Morgen nach dem Aufstehen die Zunge zu schrubben. Ja, Sie haben richtig gelesen! In der Nacht scheidet das Verdauungssystem Abfallstoffe aus, die sich auf der Zunge ablagern. Diese werden morgens entfernt, damit man sie nicht wieder herunterschluckt. Als Bonus bekommt man noch einen frischen Atem. Traditionell verwendet man ein kleines Utensil aus Kupfer, den Zungenschaber, der die Zunge abschabt, ohne sie zu verletzen. Sie können dafür auch einen Esslöffel nehmen. Ein weiteres, sehr altes ayurvedisches

Mundpflege-Ritual besteht darin, dem Mund und den Zähnen ein Bad zu gönnen ... mit Pflanzenöl. Diese Technik des „oil pulling", bzw. „Ölziehens" ist sehr einfach: Nehmen Sie morgens auf nüchternen Magen 1 Teelöffel Kokosöl in den Mund und bewegen Sie das Öl für mindestens 5 Minuten, besser für 20 bis 30 Minuten, im ganzen Mundraum hin und her.

REGEL NR. 8

Spülen Sie Ihre Nase!

Die Yogis haben, lange bevor es Meersalzlösungen und andere Nasentropfen gegen Erkältungen gab, die Gewohnheit entwickelt, sich jeden Morgen die Nase zu reinigen. Mit der heutigen Umweltverschmutzung, die uns immer empfindlicher gegen Staub und Krankheitskeime macht, ist diese Reinigungsmethode besonders sinnvoll. Zur Vorbeugung oder sobald Sie anfangen zu schniefen, greifen Sie zu Ihrer Nasendusche, einem Gerät aus Porzellan oder Plastik, das aussieht wie eine Gießkanne. Befüllen Sie die Nasendusche mit lauwarmem Wasser und ein wenig Salz. Neigen Sie den Kopf nach rechts und lassen Sie das Wasser in Ihr linkes Nasenloch laufen, bis klares Wasser aus dem rechten Nasenloch läuft. Anschließend wechseln Sie die Seite. Das ist der ideale Weg, um Ihren Papiertaschentüchern Lebewohl zu sagen.

REGEL NR. 9

Bewegen Sie sich!

Sie können mit einer regelmäßigen und umfassenden körperlichen Bewegungsmethode wie dem Yoga Ihr Immunsystem hervorragend anregen. Sie spüren eine kleine Erkältung im Anflug? „Sweat it out" heißt es im Englischen, was soviel heißt wie „schwitzen Sie es aus." So werden Sie Giftstoffe los und schöpfen neue Energie. Machen Sie auch ein paar Drehungen (Seiten 152 bis 157), um Ihr Immunsystem zu aktivieren. Anschließend halten Sie sich warm.

ARBEITEN SIE WIE EIN YOGIST

Die Wohltaten des yogischen Lebensstils müssen sich keinesfalls auf die Zeit beschränken, die Sie allein oder mit Ihrer Familie am Wochenende verbringen. Sie sind im Gegenteil in besonders fordernden und stressigen Situationen nützlich: während Ihrer Arbeit. Einen gesunden Körper und einen ruhigen Geist zu haben, wird Ihnen im Büro helfen, mit Kollegen, Ihrem Team und Ihren Chefs besser auszukommen. Die Auswirkungen einer schlechten Verdauung, von Rückenschmerzen und schlechtem Schlaf auf Ihre Produktivität und Ihre Stimmung, können nicht hoch genug eingeschätzt werden.

REGEL NR. 1

Sich im Kopf wohlfühlen beginnt mit dem Körper!

Haben Sie schon einmal beobachtet, wie sehr Sie zum Beispiel durch einen Schmerz am Hals in Ihrer Leistungsfähigkeit und in Ihrer Konzentration beeinträchtigt werden? Yoga- und Meditationspraxis helfen, den Körper zu entspannen und zu kontrollieren und durch den Körper auch die Gefühle und Gedanken. Wenn Sie gestresst sind, ist Ihre Atmung ungleichmäßiger und Ihre Gedanken sind unklarer. Tief und langsam zu atmen, wird sich auf Ihren Geist viel stärker auswirken, als Sie sich vorstellen können. Auch 5 Minuten Yoga-Übungen auf Ihrem Stuhl (siehe Seiten 82 bis 99), mit denen Sie Ihren Hals entspannen, können Ihnen Ihr Lächeln wiedergeben.

REGEL NR. 2

Nehmen Sie es leicht!

Ärger und Wut sind schlechte Ratgeber. Trotzdem müssen wir uns der Tatsache stellen, dass das berufliche oder private Umfeld viele Gelegenheiten für uns bereithält, unsere Ruhe zu verlieren, genervt oder einfach nur übellaunig zu sein. Lernen Sie sich besser kennen: Was provoziert Ihre Reaktion? Was finden Sie unerträglich? Nach welchem Schema denken und funktionieren Sie? Wie können Sie dieses Schema neutralisieren? Nur Sie allein entscheiden, ob der Ärger oder die Negativität eines Kollegen Sie aufbrausen lässt. Stattdessen könnten Sie atmen, meditieren, positive Gedanken entwickeln und eine Pause einlegen, um die Situation neu zu überdenken und die richtige Entscheidung zu treffen.

REGEL NR. 3

Lernen Sie richtige Kommunikation!

Nein, gewaltfreie Kommunikation ist nicht etwas für Schwächlinge oder Menschen, die auf sich herumtrampeln lassen! Mit gewaltfreier Kommunikation können Sie Konflikte und Stress vermeiden. Wenn Sie Kritik üben, jemanden zurechtweisen oder eine unangenehme Frage stellen müssen, verändern Sie Ihre Formulierungen: Vermeiden Sie Imperative („Mach es so!") oder einen anklagenden Ton („Du bist dies, du bist das!") und ersetzen Sie diese durch folgende magische Formel: „Ich brauche...". Sie werden den Rest Ihres Anliegens ganz automatisch viel positiver formulieren. Und Ihr Gegenüber wird Ihr Anliegen besser annehmen. Genauso sollten Sie verfahren, wenn Sie sich gerne an Klatsch beteiligen. Bevor Sie etwas sagen, stellen Sie sich folgende Fragen: Ist es nützlich? Ist es wohlwollend? Ist es konstruktiv? Und behalten Sie die Wörter für sich, die niemand braucht ...

REGEL NR. 4

Gehen Sie nicht gleich in die Luft!

Jemand sagt zu Ihnen einen Satz, der Sie stinksauer macht oder Sie lesen eine unangenehme E-Mail? Nur die Ruhe. Niemand zwingt Sie, sofort oder auf die gleiche Art zu reagieren. Manche Dinge, die in diesem Moment für Unruhe sorgen, können Ihnen im nächsten Moment wieder unwichtig sein. Schließen Sie die Augen, atmen Sie zehnmal tief ein und aus. Oder zählen Sie langsam rückwärts von 20 bis 1. Lassen Sie Ihren Ärger verfliegen, schauen Sie sich die Situation in Ruhe noch einmal an und reagieren Sie gelassen ... oder gar nicht! Wiederholen Sie mit dem Einatmen das Wort „lass" und mit dem Ausatmen das Wort „los" (auf Englisch „let go"). Verrückt, wie wirksam Autosuggestion (nach der Coué-Methode) sein kann!

REGEL NR. 5

Pausen müssen sein

Sie glauben, es sei Zeitverschwendung und stehe an letzter Stelle Ihrer Prioritätenliste, wenn Sie sich etwas Zeit für sich selbst nehmen, weil Sie gleichzeitig vom Berufsleben voll und ganz beansprucht werden? Es ist im Gegenteil ein Einsatz, der sich lohnt, damit Gedanken und Sprache wieder klar und deutlich werden. Probleme lassen sich aus einem neuen Blickwinkel betrachten und besser lösen. Endlich finden Sie diesen Fehler in Ihrer Excel-Tabelle!. Sich Zeit nehmen zum Atmen, zum Entspannen und Ausruhen ist niemals verschwendete Zeit. Es lässt Sie eine Pause machen, wenn Sie sich unter Druck und überlastet fühlen. Diese Regel besagt natürlich nicht, dass Sie Pausen machen sollen, um Aufputschmittel zu nehmen!

REGEL NR. 6

Seien Sie in jedem Augenblick achtsam!

Ertappen Sie sich nur allzu häufig dabei, wie Sie vor Ihrem Computer oder einer umfangreichen Akte sitzend anfangen, vom nächsten Urlaub zu träumen oder an das kommende Wochenende zu denken? Im Büro achtsam zu sein bedeutet, in jedem Moment anwesend zu sein, auch wenn Sie das Gefühl haben, Ihre Zeit zu vergeuden oder sich mit langweiligen Sachen zu beschäftigen. Wie das geht? Denken Sie weder an die Zukunft, noch an die Vergangenheit. Lenken Sie die Aufmerksamkeit auf Ihren Körper und schenken Sie den momentanen Empfindungen, während Sie arbeiten, Ihre Aufmerksamkeit: das Geräusch des Tippens, die Farbe des Bildschirms, die Form der Buchstaben ... Richten Sie den Rücken auf Ihrem Stuhl wieder auf und weiten Sie den Brustkorb. Egal, was Sie machen: Sie sind beständig dabei, etwas Neues zu lernen. Wenn Sie sich für alle Dinge Ihres Lebens interessieren, werden Sie sowohl konzentrierter als auch effizienter sein und mehr Freizeit haben!

YOGA im Büro

DIE ÜBUNGEN

DIE ATMUNG

ÜBUNGEN Seite 54 bis 67

Eine Gedächtnislücke mitten in einem Satz, während einer Präsentation, vor Ihren versammelten Kollegen? Es ist so gut wie sicher, dass Sie im Eifer des Geschehens aufgehört haben zu atmen. Wenn das Gehirn nicht ausreichend mit Sauerstoff versorgt wird, droht der Black-out! Tief durch den Bauch einzuatmen, wie Sie es vielleicht als Kind im Chor gelernt haben, ist der Schlüssel, um im Berufsleben konzentrierter und leistungsfähiger zu sein und mit Stress, Ängsten und körperlichen Schmerzen besser umgehen zu können. Die Atmung ist das am schnellsten wirkende, direkteste, natürlichste Mittel (es ist sogar kostenlos), um das parasympathische Nervensystem zu aktivieren (siehe Seite 15) und dem Körper zu helfen, sich nach einer Stressbelastung wieder zu entspannen. Das scheint simpel, aber tatsächlich ist das richtige Atmen alles andere als selbstverständlich ... Lernen Sie die Yogist Atemtechniken, um sie in jeder Situation Ihres Alltags anwenden zu können. Sie werden merken, dass die Atmung nicht nur die Entspannung fördert. Sie hilft ebenso dabei, wacher zu werden, sich energiereicher zu fühlen, sich aufzuwärmen, sich zu konzentrieren und besser einzuschlafen ... Der Atem ist eine Brücke zwischen dem Körper und dem Geist. Er ist ein wertvoller Verbündeter, der Ihnen jederzeit hilft, Ihre Gefühle, Ihre Reaktionen, Ihre Gedanken und Ihre körperlichen Empfindungen zu kontrollieren.

DIE RICHTIGE HALTUNG

ÜBUNGEN Seite 68 bis 71

DIE RICHTIGE HALTUNG IM SITZEN

Der Mensch ist nicht dafür gemacht, den ganzen Tag im Sitzen zu verbringen. Der beste ergonomische Stuhl kann nichts an Ihrer Körperhaltung ändern, wenn Sie sich nicht regelmäßig bewegen. Machen Sie einen Test: Beobachten Sie die Haltung, in der Sie dieses Buch lesen, jetzt sofort. Sie sitzen sicherlich ein wenig gebeugt, mit etwas verdrehten Beinen, stimmt´s? Versuchen Sie nun, sich wieder aufzurichten und, während Sie Ihre Arbeit oder Ihre Lektüre wieder aufnehmen, den Rücken gerade zu halten. Schauen Sie auf die Uhr, richten Sie sich einen Alarm ein und gehen Sie Ihrer normalen Beschäftigung nach. Lassen Sie uns wetten, dass sie folgendes beobachten, wenn der Alarm nach 10 Minuten losgeht und Sie sich Ihre Sitzhaltung anschauen: Ihr oberer Rücken ist erneut gebeugt, Ihre Schultern sind wieder zu den Ohren gezogen, wahrscheinlich sind auch Ihre Beine gekreuzt und das Becken ist schief ... Sollten Sie am Ende des Tages Schmerzen im Nacken, in den Schultern oder im oberen Rücken haben, ist es wahrscheinlich Zeit, Ihre Gewohnheiten zu ändern! Folgen Sie den Anweisungen und lernen Sie die von den Ergonomen empfohlene „neutrale Haltung".

DIE RICHTIGE HALTUNG IM STEHEN

Der Mensch hat die Gewohnheit verloren zu gehen, zu laufen und lange zu stehen. Bei geringerer Beanspruchung werden die Muskeln Ihres Rückens und Ihrer Beine schwach, Ihre Haltung sackt ein, Ungleichgewichte und Schmerzen stellen sich ein ... Stehen Sie auf und beobachten Sie Ihre Haltung: Sind Ihre Beine angespannt? Steht der Bauch vor und haben Sie ein Hohlkreuz? Ist Ihr oberer Rücken gebeugt? Sind Ihre Schultern hochgezogen? Baumeln die Arme? Wenn Sie eine Frau sind: Sind Ihre Schultern ungleich hoch, weil Sie jeden Tag Ihre 10 Kilogramm schwere Handtasche immer nur auf einer Seite tragen? Wenn es so weit gekommen ist, dass Sie aufgrund Ihrer schlechten Haltung Schmerzen im Lendenbereich, in den Schultern oder im Nacken haben, wird es Ihnen sehr helfen, so schnell wie möglich die „richtige Haltung" einzuüben, um den Druck auf die Wirbel zu mindern und neuen Schmerzen vorzubeugen.

DIE AUGEN

ÜBUNGEN Seite 72 bis 81

Die Zeitspanne, die Sie am Tag vor einem Bildschirm verbringen, nimmt immer weiter zu. Sie arbeiten an einem PC, schicken mit Ihrem Smartphone Mails und SMS, schauen Serien auf Ihrem iPad und abends einen Film im Fernsehen? Das Resultat: tränende Augen, die brennen, jucken, trübe werden. Trockene Augenlider, Kopfschmerzen ... Angezogen vom Licht des Bildschirms vergessen Sie zu blinzeln. Sie kneifen die Augen zusammen und Sie beenden den Tag wie ein blindes Kaninchen. Die Lösung? Yoga für die Augen! Jedes Auge verfügt über sechs Muskeln, die, so wie die restlichen Muskeln unseres Körpers, regelmäßig gekräftigt und gedehnt werden müssen, um gesund zu bleiben. Ein amerikanischer Augenarzt, William Bates, hat eine komplette Yoga-Methode entwickelt, um die Strapazen der Augen zu lindern. Diese Übungen werden Ihnen auch helfen, die Hornhaut der Augen zu befeuchten und sie vor dem Staub zu schützen, der sich möglicherweise darauf ablagert. Darüber hinaus haben Forscher herausgefunden, dass das Augenblinzeln wie eine sofortige „Reset-Taste" auf das Gehirn wirken soll. Diese Bewegung der Augenlider würde somit den für die Aufmerksamkeit verantwortlichen Neuronen erlauben, für eine Mikrosekunde inaktiv zu sein, um sich auszuruhen. Ein notwendiger Schritt, der es Ihnen ermöglichen wird, sich langfristig besser zu konzentrieren. Ob Sie nun eine Brille tragen und keine Zeit haben, zum Augenarzt zu gehen oder ob Sie merken, dass Ihre Augen abends schmerzen und erschöpft sind – gönnen Sie sich 5 Minuten Zeit am Tag, um Ihre Augen zu stärken und auszuruhen.

DER HALS

ÜBUNGEN Seite 82 bis 99

Haben Sie häufig einen steifen Hals und neigen Sie dazu, Ihren Nacken zu stark zu fixieren? Sie wissen nicht, wie Sie Ihre Nackenverspannungen lindern können? Lernen Sie, die Muskeln von Hals und Nacken zu kräftigen und sanft zu entspannen, um weiteren Verhärtungen vorzubeugen. Der Hals ist ein extrem empfindlicher Bereich des Körpers: Er trägt das Gewicht Ihres Kopfes (ca. 5 Kilogramm) und gehört zu den Körperteilen, an denen sich Stress schnell niederschlägt. Werden Sie sich Ihrer schlechten Gewohnheiten bewusst: Sie neigen dazu, sich zu verkrampfen, die Schultern zu den Ohren zu ziehen und den Hals zu verstecken, wenn Sie nervös und gestresst sind oder Ihnen kalt ist? Die Arbeit vor dem Bildschirm versetzt Ihren Nacken in einen permanenten Spannungszustand. Ob Sie einen „Geierhals" machen, indem Sie das Kinn vorstrecken, um auf Ihren Bildschirm zu schauen oder ob Sie den Kopf ständig gebeugt halten, um auf Ihr Smartphone zu sehen oder ob Sie während Ihrer Telefonate den Hörer zwischen Ohr und Schulter geklemmt halten ... es ist immer Ihr Nacken, der darunter leidet. Diese ungünstigen Haltungen erzeugen Verspannungen, die sich sehr oft auf den gesamten Rücken übertragen und sogar zu Migräne führen können. Der schlechteste Reflex? Die Zähne zusammenzubeißen. Haben Sie schon einmal bemerkt, dass Sie den Kiefer anspannen, wenn Sie verärgert oder einfach nur konzentriert sind? Oder dass Sie nachts mit den Zähnen knirschen? Der Halsbereich ist direkt mit dem Kiefer verbunden und die Spannungen, die sich dort bilden, werden an den Nacken und an seine Muskeln weitergegeben ... Aber machen Sie sich keine Sorgen, es gibt für all diese Probleme eine Yoga-Übung!

DER OBERE RÜCKEN

ÜBUNGEN Seite 100 bis 123

Sie haben verspannte Schultern und niemand ist da, der Sie massieren könnte? Wenn Sie im Sitzen arbeiten und dabei falsch sitzen, wölben Sie den oberen Rücken und erzeugen Verspannungen im Bereich der Brustwirbelsäule. Das passiert, weil man meist den ganzen Tag in Richtung Bildschirm, Smartphone oder über den immer gleichen Unterlagen gebeugt ist. Ein runder Rücken ist aber nicht nur unästhetisch. Die falsche Sitzhaltung erzeugt einen großen Druck auf die Bandscheiben, der früher oder später den ein oder anderen Ischiasnerv einklemmen und heftige Schmerzen auslösen könnte. Wussten Sie, dass jede Bewegung Ihres Kopfes (Drehen, Beugen, Neigen) die Muskeln und die Knochen Ihrer Wirbelsäule bis zum vierten Brustwirbel (genau zwischen Ihren Schulterblättern) beansprucht? Das bedeutet, dass Sie, wenn Sie Ihren Kopf in Richtung Smartphone gebeugt halten, nicht nur Spannungen in Hals und Nacken erzeugen, sondern auch weiter unten im Rücken. Aus Gewohnheit tragen Frauen ihre Handtasche immer über der gleichen Schulter. Wenn Sie gestresst sind, spannen Sie Ihren ganzen Oberkörper an und erzeugen dadurch noch mehr Spannungen. Das Ergebnis sind schmerzende Nackenmuskeln, Verhärtungen im Bereich der Schulterblätter und eine noch gebeugtere Haltung. Die Brustwirbelsäule sollte also wieder aufgerichtet, die Muskeln des oberen Rückens wieder gestärkt und sanft und regelmäßig gedehnt werden, damit sich die Ungleichgewichte und Verkrampfungen lösen können. Vorsicht, gemeint ist, die Muskeln zu stärken, kein Workout! Sie müssen kein Eisen stemmen, um Ihren Rücken zu unterstützen. Nur, wie soll man üben? Glücklicherweise gibt es die Übungen im Unterarmstütz! Anschließend können Sie den oberen Rücken und die Schultern gründlich dehnen, die Muskeln entspannen und Verkrampfungen loslassen. Was für ein glücklicher Zufall, dass es im Yoga Übungen in Hülle und Fülle gibt, die den oberen Rücken „öffnen" und die Sie alleine in Ihrem Büro machen können!

FINGER UND HANDGELENKE

ÜBUNGEN Seite 124 bis 133

Haben Sie schon einmal etwas vom RSI-Syndrom gehört, dem sogenannten „Mausarm"? Dieses Syndrom ist ein Leiden, das immer mehr Berufstätige betrifft, die klicken, tippen, den ganzen Tag SMS schreiben: Es kann mit Spannungen am Daumen beginnen, die zum Handgelenk übergehen, um über die Ellbogen und Schultern schließlich am Hals und am Nacken anzukommen. Überaus charmant! Die natürliche Handposition des Menschen ist die einer gebogenen Zange oder Klammer, d. h. der innere Rand der Hand neben dem kleinen Finger liegt auf dem Tisch, die Handflächen sind zueinander gerichtet. Der Erfinder der Computermaus hat dieses ergonomische Prinzip ignoriert: Die Maus zwingt unser Handgelenk zu einer Drehung, für die es nicht geschaffen ist. Ein „Joystick" wäre hier die bessere Lösung ... Im Inneren Ihrer Handfläche befindet sich ein großes Band, das Knochen und Nerven schützt. Der Medianusnerv, der die ersten vier Finger der Hand aktiviert, verläuft zwischen den Sehnenscheiden und diesem Band. Wenn Sie zu viele falsche, sich immer wiederholende Bewegungen machen, kann dieser Nerv langfristig eingeklemmt werden. Das Ergebnis: Schmerzen in der Hand, taube Finger, Verlust an Kraft und eine Kettenreaktion im ganzen Arm. Der Mausarm ist das Sinnbild für die Skelett- und Muskelerkrankungen und der damit verbundenen Schmerzen, die durch das Berufsleben und die Arbeit am Bildschirm verursacht werden. Aber es ist nie zu spät, dem entgegenzuwirken. Die Yoga-Übungen, die Ihre Hände und Handgelenke kräftigen und dehnen, könnten Ihnen dabei helfen.

DIE BEINE

ÜBUNGEN Seite 134 bis 143

Wenn Sie den ganzen Tag im Sitzen verbringen, kann das Gewicht Ihres Oberkörpers, der auf Ihr Becken drückt, die Blutzirkulation behindern. Ihre Beine werden schwer und müde. Ohne eine regelmäßige körperliche Betätigung werden die Muskeln der Oberschenkel schwach und die hintere Beinmuskulatur verkürzt sich. Sie müssen sich vorstellen, dass eine steife hintere Oberschenkelmuskulatur zur Verschlimmerung von Rückenschmerzen beiträgt, insbesondere im Lendenwirbelbereich! Das Ergebnis: Schmerzen in der Lendenwirbelsäule (Lumbago oder „Hexenschuss", wie unsere Großmütter gesagt haben) und Ischiasschmerzen. Sie können diese Schmerzen lindern oder vermeiden, wenn Sie regelmäßige Kräftigungs- und Dehnübungen machen ... unangenehm, aber wirkungsvoll! Das Kräftigen und Dehnen der Beine ist auch ein hervorragendes Mittel, um den Schlaf zu verbessern und um Nervosität herunterzufahren. Jogger wissen, wie wichtig das Dehnen der hinteren Beinmuskulatur nach einem Lauf ist, selbst wenn sie das manchmal lieber auslassen würden. Es ist nicht nötig, sich auf seine Laufschuhe zu stürzen. Man kann die Beine kräftigen und dehnen, ohne sich allzu sehr vom Bürostuhl zu entfernen. Das Ziel: eine langfristige Verbesserung, ohne Stress für die Gelenke. So schonen Sie Ihre Fußknöchel,

Ihre Knie und Ihren Rücken. Also denken Sie daran, Ihre Beine zu dehnen, wenn Sie Schmerzen im Rücken haben (selbst wenn das eigenartig klingen sollte)!

DIE LENDENWIRBEL

ÜBUNGEN Seite 144 bis 157

Der Bereich der Lendenwirbel besteht vorne aus dem Bauch (die untere Bauchmuskulatur und die Verdauungsorgane) und hinten aus einer Gruppe von Muskeln um die Nieren herum, die unsere Körperhaltung unterstützen. Dieser Bereich reagiert extrem empfindlich auf Stress und ist sehr oft zusammengedrückt, wenn man den ganzen Tag sitzt. Ein plötzlicher Angstzustand? Ihr Darm drückt sich zusammen, Sie spüren eine Kugel in Ihrem Bauch und die Spannung überträgt sich auf die Lendenwirbel. Eine riesengroße Müdigkeit? Eine heftige Aufregung? Sie werden mit einem Rücken aufwachen, der sich hart wie Beton anfühlt. Ihnen wird schon aufgefallen sein, dass die Lendenwirbel direkt mit dem verbunden sind, was sich in Ihrem Bauch abspielt. Die tiefen Muskeln von Bauch und Taille zu trainieren, schützt die Lendenwirbel vor Verschleiß. Darüber hinaus verschlimmert eine schlaffe Bauchmuskulatur bereits bestehende Rückenprobleme. Manche Sportarten, wie Pilates, sind sogar speziell entwickelt worden, um genau diesen Muskelbereich zu trainieren! Eine trainierte untere Bauchmuskulatur zu haben, bedeutet jedoch nicht, einen superdefinierten Waschbrettbauch zur Schau zu tragen. Achten Sie auf Ihren Bauch und Sie werden Ihrem erschöpften Rücken neue Schmerzen ersparen (denken Sie auch an die ayurvedischen Ernährungsregeln, die Ihnen helfen, wie ein Yogist zu essen und zu verdauen). Kräftigen Sie Ihre Bauchmuskulatur, reduzieren Sie Ihren Stress und kümmern Sie sich um Ihr Verdauungssystem. So entlasten und schützen Sie Ihre Lendenwirbel. Mit den Yoga-Haltungen im Büro können Sie Ihrem Rücken Gutes tun, ohne den Bürostuhl zu verlassen (zumindest fast).

DER UNTERE RÜCKEN

ÜBUNGEN Seite 158 bis 167

Sie sitzen den ganzen Tag – ohne wirklich daran zu denken – auf Ihrem Becken und auf dem gesamten Bereich des Kreuzbeins. Dieser Bereich leidet jedoch unter dem langen Sitzen, vor allem bei einer schlechten Haltung (gekreuzte Beine, zum Beispiel). Langfristig können schlechte Haltungen die Nervenenden an der Basis der Wirbelsäule angreifen und Ischiasschmerzen hervorrufen. Viel Stress und Anspannung lagert sich in den Hüften ab, vor allem, wenn Sie weder Zeit haben, Sport zu machen, noch die Angewohnheit, sich regelmäßig zu dehnen. Das Ergebnis: Krämpfe, Ungleichgewichte und manchmal sogar Verschleiß der Bandscheiben, wobei der Ischiasnerv oder der Oberschenkelnerv eingeklemmt werden können, was Neuralgien vom Gesäß bis hinunter zu den Zehen verursachen kann. Die Muskeln des Beckens in der Tiefe zu stärken und zu dehnen hilft dabei, die Bandscheiben so lange wie möglich gesund zu erhalten und Schmerzen zu lindern oder ganz zu vermeiden. Die Yoga-Übungen für das Becken sind etwas subtiler und ungewohnter als die Übungen für den Rest des Körpers. Schließlich beschäftigen Sie sich nicht immer so viel mit Ihren Gesäßmuskeln ... insbesondere nicht im Büro!

DER GANZE KÖRPER

ÜBUNGEN Seite 168 bis 175

Sie hören ständig Begriffe wie „Meditation", „Achtsamkeit" und „im Hier und Jetzt leben" ... haben aber selbst das Gefühl, sich überhaupt nicht konzentrieren zu können? Sie würden gerne versuchen zu meditieren, aber schaffen es nicht einmal 5 Minuten ruhig sitzen zu bleiben? Oder aber Sie sind der Meinung, dieses Meditations-Ding, das sei überhaupt nichts für Sie ... können sich aber trotzdem schlecht konzentrieren und suchen nach Methoden, um Ihren Stress in den Griff zu bekommen? Seit einigen Jahren überzeugt die Meditation immer mehr Menschen, unabhängig von ihrer Erscheinungsform. Ihre Wirkungen auf Körper und Geist sind von zahlreichen Studien, die an Universitäten oder von namhaften Ärzten durchgeführt wurden, bewiesen worden: Vorbeugung bei Burnout und Depressionen, Verbesserung von Konzentrationsfähigkeit, Schlaf, Gedächtnis, Kreativität und Leistungsfähigkeit, aber auch Verzögerung der Alterungsprozesse des Gehirns, Verminderung von Schmerzen und Süchten ... und bessere Laune! Die Praxis der Meditation ist das Herzstück des Yoga: Die körperlichen Übungen des Yoga sind ein erster Schritt in Richtung Meditation. Sie sollen den Körper kräftigen und dehnen, so dass er mehrere Stunden lang ruhig und konzentriert verweilen kann. Aus diesem Grund empfiehlt Ihnen die Yogist-Methode zunächst die körperlichen Übungen, die den Körper und – in Verbindung mit dem Atem – den Geist entspannen. Die Übungen für den ganzen Körper sind gleichzeitig eine körperliche (sie fördern den Gleichgewichtssinn und stärken alle Muskeln) wie geistige Herausforderung: Wenn Sie unkonzentriert sind, werden Sie auf die Nase fallen. Koordinationsübungen zwischen Bewegung und Atem werden dadurch zu einer Einführung in die Meditation. Gutes Gelingen!

ENTSPANNUNG

ÜBUNGEN Seite 176 bis 183

Alles beschleunigt sich. Die Ära von Internet, Smartphone, E-Mails und Bildschirmarbeit hat aus uns Arbeitskräfte gemacht, die niemals abschalten. Sicherlich, als Folge gibt es mehr Effizienz, mehr Schnelligkeit, manchmal mehr Erfolg, aber auf jeden Fall mehr Stress ... Stress, den Sie sich oft selbst antun (müssen Sie diese E-Mail wirklich sofort beantworten?). Ausgerechnet jetzt, da Freizeit und Komfort allgegenwärtig sind, haben wir paradoxerweise verlernt, uns wirklich zu entspannen und die Batterien wieder aufzuladen. Wenn Sie Ihrem Geist nicht erlauben, eine wirkliche Pause zu machen, reichert sich der Stress in Ihrem Körper an und führt mitunter zu schlimmen Folgeerscheinungen. Sie können bis zum Magengeschwür oder Herzinfarkt gehen. Ihr Gehirn und Ihr Körper brauchen eine wirklich stärkende Ruhepause, damit Sie die Herausforderungen, die auf Sie warten, meistern können. Die Yogist-Methode möchte Sie unbedingt hiervon überzeugen: Die Pausenzeit, die Sie sich nehmen, um Körper und Geist wirklich zu entspannen, ist keine verlorene Zeit, sondern eine notwendige Investition. Ihre körperliche und intellektuelle Fitness, Ihre lösungsorientierte Kreativität, Ihre Geduld und Ihre Stimmung, werden sich verbessern ... Wenn Sie schon einmal von der Wichtigkeit von Mini-Pausen gehört haben, von den Wohltaten der Meditation oder von der Nützlichkeit, sich vor Besprechungen oder wichtigen Entscheidungen zu konzentrieren, Sie aber bisher nicht wussten, wo Sie anfangen sollten, um sich zu entspannen ... Wenn Sie Schwierigkeiten haben, einzuschlafen, wenn Sie unter Jetlag leiden oder eine arbeitsintensive Phase durchmachen ... Praktizieren Sie diese supereinfachen Übungen und die sichere Technik der Autosuggestion, egal ob in Ihrem Büro oder in Ihrem Bett. Lernen Sie, sich innerhalb von 5 Minuten zu entspannen!

WIE ATMEN SIE?

Kennen Sie Ihre natürliche Atmung? Machen Sie sich damit vertraut, bevor Sie mit der Yogist-Atmung beginnen.

1) Setzen Sie sich bequem hin. Legen Sie die rechte Hand auf Ihren Bauch und die linke Hand auf Ihr Brustbein. Schließen Sie die Augen und atmen Sie ganz natürlich.

2) Versuchen Sie zu erspüren, welche Hand sich beim Einatmen und welche sich beim Ausatmen bewegt.

3) Öffnen Sie die Augen. Hat sich Ihre linke Hand auf Ihrem Brustbein bewegt? Wenn Sie gestresst sind, atmen Sie ruckartig mit dem Oberkörper. Kann es sein, dass Sie nicht in der Lage sind, vollständig zu atmen, wenn Sie sich unter Druck fühlen? Dann kann die Bauchatmung für Sie sehr hilfreich sein!

4) Hat sich Ihre rechte Hand auf dem Bauch bewegt? Prima! Die Bauchatmung ist vollständiger und hilft bei der Konzentration (vielleicht haben Sie das schon als Kind im Chor gelernt). Das ist ein guter Ausgangspunkt: So können Sie mit der Atmung den Stress besser bewältigen.

Hat sich keine Hand bewegt? Versuchen Sie es erneut!

Haben sich beide Hände bewegt? Kompliment, Sie sind schon ein richtiger Yogist! Die vollständige Atmung füllt gleichzeitig den Bauch, den Brustkorb und den Hals. Sie entspannt, beruhigt und sorgt für einen guten Schlaf. Sie finden diese Atmung auf der folgenden Seite.

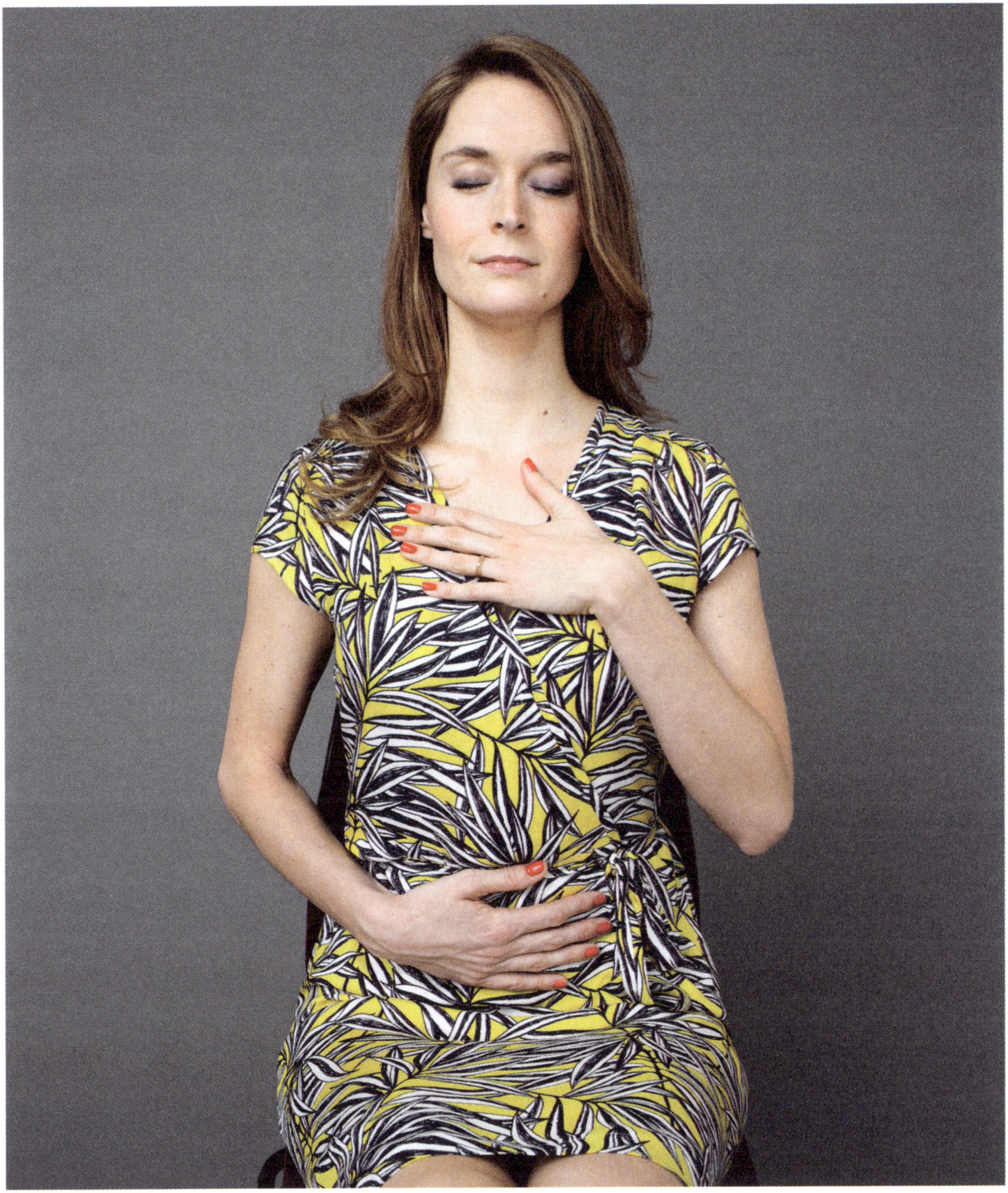

DIE VOLLSTÄNDIGE ATMUNG: DER ALLROUNDER GEGEN STRESS

Vor einem wichtigen Termin, bei Lampenfieber, bei Ärger und Wut oder zum besseren Einschlafen.

1) Setzen Sie sich auf den Rand Ihres Stuhls, die Knie sind gebeugt und die Ellbogen liegen auf den Knien. Beugen Sie Ihren Oberkörper leicht nach vorne und entspannen Sie Ihren Nacken. Spüren Sie, wie sich Ihr Bauch weich und frei anfühlt, um den Atem aufzunehmen. Sollte das nicht der Fall sein, lösen Sie Ihren Hosenbund oder Ihren Gürtel.

2) Stellen Sie sich vor, Ihr Oberkörper sei eine Orangina-Flasche: Ihr Bauch ist der untere, sehr runde und weite Teil der Flasche. Ihre Lungen sind der mittlere Teil der Flasche, etwas weniger weit, aber mit genügend Raum, um sich zu füllen. Ihr Hals und der Bereich der Schlüsselbeine sind der Hals der Flasche.

3) Atmen Sie nur durch die Nase und halten Sie Ihren Mund geschlossen. Einatmend stellen Sie sich vor, Sie würden die Flasche unter einem Wasserhahn befüllen. Die Luft gelangt zuerst in den Bauch, dann in den Brustkorb und in die Lungen, zum Schluss in den Hals.

4) Mit dem Ausatmen leeren Sie Ihre Flasche: zuerst vollständig den Bauch, dann die Lungen, dann den Hals.

5) Atmen Sie auf diese Art und Weise fünfmal, so langsam wie möglich. Beobachten Sie eventuelle Blockaden und den Unterschied zu Ihrer natürlichen Atmung.

6) Um das Ausatmen so lang wie möglich zu machen und die gesamte Luft (und den Stress) loszuwerden, zählen Sie die Atemzüge im Kopf beim Einatmen bis 4 und beim Ausatmen bis 7.

WIEDERHOLEN SIE DIE ÜBUNG ...

- wenn sie sich gestresst, ängstlich oder unter Druck fühlen.
- bevor Sie eine (kleine) Rede halten ...
- wenn Sie ärgerlich auf Ihren Chef, auf Ihre Kollegen oder auf hupende Autofahrer sind ...
- wenn Sie Kopfschmerzen haben oder nicht einschlafen können.

WIRKUNGEN

- Lindert Stress und Ängste.
- Hilft bei Kopfschmerzen und Schlaflosigkeit.

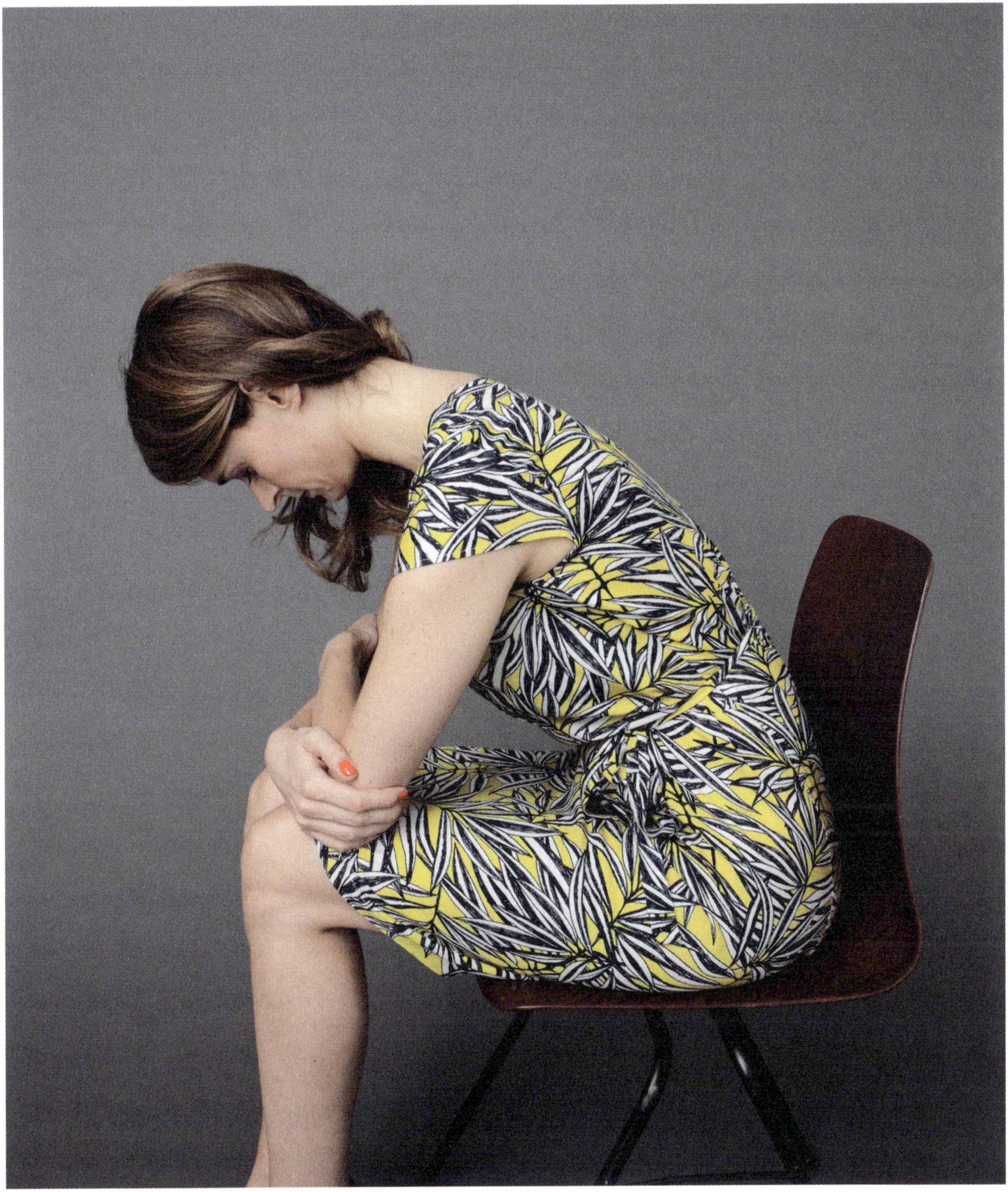

DIE ANGEHALTENE LUFT

Sind Sie nervös und haben Lust auf eine Zigarette oder ein Stück Schokolade? Lernen Sie, Ihren Atem anzuhalten. Das hilft bei allen Gefühlsaufwallungen.

1) Atmen Sie durch die Nase ein und zählen Sie dabei bis 4. Füllen Sie Ihren Bauch, Ihren Brustkorb und Ihren Hals mit Luft.

2) Anschließend halten Sie die Luft an, schließen die Augen und zählen erneut bis 4.

3) Wenn Sie zu Ende gezählt haben, atmen Sie sehr langsam und gleichmäßig die gesamte Luft durch die Nase wieder aus und zählen dabei wieder bis 4.

4) Am Ende des Ausatmens ziehen Sie Ihren Bauch nach innen, als wollten Sie Ihren Bauchnabel gegen die Wirbelsäule drücken. Atmen Sie nicht weiter und zählen Sie jetzt, mit geleerten Lungen, erneut bis 4.

5) Wiederholen Sie die Übung fünfmal und konzentrieren Sie sich dabei nur auf Ihre Atmung. Die Lust auf eine Zigarette oder ein Stück Schokolade sollte verschwunden sein! Sie können das Einatmen, das Ausatmen und das Anhalten der Luft langsam verlängern, soweit es für Sie angenehm ist.

WIEDERHOLEN SIE DIE ÜBUNG …

- wenn Sie unbändige Lust verspüren, sich eine Zigarette anzuzünden.
- wenn Sie Lust haben zu knabbern, an Ihren Nägeln zu kauen …

WIRKUNG

- Lenkt von der Lust auf kleine Trostpflaster ab.

VORSICHT, wenn Sie sehr ängstlich sind oder unter Platzangst leiden.

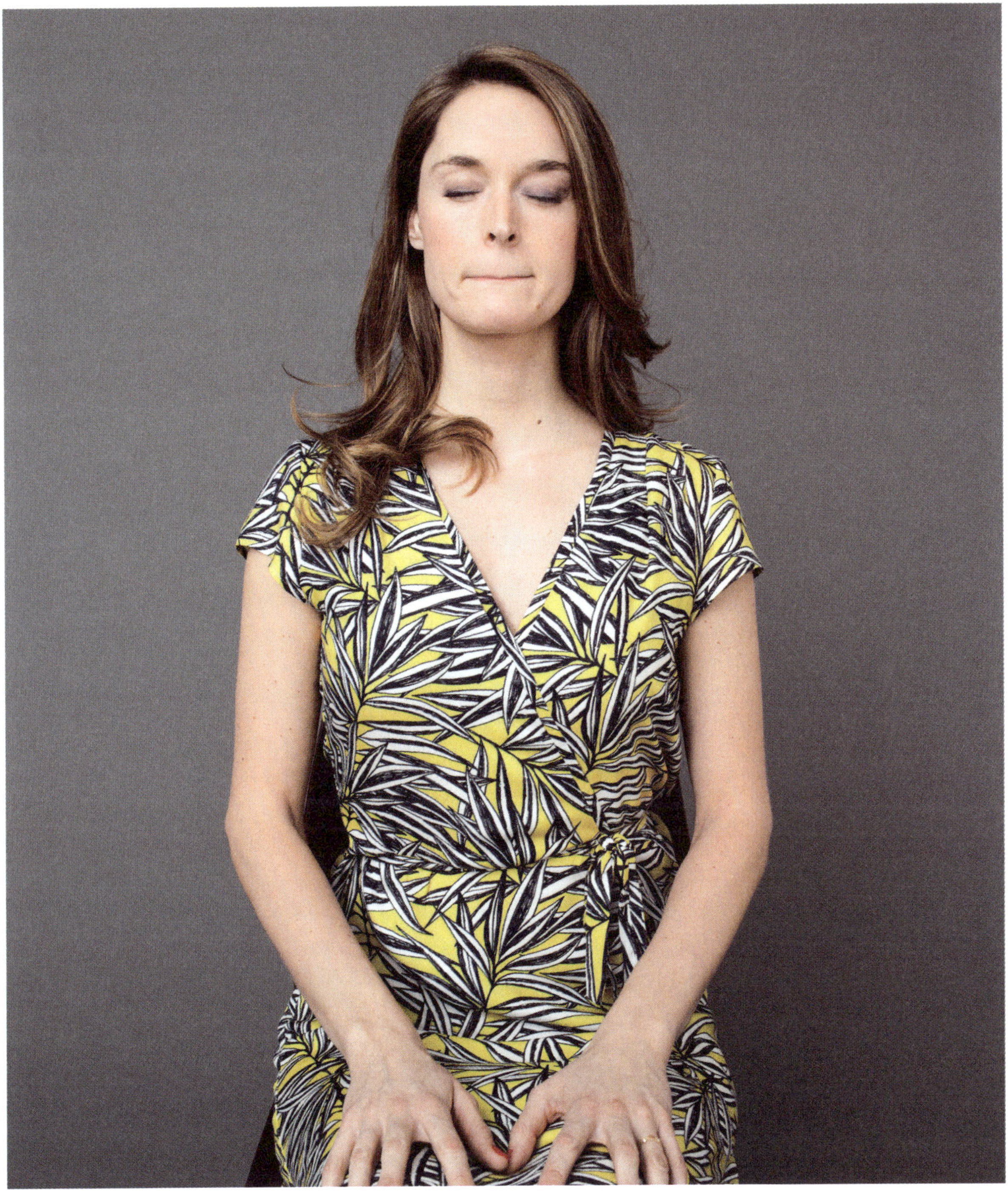

DIE WECHSELATMUNG

Sie haben Schwierigkeiten sich zu konzentrieren?
Sie könnten gleich losheulen oder explodieren? Stopp!
Nur 5 Minuten und Sie haben Ihre Gefühle wieder im Griff!

1) Beugen Sie den Zeigefinger und den Mittelfinger Ihrer rechten Hand nach innen. Schließen Sie das rechte Nasenloch mit Ihrem rechten Daumen und atmen Sie langsam durch das linke Nasenloch ein.

2) Am Ende des Einatmens schließen Sie das linke Nasenloch mit Ihrem Ringfinger und atmen vollständig durch das rechte Nasenloch aus.

3) Am Ende des Ausatmens atmen Sie wieder durch das rechte Nasenloch ein.

4) Am Ende des Einatmens schließen Sie das rechte Nasenloch mit dem Daumen und atmen durch das linke Nasenloch aus.

5) Atmen Sie auf diese Art und Weise mit geschlossenen Augen fünfmal auf jeder Seite ein und aus. Konzentrieren Sie sich nur auf Ihre Atmung.

6) Sie können Ihre Konzentration verbessern, indem Sie im Kopf mitzählen: Zählen Sie zum Beispiel beim Einatmen bis 4 und beim Ausatmen bis 6. Versuchen Sie, das Ausatmen zu verlängern.

WIEDERHOLEN SIE DIE ÜBUNG …

- wenn Sie sich gestresst, unruhig oder ängstlich fühlen.
- wenn Ihre Gefühle Sie überwältigen.
- wenn es Ihnen nicht gelingt, sich auf eine Sache zu konzentrieren oder Sie unaufmerksam sind.

WIRKUNGEN

- Hilft Ihnen, sich zu konzentrieren.
- Hilft Ihnen, mit Ihren Gefühlen umzugehen.
- Beruhigt und entspannt.

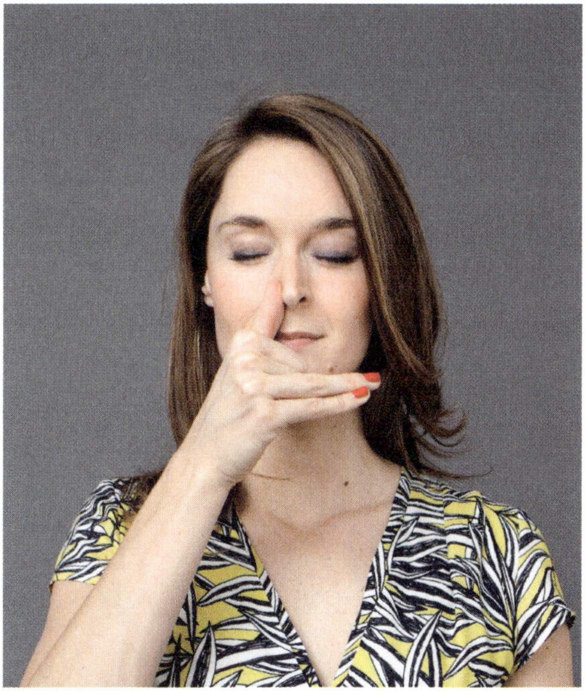

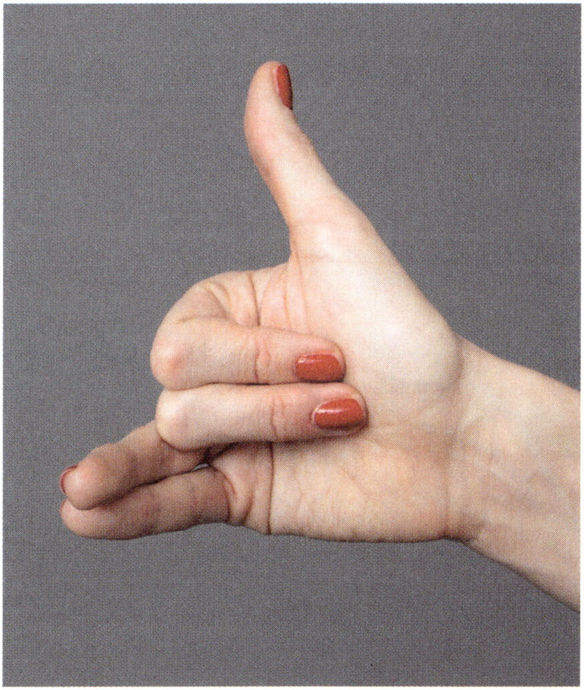

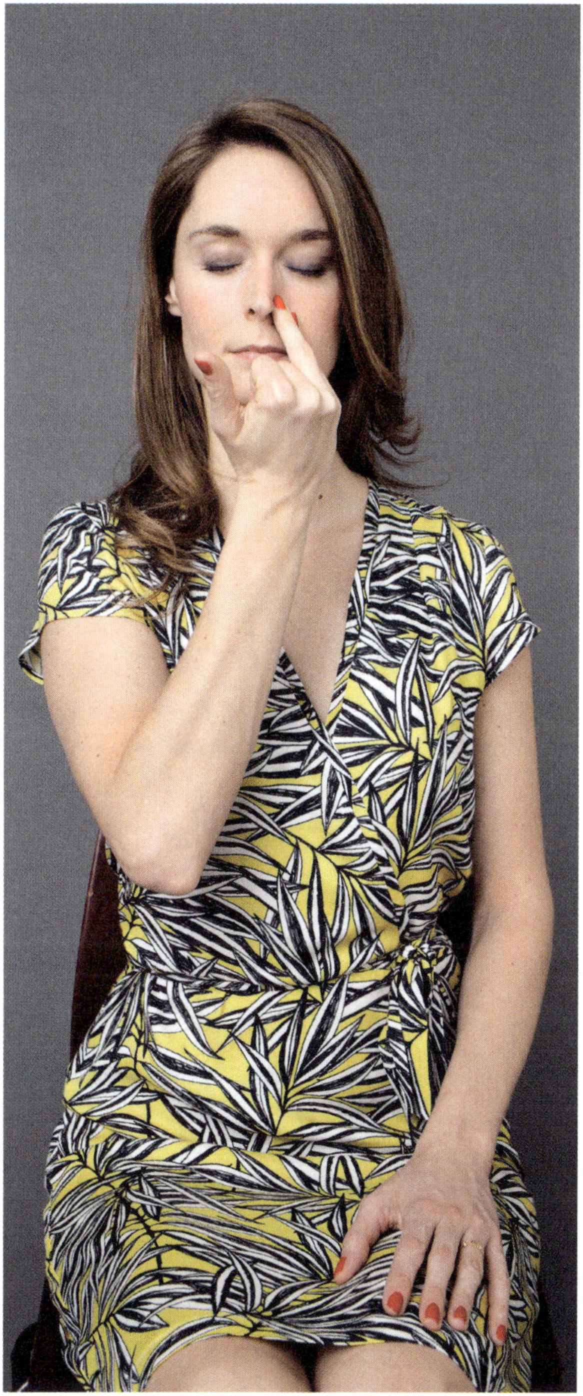

DIE YES-ATMUNG

Sie fühlen sich ausgelaugt? Stürzen Sie sich nach einer zu kurzen Nacht oder wenn Ihre Batterien aufgebraucht sind, nicht gleich auf die Kaffeemaschine! Atmen kann Sie aufwecken, aufwärmen und mit Energie anfüllen.

1) Heben Sie Ihre Hände vor den Brustkorb, schließen Sie die Fäuste und richten Sie Ihre Finger zum Körper.

2) Atmen Sie mit Kraft durch die Nase ein und heben Sie dabei die Arme nach oben. Spreizen Sie die Finger.

3) Atmen Sie mit Kraft durch die Nase aus, senken Sie dabei die Arme und schließen Sie die Fäuste wieder. Die Ellbogen zeigen nach hinten. Stellen Sie sich vor, Sie hätten im Lotto gewonnen oder einen wichtigen Vertrag unterzeichnet …

4) Achten Sie auf eine gerade Wirbelsäule und auf ein entspanntes Gesicht.

5) Wiederholen Sie diese Bewegung 25-mal in Verbindung mit Ihrer Atmung. Atmen Sie dabei im schnellen Rhythmus durch die Nase ein. Das erwärmt Ihren Oberkörper. Vertreiben Sie den Stress und wecken Sie Ihre Energien.

6) Nach dem letzten Ausatmen legen Sie Ihre Hände auf die Knie, finden zu Ihrer natürlichen Atmung zurück und beobachten die Wirkung. Wahrscheinlich haben Sie jetzt einen Energieschub und könnten einen kleinen Baum ausreißen.

WIEDERHOLEN SIE DIE ÜBUNG …

- wenn Sie einen Müdigkeitsanfall haben.
- wenn Sie sich müde und unmotiviert fühlen.
- wenn Ihnen kalt ist.
- Bevor Sie etwas Wichtiges anfangen (oder eine Excel-Tabelle mit 5000 Zeilen öffnen).

WIRKUNGEN

- Versorgt Sie mit Wärme und Motivation. Macht wieder wach.
- Fördert den Energiefluss.

VORSICHT, wenn Sie Schmerzen an den Schultern oder Verspannungen haben.

VERMEIDEN SIE DIE ÜBUNG vor dem Schlafengehen.

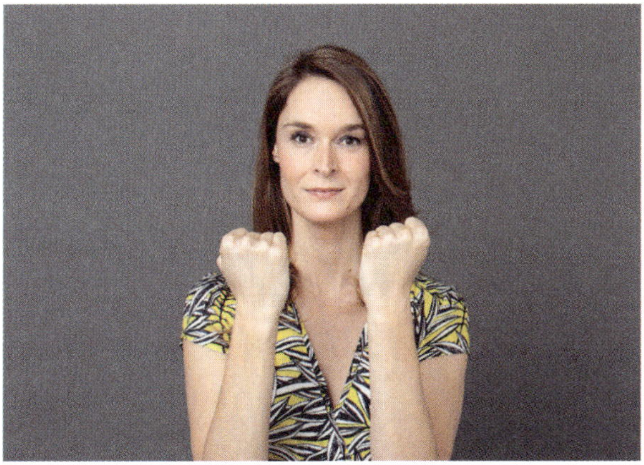

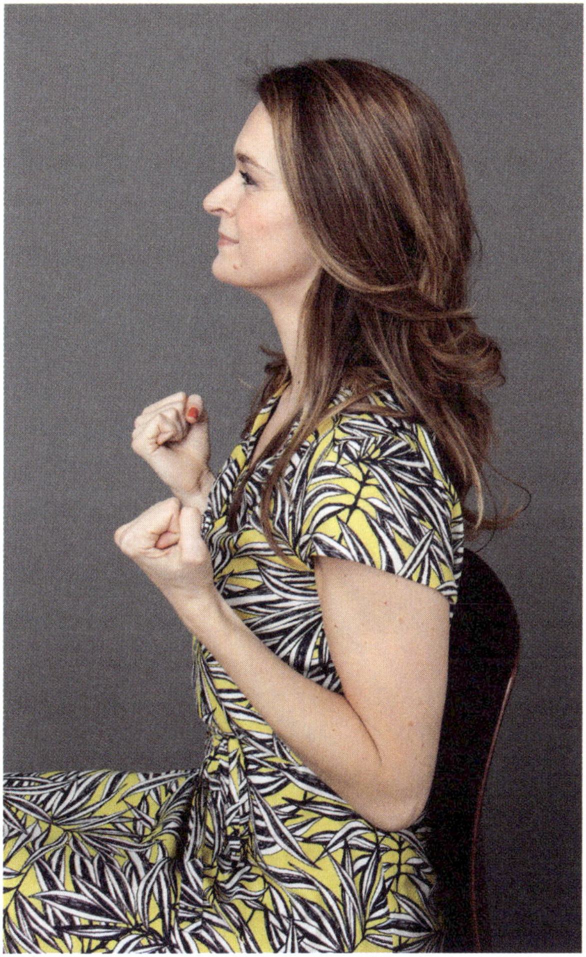

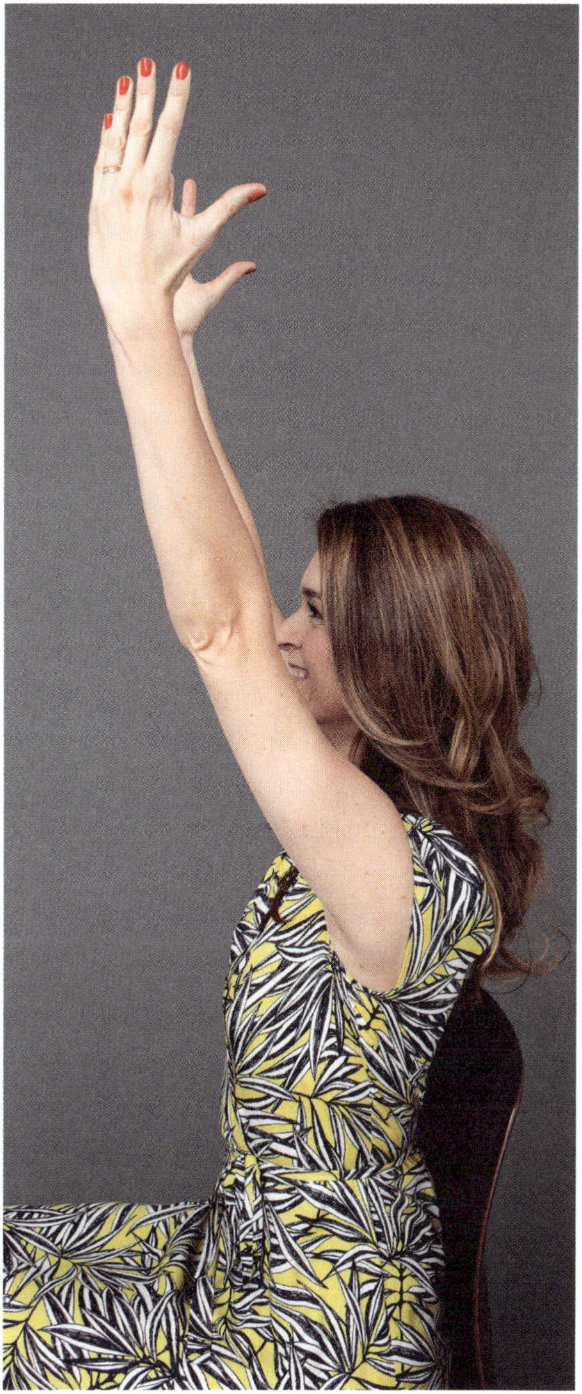

DER DEFIBRILLATOR

Sie laufen Gefahr, in einer Besprechung einzunicken? Probieren Sie diese unauffällige und dynamische Atmung aus. Sie verscheucht den Stress und aktiviert das Verdauungssystem.

1) Atmen Sie vollständig aus und leeren Sie die ganze Luft aus Ihrem Bauch. Anschließend atmen Sie ganz kurz durch die Nase ein. Legen Sie beide Hände auf den Bauch.

2) Mit geschlossenem Mund atmen Sie schnell mit Kraft aus. Dabei ziehen Sie Ihren Bauchnabel zur Wirbelsäule und die Bauchmuskulatur ein.

3) Atmen Sie nur ganz wenig Luft ein und atmen Sie wieder durch die Nase aus. Atmen Sie schnell und kraftvoll und ziehen Sie den Bauch dabei ein. Das Einatmen sollte dabei viel kürzer als das Ausatmen sein. Man sollte das Einatmen kaum hören können und es sollte fast automatisch geschehen.

4) Achten Sie auf eine gerade Wirbelsäule und ein entspanntes Gesicht. Schließen Sie die Augen und atmen Sie auf diese Art und Weise 25-mal.

5) Sollten Sie kurzatmig werden oder sich benommen fühlen, machen Sie eine Pause.

6) Nach dem letzten Ausatmen finden Sie wieder zu Ihrer natürlichen Atmung zurück und beobachten Sie die Wirkung: Spüren Sie, wie die Wärme in Ihren Bauch strömt und die Müdigkeit verfliegt.

WIEDERHOLEN SIE DIE ÜBUNG …

- wenn Sie große Unlust verspüren.
- wenn Sie sehr müde sind.

WIRKUNGEN

- Verscheucht Müdigkeit und Unlust.
- Aktiviert die Verdauung.
- Vertreibt Stress.

VORSICHT, wenn Sie schwanger sind, einen Leistenbruch oder Bluthochdruck haben.

VERMEIDEN SIE DIE ÜBUNG, wenn sie kurz zuvor gegessen haben oder bald schlafen gehen.

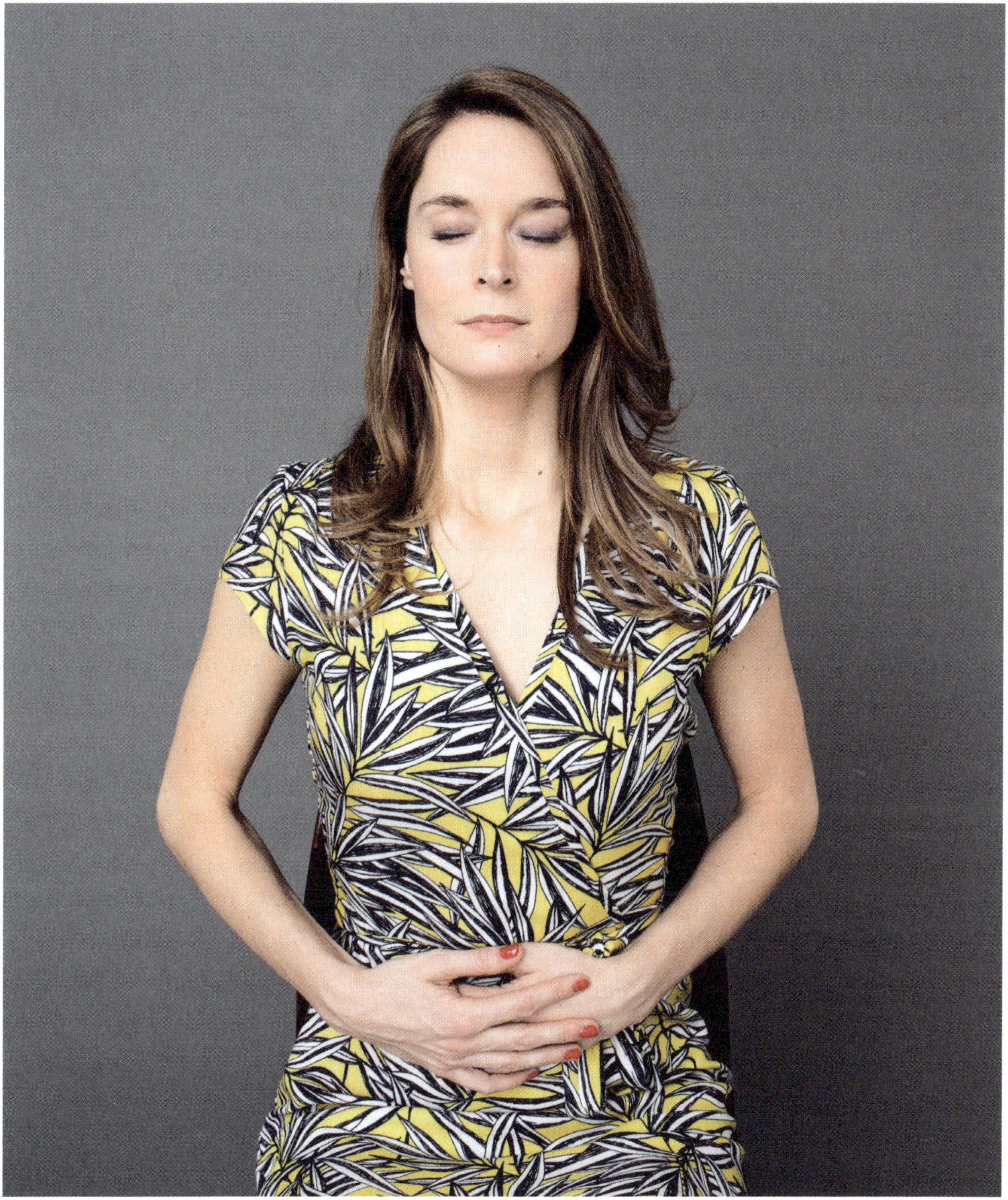

DER COUNTDOWN

Nur 5 Minuten Meditation und ein wenig Mathematik! Dann werden Sie fokussierter sein, mit dem Grübeln aufhören und Ihre gute Laune wiederfinden.

1) Setzen Sie sich bequem hin, wo immer Sie gerade sind. Schließen Sie die Augen und schalten Sie die Geräusche und Bewegungen um sich herum ab.

2) Atmen Sie tief durch den Bauch, den Brustkorb und den Hals (siehe Seite 56).

3) Atmen Sie tief durch die Nase ein und visualisieren Sie die Zahl 28.

4) Ausatmend visualisieren Sie weiter die Zahl 28.

5) Beim nächsten Ein- und Ausatmen visualisieren Sie die Zahl 27.

6) Auf diese Art und Weise zählen Sie zurück, von 28 bis 0. Dabei korrespondiert jeder Atemzug mit einer Zahl.

Sollten Sie zwischendurch den Faden verlieren, fangen Sie mit der Zahl 28 wieder von vorne an. Das wird Sie daran hindern, an die morgige Besprechung zu denken.

WIEDERHOLEN SIE DIE ÜBUNG …

- wenn Sie mit Lärm und Aufträgen überhäuft werden.
- wenn Sie sich konzentrieren müssen.
- wenn Sie tausend Dinge gleichzeitig erledigen.
- wenn es Ihnen nicht gelingt einzuschlafen.

WIRKUNGEN

- Hilft Ihnen, sich zu konzentrieren.
- Beruhigt den Gedankenfluss.

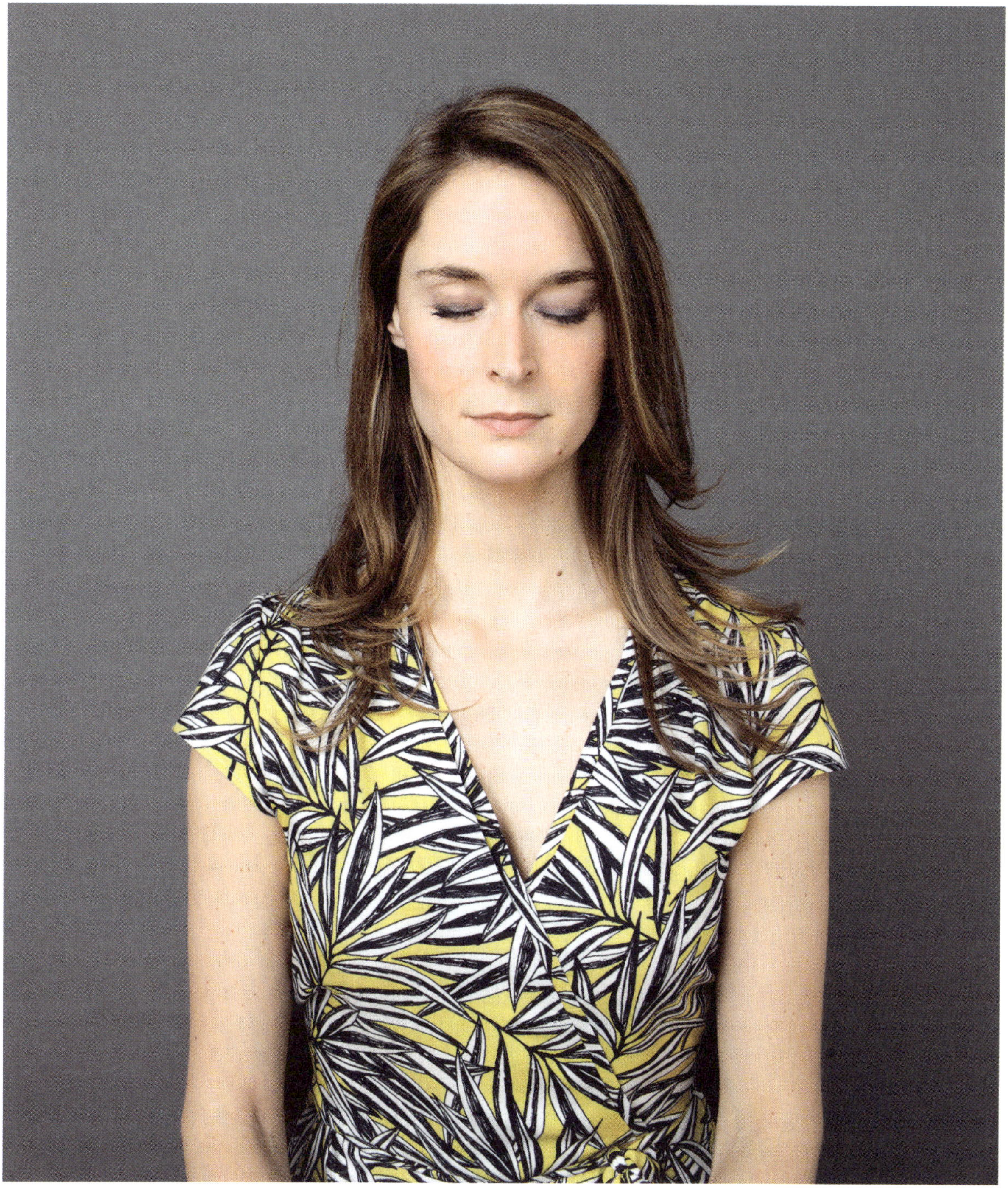

GERADE AUF DEM STUHL SITZEN

Sie verbringen den ganzen Tag im Sitzen … aber sitzen Sie auch richtig? Lernen Sie, sich aufzurichten. So erhalten Sie die Gesundheit Ihres Rückens und beenden den Tag aufrecht und ohne Schmerzen.

1) Setzen Sie sich auf den vorderen Rand Ihres Stuhls, die Füße im 90-Grad-Winkel direkt unter den Knien.

2) Die Knie sind hüftbreit gespreizt. Greifen Sie Ihre Gesäßbacken (Sie haben richtig gelesen!) rechts und links und ziehen Sie diese nach hinten, um etwas Platz zu schaffen. So sitzen Sie auf Ihren Sitzbeinhöckern, den unteren Knochen des Beckens.

3) Vergewissern Sie sich, dass Ihre Wirbelsäule aufgerichtet ist und Ihre untere Bauchmuskulatur angespannt ist.

4) Sollten Sie zu stark ins Hohlkreuz gehen, legen Sie eine Hand auf Ihren Bauch und die andere auf Ihren Rücken. Ziehen Sie Ihren Bauch leicht nach innen, um die Wirbelsäule zu begradigen.

5) Rollen Sie die Schultern erst nach hinten, dann nach unten. So begradigen Sie den oberen Rücken und ziehen die Schultern von den Ohren weg.

6) Ziehen Sie das Kinn leicht zum Brustkorb und verlängern Sie den Nacken. Stellen Sie sich vor, Sie hingen an einem Faden, der Sie am Scheitelpunkt Ihres Kopfes nach oben zieht.

7) Legen Sie die Hände auf die Knie oder auf Ihren Schreibtisch. Jetzt sitzen Sie richtig!

8) Wenn Sie schon sehr lange im Sitzen verbracht haben, wiederholen Sie diese Schritte, indem Sie sich vollständig auf Ihren Stuhl setzen. Dadurch wird die Lendenwirbelsäule gestützt.

WIEDERHOLEN SIE DIE ÜBUNG…

- sobald Sie sich hinsetzen.

WIRKUNGEN

Hilft, die Haltung zu korrigieren und die richtigen Gewohnheiten anzunehmen, um Rückenschmerzen zu verhindern.

VORSICHT, gehen Sie bei dem Versuch, sich aufzurichten, nicht zu stark ins Hohlkreuz!

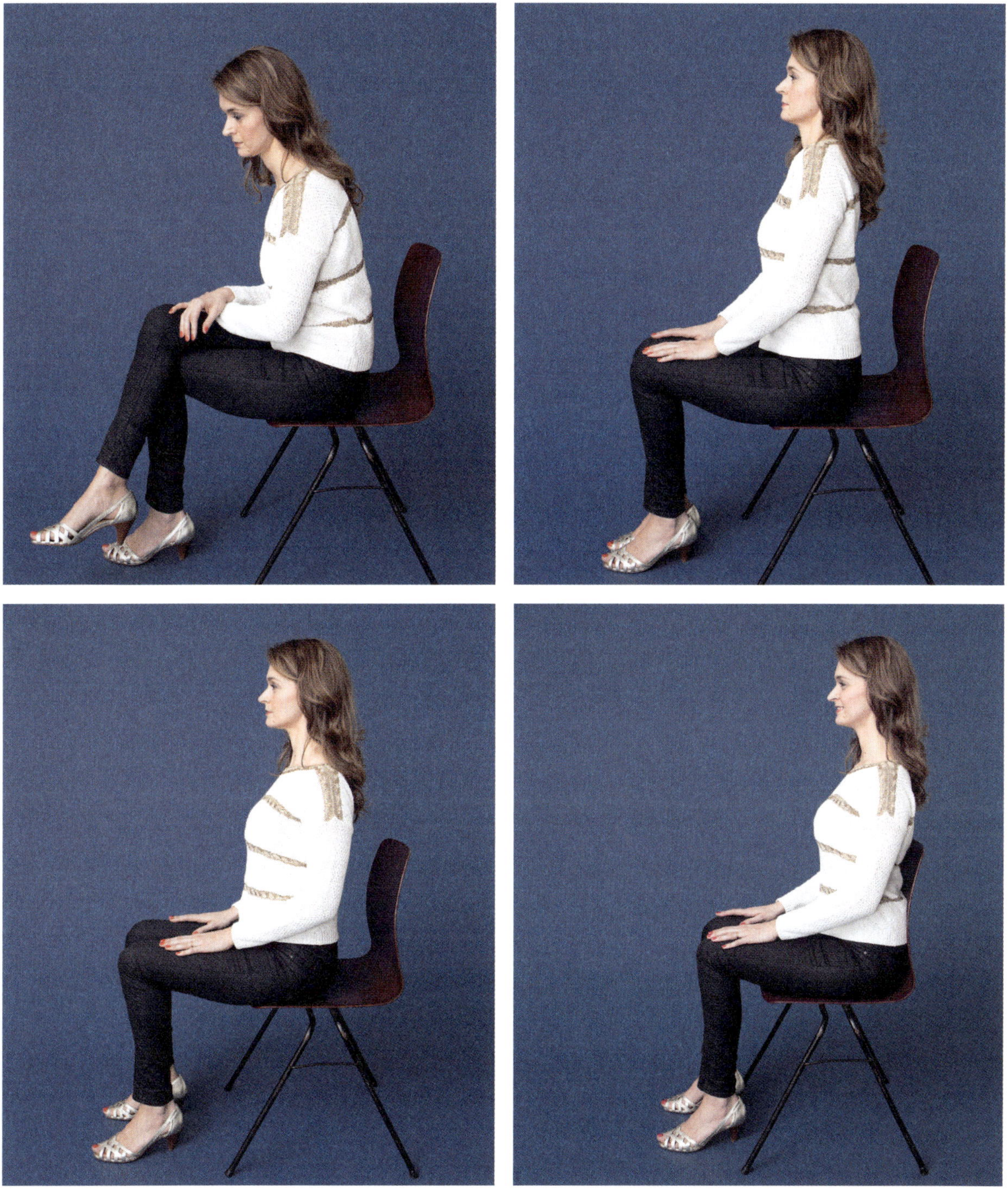

GERADE STEHEN

Haben Sie am Ende des Tages Rückenschmerzen? Ist Ihr Rücken krumm? Tragen Sie eine zu schwere Tasche? Richten Sie sich auf! Für mehr Selbstvertrauen und zum Schutz der Lendenwirbel.

1) Ziehen Sie Ihre Schuhe aus und stellen Sie sich hin. Heben Sie Ihren rechten Fuß vom Boden und ziehen Sie die Zehen an. Drücken Sie den Ballen des rechten großen Zehs in den Boden, dann den Ballen des kleinen Zehs, dann die äußere Seite der Ferse, schließlich die innere Seite der Ferse.

2) Lassen Sie die Zehen auf dem Boden ruhen. Die Kniescheibe hat die Bewegung mitgemacht und der rechte Oberschenkel hat sich angespannt. Wiederholen Sie alles mit dem linken Fuß. Achten Sie darauf, ihre Beine hüftbreit aufzustellen.

3) Legen Sie Ihre Hände auf die Hüften. Richten Sie das Steißbein in Richtung Boden, indem Sie Ihr Gesäß leicht nach unten schieben und den Bauch leicht einziehen, um das Becken aufzurichten (das heißt, das Becken nach hinten zu schieben) und die Lendenwirbel zu strecken. Stellen Sie sich vor, Sie schmiegen Ihren unteren Rücken an eine Wand, die hinter Ihnen steht. Spüren Sie, wie sich Ihre untere Bauchmuskulatur angespannt hat.

4) Rollen Sie Ihre Schultern nach hinten und nach unten, um den Hals zu verlängern.

5) Ziehen Sie das Kinn leicht ein und verlängern Sie den Nacken. Stellen Sie sich vor, Sie hingen an einem Faden, der Sie am Scheitelpunkt Ihres Kopfes nach oben zieht.

6) Diese Yoga-Haltung heißt „der Berg" und macht Sie stabil wie einen Felsen. Atmen Sie dreimal ein und aus, um die Haltung in Ihrem Geist zu verankern. Kehren Sie anschließend zu Ihrer natürlichen Haltung zurück ... und spüren Sie den Unterschied!

WIEDERHOLEN SIE DIE ÜBUNG ...

- während Sie auf den Aufzug, die U-Bahn oder den Bus warten.
- sobald Sie mehr als 5 Sekunden unbeweglich stehen.

WIRKUNGEN

- Richtet die Haltung auf, schützt den Rücken und erhält seine Gesundheit.
- Hilft, bessere Gewohnheiten anzunehmen.
- Lindert Spannungen der Lendenwirbel und der Schultern.

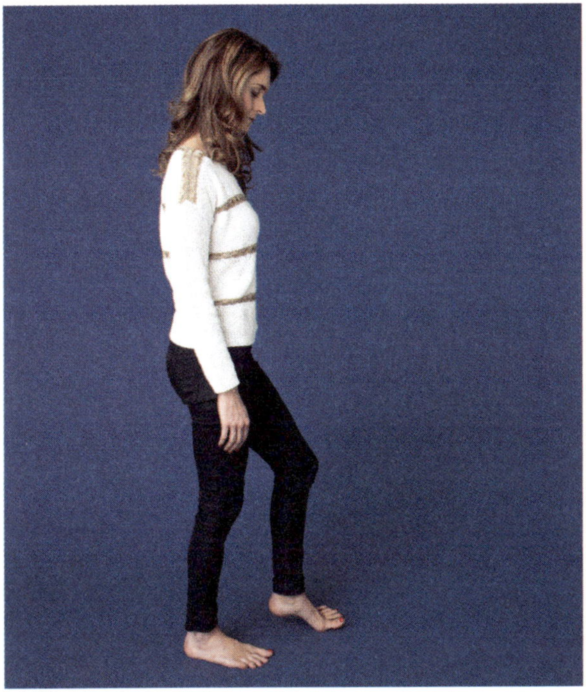
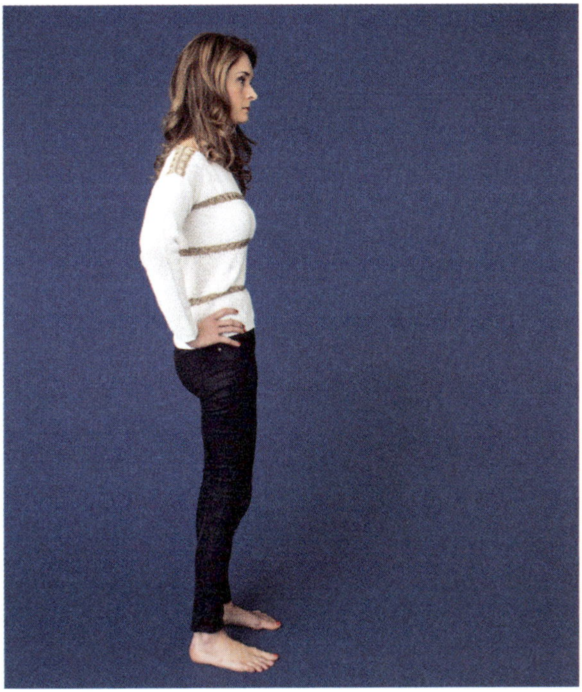
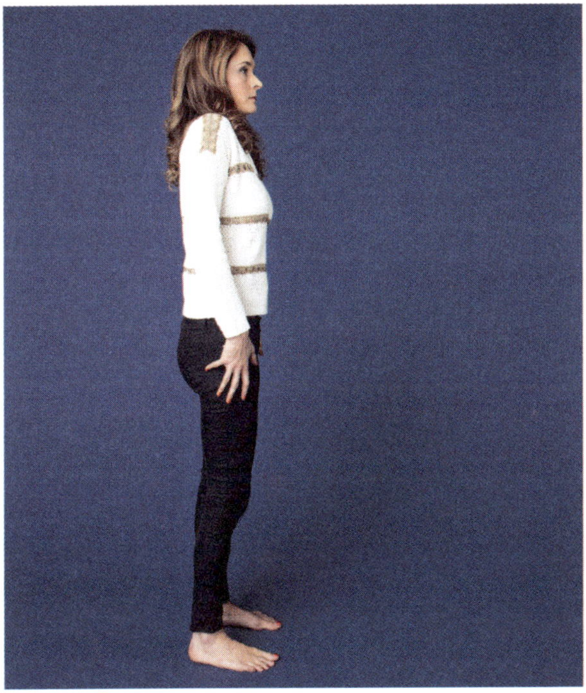
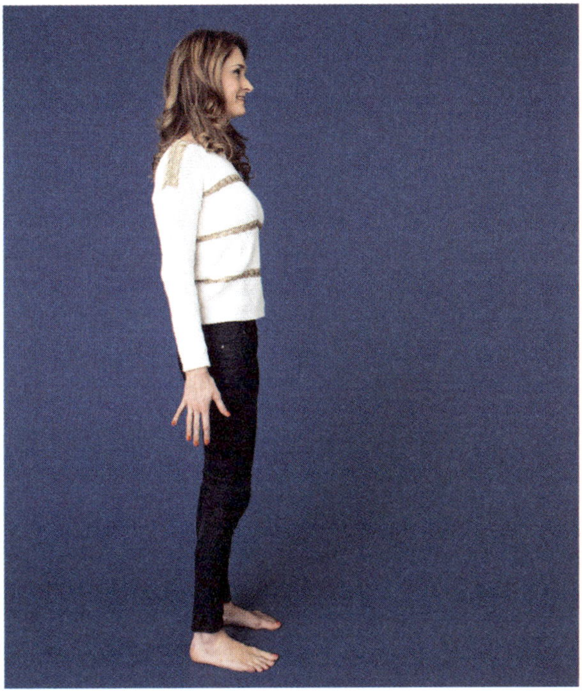

DAS ALPHABET

Starren Sie den ganzen Tag auf Ihren Bildschirm? Dann nehmen Sie sich 5 Minuten Zeit zur Stärkung Ihrer Augenmuskeln.

1) Setzen Sie sich bequem hin und schauen Sie gerade nach vorn. Die Schultern sind entspannt und der Nacken ist gerade.

2) „Schreiben" Sie mit Ihren Augen jeden Buchstaben des Alphabets. Atmen Sie tief ein und aus und bewegen Sie dabei weder Kopf noch Körper. „Schreiben" Sie die Buchstaben so groß wie möglich, als Kleinbuchstaben und als Großbuchstaben.

3) Sie können sich auch einen ganzen Satz aussuchen, den Sie „schreiben" wollen, zum Beispiel „Ich sollte aufhören zu grübeln!". Machen Sie nach jeweils 5 Buchstaben eine Pause und schließen Sie zum Ausruhen des Blicks die Augen.

Wenn Sie das Alphabet oder Ihren Satz beendet haben, schließen Sie die Augen, ruhen den Blick aus und atmen ein paarmal tief ein und aus ...

WIEDERHOLEN SIE DIE ÜBUNG ...

- wenn Sie schon zu lange Zeit vor dem Bildschirm sitzen.
- sobald Sie daran denken, die Beweglichkeit Ihrer Augen zu erhalten.

WIRKUNG

- Kräftigt die Muskeln der Augen.

VORSICHT, wenn Sie Probleme mit der Sehkraft haben. Wenn Sie ein Glaukom oder eine Makula haben; nach einer Augenoperation oder wenn Sie häufig unter Augenmigräne leiden.

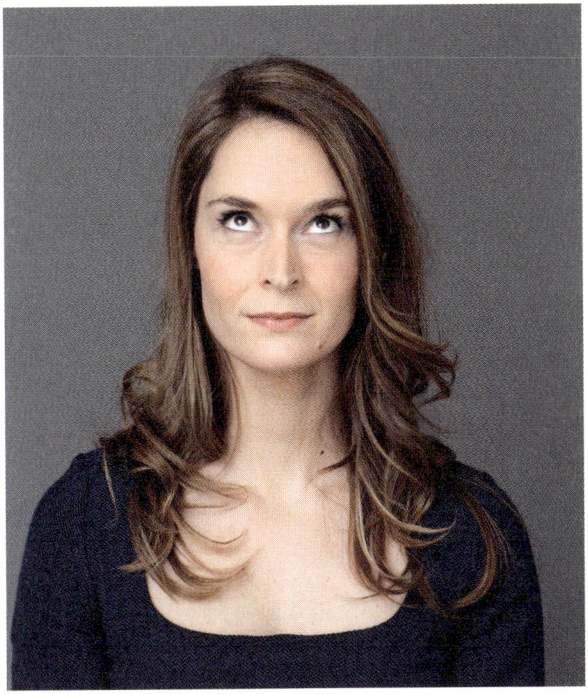
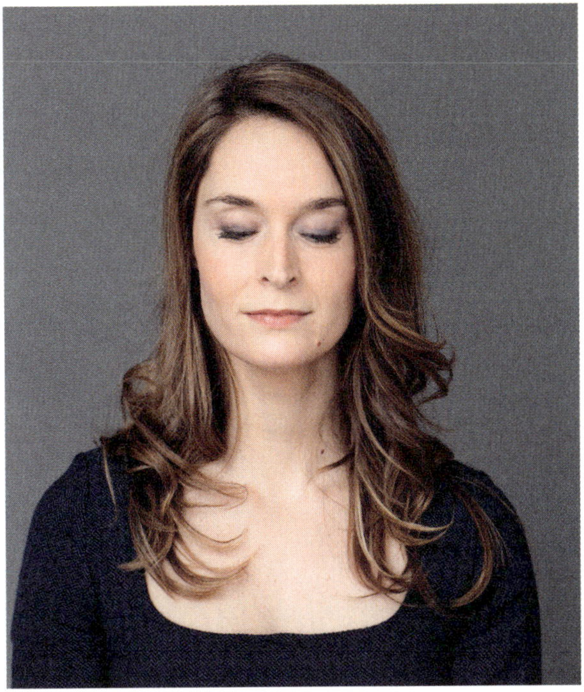
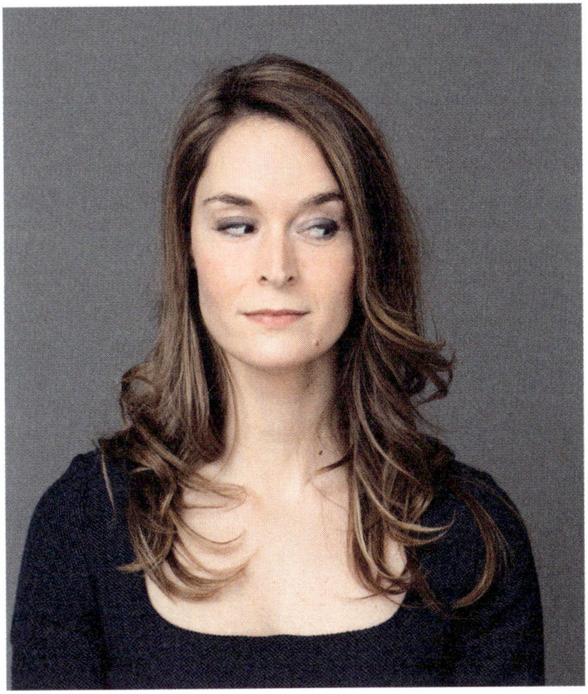
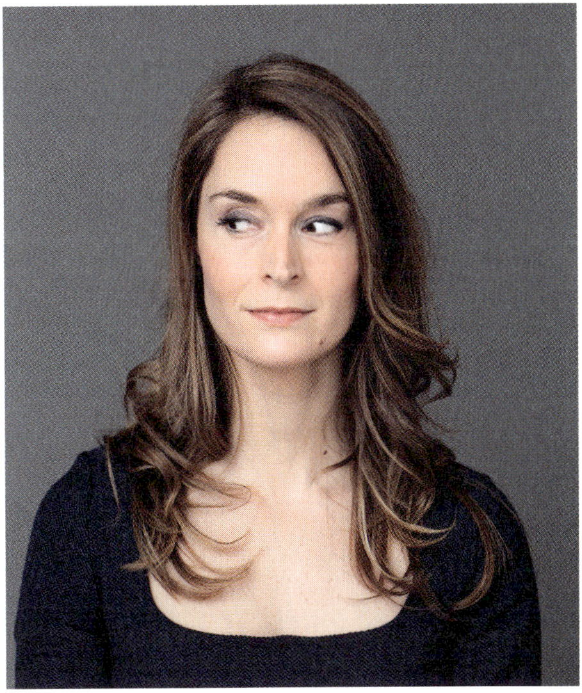

DER ANHALTER

Ändern Sie regelmäßig Ihren Fokus! Das trainiert Ihre Augenmuskeln und erhält die Anpassungsfähigkeit Ihrer Augen. Sehr nützlich, wenn Sie den ganzen Tag vor dem Bildschirm arbeiten und Ihr Blick sich manchmal eintrübt!

1) Strecken Sie Ihren rechten Arm nach vorne aus und heben Sie Ihren rechten Daumen genau vor Ihr Gesicht.

2) Wählen Sie einen fixen Gegenstand in einiger Entfernung aus, eine Tür etwa oder den Ast eines Baumes vor dem Fenster. Atmen Sie tief ein und aus und schauen Sie für eine Sekunde Ihren Daumen an, anschließend für eine Sekunde den gewählten Gegenstand.

3) Wechseln Sie auf diese Art und Weise den Fokus 20-mal, indem Sie weiter tief atmen. Um die Übung zu vertiefen, können Sie den Daumen etwas näher an Ihr Gesicht heranziehen.

4) Beenden Sie die Übung, schließen Sie die Augen, legen Sie Ihre Handflächen auf Ihre geschlossenen Augenlider und entspannen Sie Ihren Blick.

WIEDERHOLEN SIE DIE ÜBUNG…

- wenn Ihr Blick zu lange auf den Fernseher, auf Ihr Smartphone oder auf ein Dokument gerichtet ist.

WIRKUNG

- Hilft, die Anpassungsfähigkeit der Augen zu erhalten.

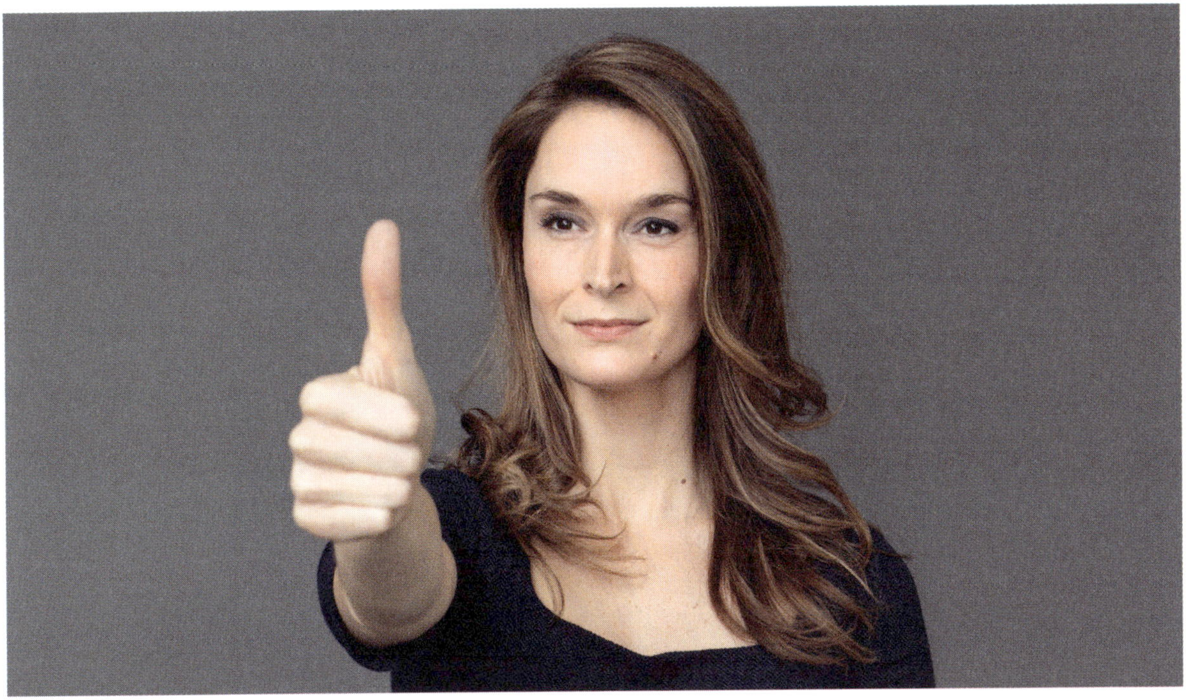

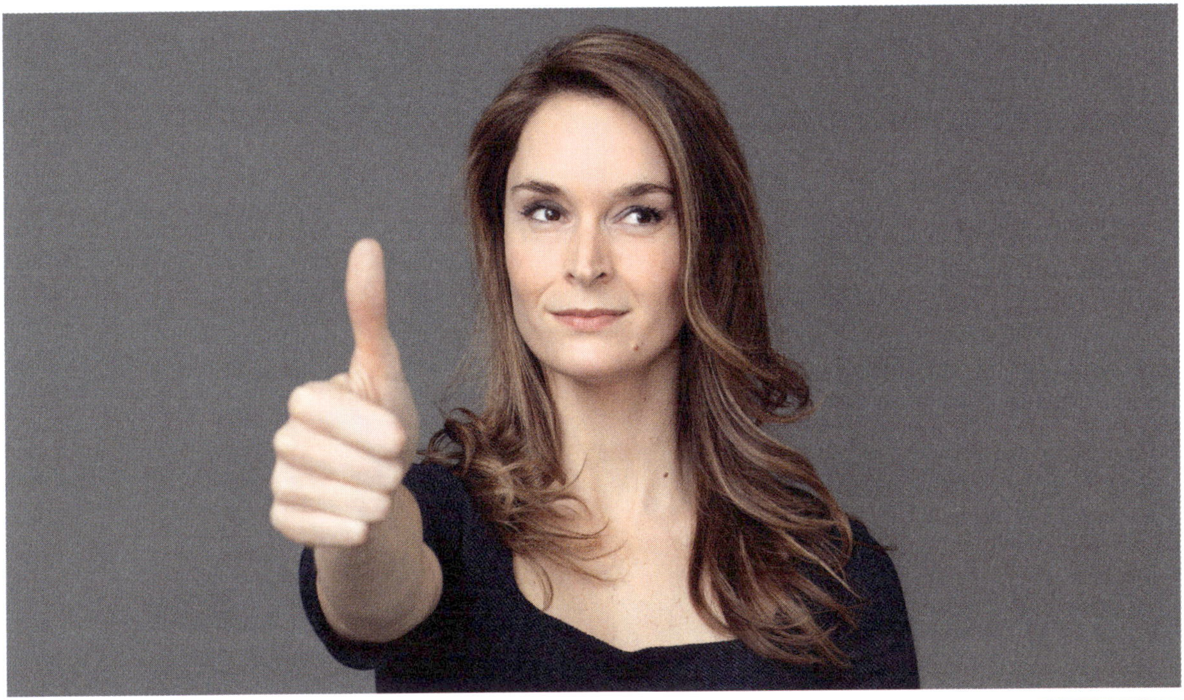

DER WASCHSALON

Ihre Augenlider sind aufgrund von Klimaanlagen und Umweltverschmutzung ausgetrocknet? Ihre Augen tränen beim kleinsten Windstoß und beim Starren auf den Bildschirm? Nehmen Sie sich eine Minute Zeit, um sie zu befeuchten … ohne Zusatzmittel.

1) Setzen Sie sich bequem hin, Rücken und Kopf sind gerade. Schließen Sie die Augen.

2) Zeichnen Sie mit Ihren Augen sehr langsam 5 große Kreise im Uhrzeigersinn. Atmen Sie dabei tief ein und aus.

3) Halten Sie die Augen weiter geschlossen und wechseln Sie die Richtung, indem Sie nun 5 Kreise entgegen des Uhrzeigersinns zeichnen.

4) Wiederholen Sie die gesamte Übung 20-mal.

5) Beenden Sie die Übung und halten Sie für einige Momente die Augen geschlossen.

WIEDERHOLEN SIE DIE ÜBUNG …

- wenn Sie spüren, dass Ihre Augenlider oder Ihre Augäpfel trocken werden, und Sie keine physiologischen Augentropfen zur Hand haben.

WIRKUNGEN

- Befeuchtet die Augäpfel.
- Fördert die Produktion von Tränenflüssigkeit.

VORSICHT, wenn Sie Kontaktlinsen tragen.

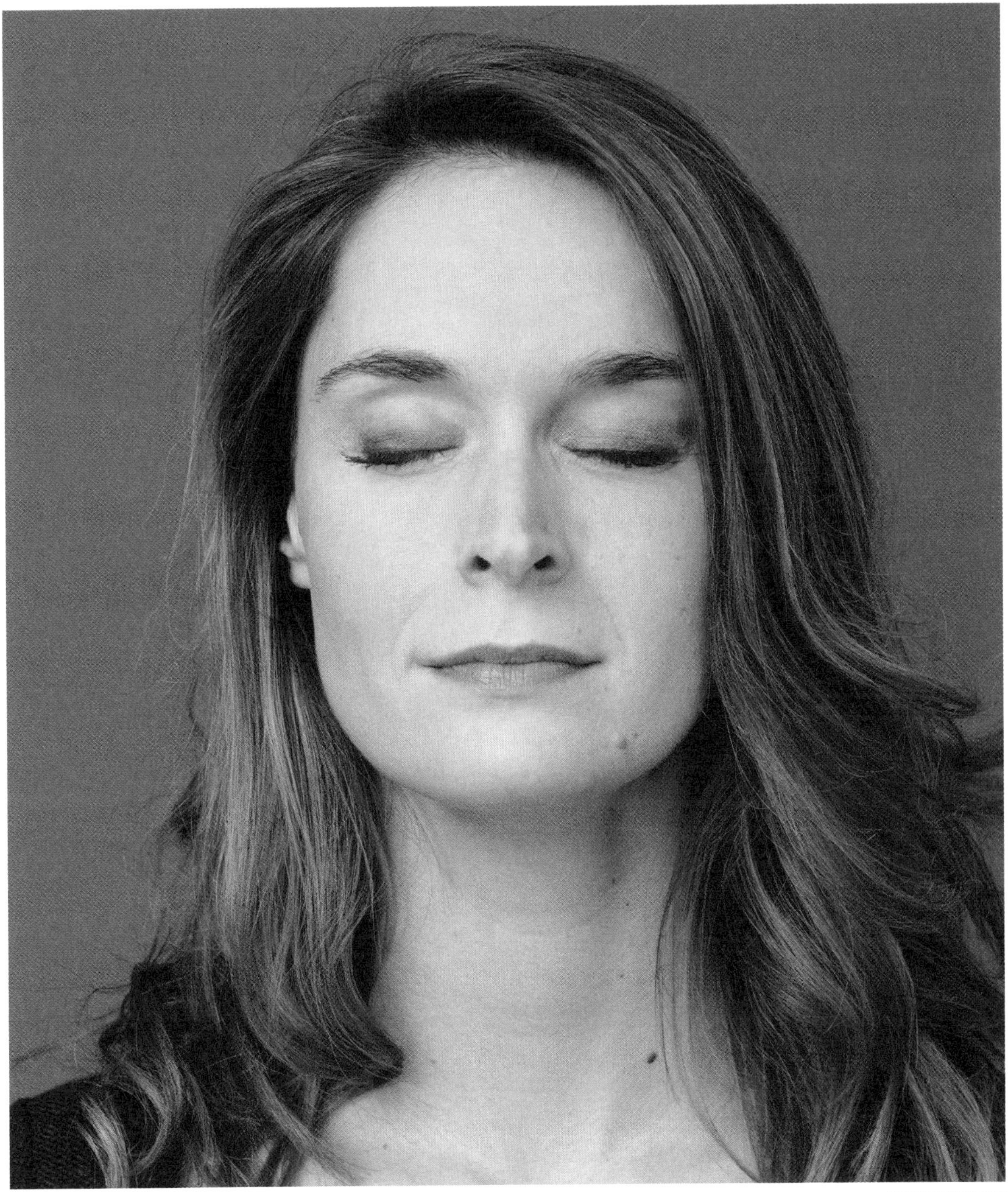

BETTY BOOP

Ihr Smartphone und das blaue Licht Ihres Bildschirms üben eine hypnotische Wirkung auf Sie aus? Lernen Sie wieder zu blinzeln … für mehr Konzentration!

1) Blinzeln Sie sehr schnell 20-mal hintereinander, um die Augenlider und die Hornhaut zu befeuchten. Stellen Sie sich vor, Sie seien Betty Boop und würden jemanden um einen Gefallen bitten.

2) Schließen Sie die Augen für zehn Sekunden, indem Sie die Augenlider sehr fest zuhalten und tief atmen.

3) Blinzeln Sie erneut 20-mal, diesmal indem Sie die Augenlider sehr langsam bewegen.

4) Beenden Sie die Übung, halten Sie die Augen mit entspannten Augenlidern einige Sekunden geschlossen, atmen Sie tief ein und aus.

5) Wenn sich die Augen entspannt haben, öffnen Sie die Augenlider nach und nach und blinzeln Sie noch einige Male, um sich wieder an das Licht zu gewöhnen.

WIEDERHOLEN SIE DIE ÜBUNG …

- wenn Sie zu lange gebannt vor Ihrem Bildschirm gesessen haben.
- wenn Sie schon seit mehreren Stunden arbeiten und weiter konzentriert bleiben müssen.

WIRKUNGEN

- Befeuchtet die Augen.
- Hilft die Konzentration für längere Zeit aufrecht zu erhalten.

VORSICHT, wenn Sie Kontaktlinsen tragen.

WUSSTEN SIE SCHON …?

Japanische Forscher haben herausgefunden, dass Neuronen, die für unsere Aufmerksamkeit verantwortlich sind, durch Blinzeln kurz ausgeschaltet werden. Sie werden bei jedem Lidschlag für eine Mikrosekunde deaktiviert, so dass sie sich entspannen. Eine wichtige Maßnahme also, um die Konzentration langfristig zu verbessern.

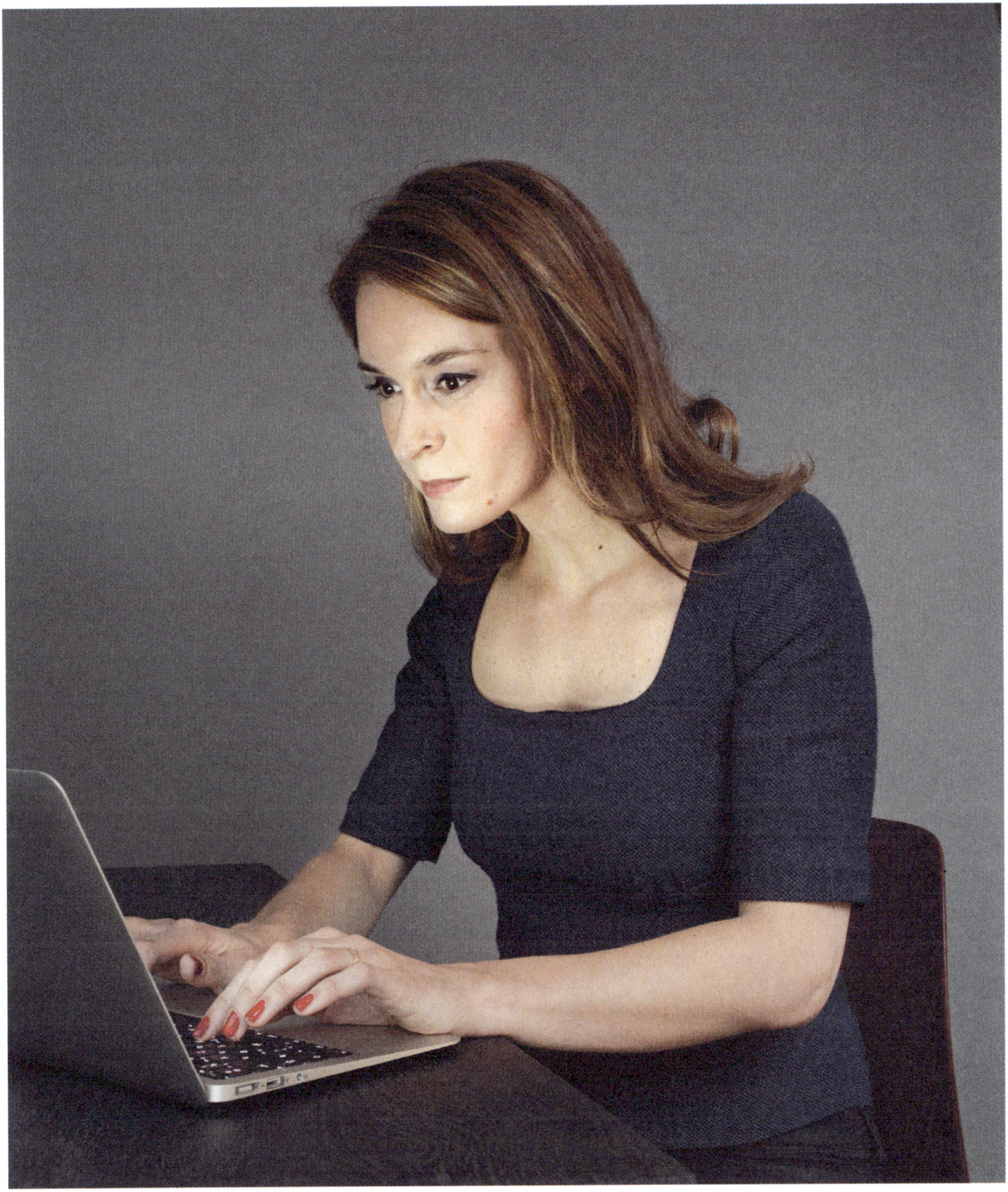

DAS VERSTECKSPIEL

Gönnen Sie Ihren müden Augen eine schnelle Ruhepause, anstatt Sie abends zu reiben!

1) Reiben Sie Ihre Handflächen 30 Sekunden lang aneinander, um möglichst viel Hitze zu erzeugen.

2) Schließen Sie die Augen und legen Sie die Handflächen auf die geschlossenen Augenlider. Drücken Sie die Hände sanft gegen die Augen und spüren Sie die Wärme. Atmen Sie fünfmal tief ein und aus.

3) Massieren Sie mit den Fingerkuppen ganz sanft die Augenbrauen, die Schläfen, die Wangenknochen sowie den gesamten Augenbereich. Erspüren Sie mit Ihren Fingern die besonders verspannten Stellen und wiederholen Sie die Massagen an diesen Stellen mehrere Male, zum Beispiel an den Nasennebenhöhlen.

4) Halten Sie die Augen geschlossen und legen Sie Ihre Hände auf die Knie.

5) Öffnen Sie die Augen. Blinzeln Sie einige Male und gewöhnen Sie die Augen wieder an das Licht.

WIEDERHOLEN SIE DIE ÜBUNG …

- wenn Ihre Augen jucken und brennen.
- wenn Sie Kopfschmerzen haben.

WIRKUNGEN

- Beruhigt die Augen und die Augenlider.
- Entspannt den Blick.
- Hilft bei Migräne.

VORSICHT, wenn Sie empfindliche Augenlider haben … dann sollten Ihre Hände sehr sauber sein.

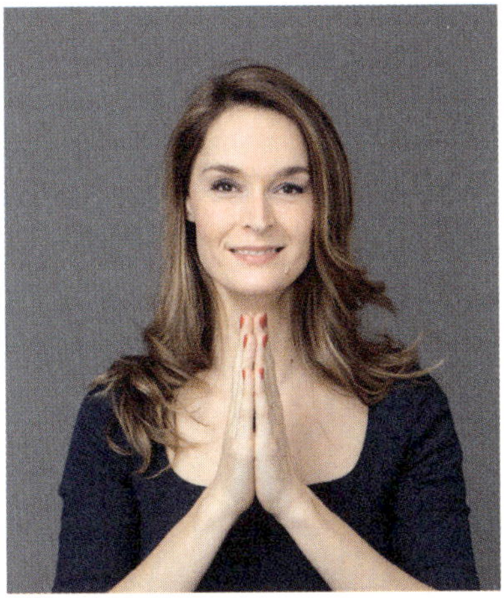
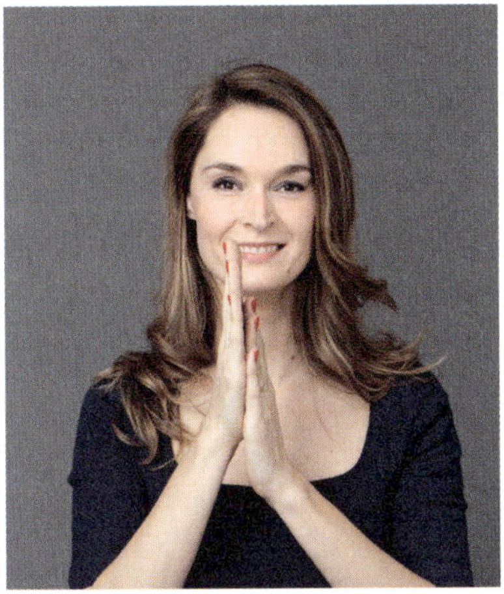
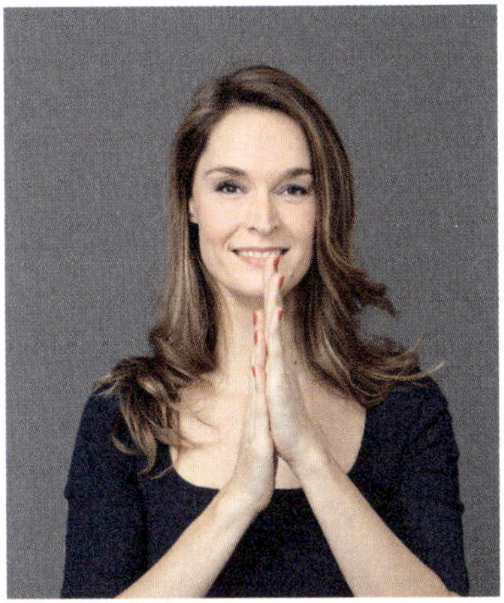
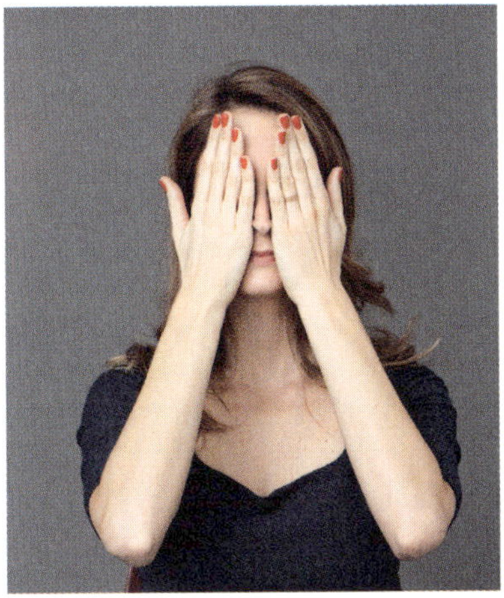
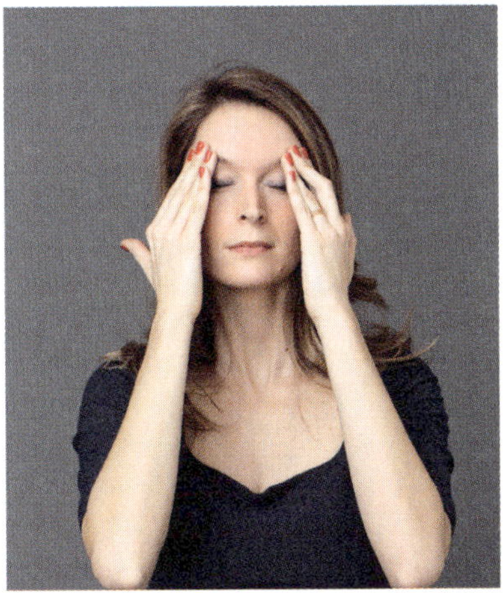
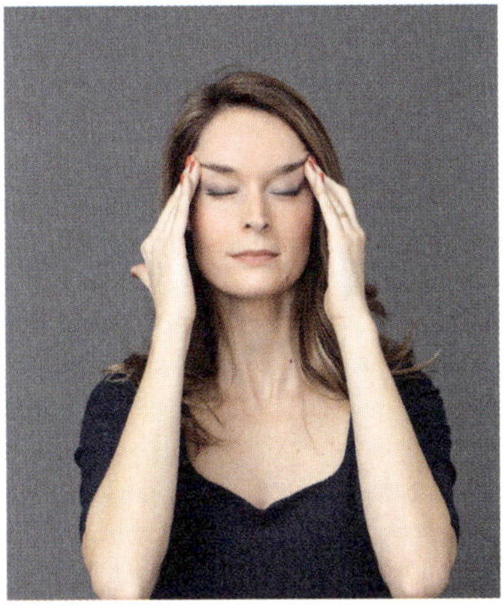
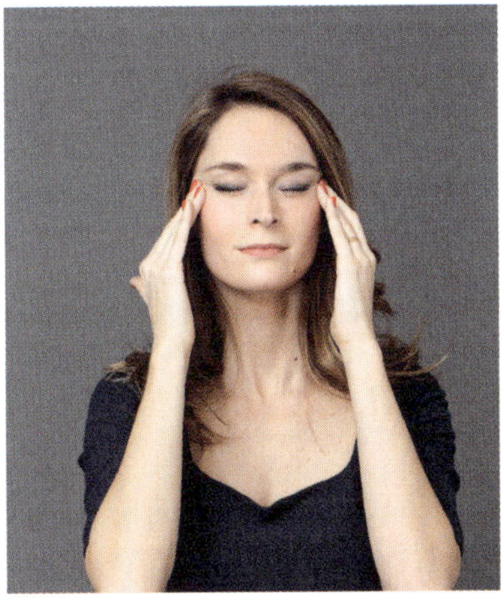
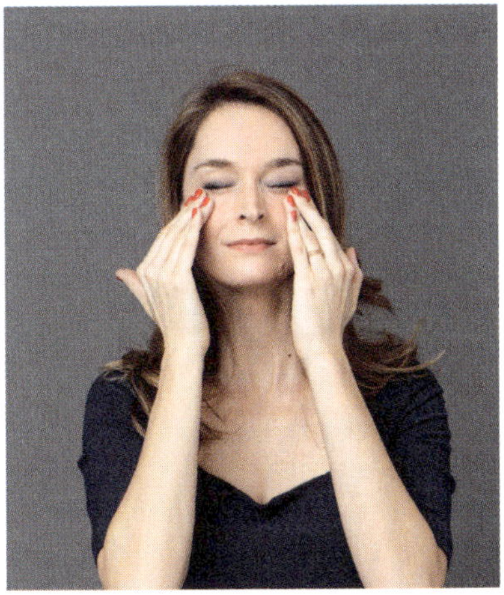
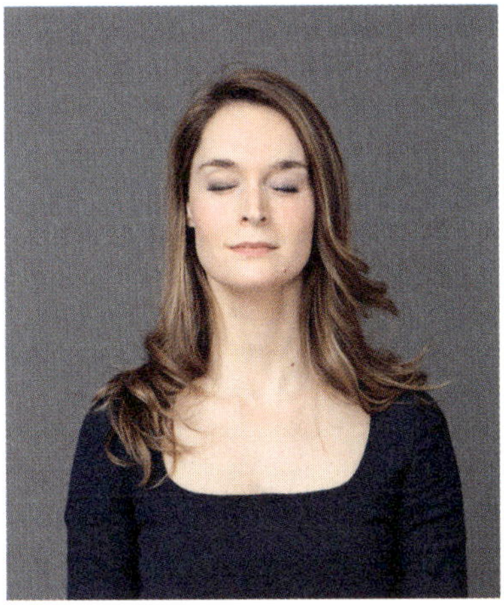

DER VOGEL STRAUSS

Nutzen Sie die Schwerkraft und dehnen Sie Ihren Nacken, bevor Sie anfangen, Ihre Halsregion zu kräftigen und zu strecken! So gleichen Sie Stress und Bildschirmarbeit aus.

1) Setzen Sie sich bequem hin, die Knie im 90-Grad-Winkel. Legen Sie die Ellbogen auf Ihre Knie.

2) Atmen Sie aus, während Sie Ihr Kinn in Richtung Brustkorb senken.

3) Lassen Sie den Nacken durch das Gewicht Ihres Kopfes lang werden.

4) Atmen Sie in dieser Haltung fünfmal tief ein und aus. Heben Sie den Kopf und den Rücken mit einem Einatmen wieder an.

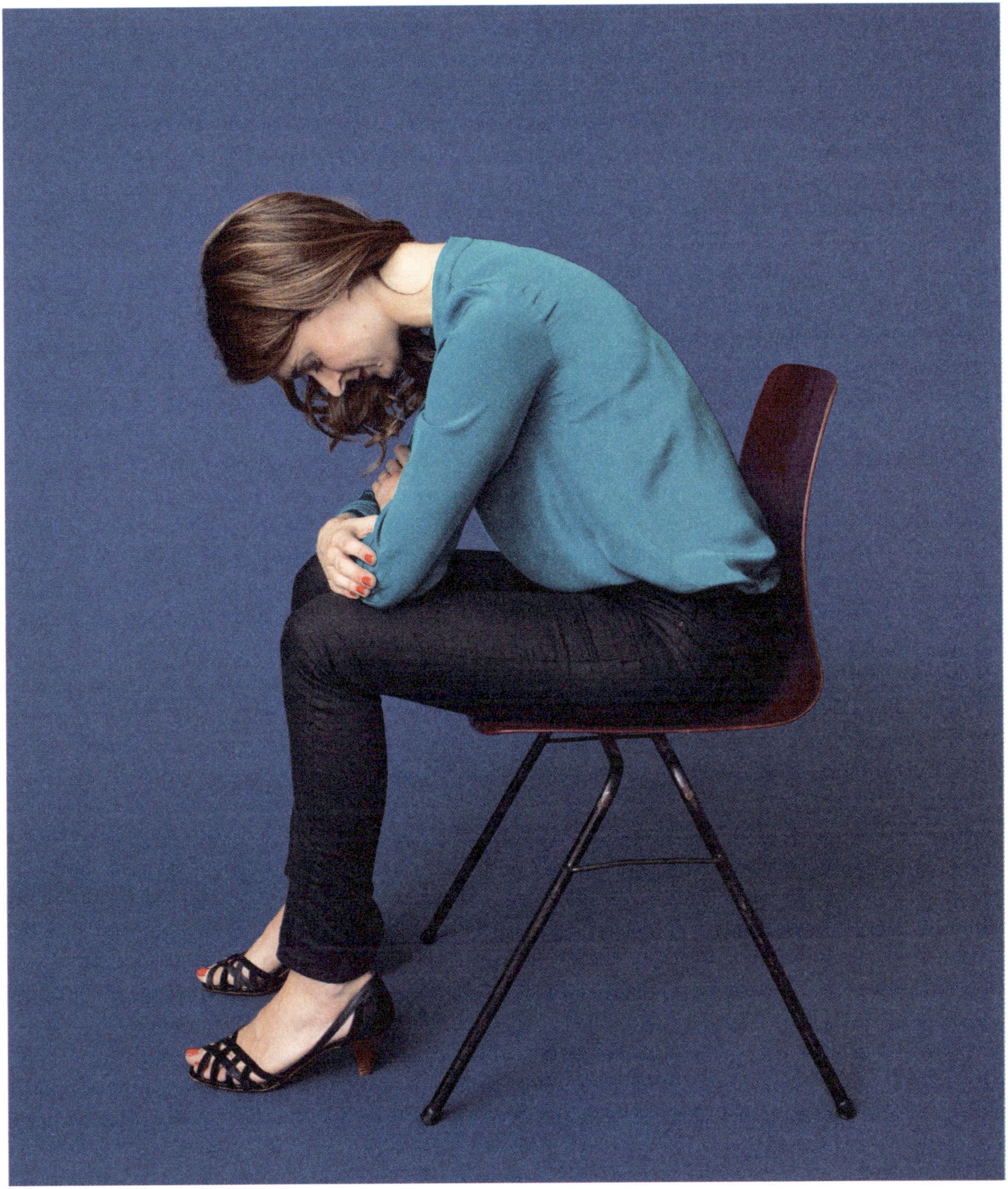

DER RUGBYSPIELER FÜR DIE HALSSEITEN

Die Halsmuskeln müssen gekräftigt werden, damit Sie das Gewicht des Kopfes (5 Kilogramm!) tragen können. Stärken Sie Ihre Halsmuskeln! Wie die Rugbyspieler vor einem Gedränge.

1) Setzen Sie sich bequem hin, der Rücken ist gerade, die Hände liegen auf den Knien. Verlängern Sie Ihren Nacken, als hingen Sie an einem unsichtbaren Faden, der Sie am Scheitelpunkt Ihres Kopfes nach oben zieht.

2) Atmen Sie ein und heben Sie den rechten Arm nach oben zur Decke und legen die rechte Hand auf Ihr linkes Ohr.

3) Atmen Sie aus und neigen Sie den Kopf nach rechts, indem Sie Ihr rechtes Ohr zur rechten Schulter neigen.

4) Einatmend drücken Sie mit dem Kopf gegen Ihre Hand, so dass die Hand Widerstand leisten muss. Sie sollten dabei spüren, wie sich die Muskeln der linken Halsseite zusammenziehen.

5) Atmen Sie dreimal tief ein und aus, sobald Sie in der Haltung sind.

6) Atmen Sie nach dem letzten Ausatmen noch einmal tief ein und legen Sie Ihre rechte Hand zurück auf Ihr Knie. Bringen Sie den Kopf sanft zurück in die Mitte.

7) Wiederholen Sie die Übung auf der linken Seite und atmen Sie erneut dreimal vollständig, bevor Sie Ihren Kopf wieder in die Mitte bringen.

WIEDERHOLEN SIE DIE ÜBUNG …

- wenn sich Ihr Nacken steif anfühlt oder schmerzt.
- wenn Ihr Hals aufgrund von Stress oder Erschöpfung unbeweglich und steif wird.
- zur Vorbeugung von Verspannungen, jeden Tag im Büro, im Stau, zu Hause …

WIRKUNGEN

- Hilft, Verspannungen vorzubeugen und die gesamte Halsregion zu kräftigen.
- Hilft, Kopfschmerzen zu lindern.

VORSICHT, wenn Sie chronische Schmerzen am Hals oder ein Problem mit den Halswirbeln haben. Dann sollten Sie die Übungen besonders sanft und in Koordination mit ihrer Atmung durchführen.

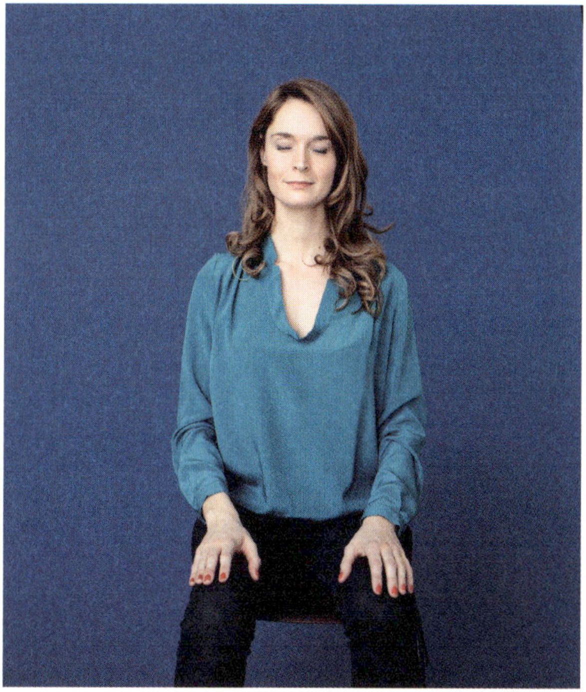

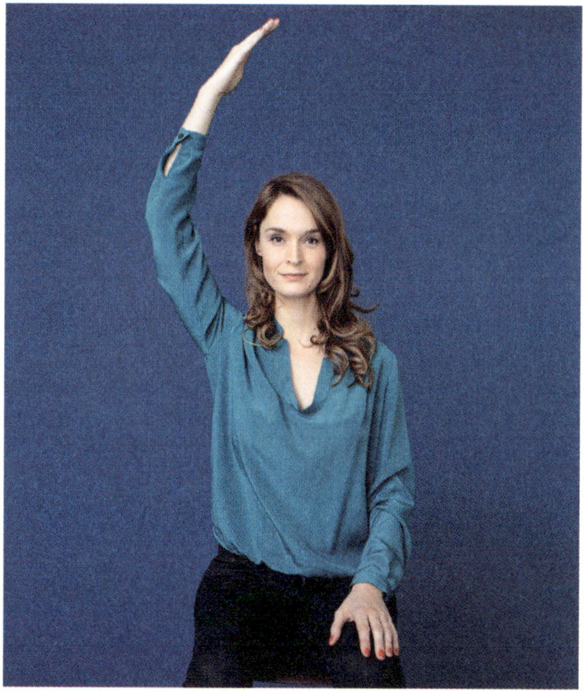

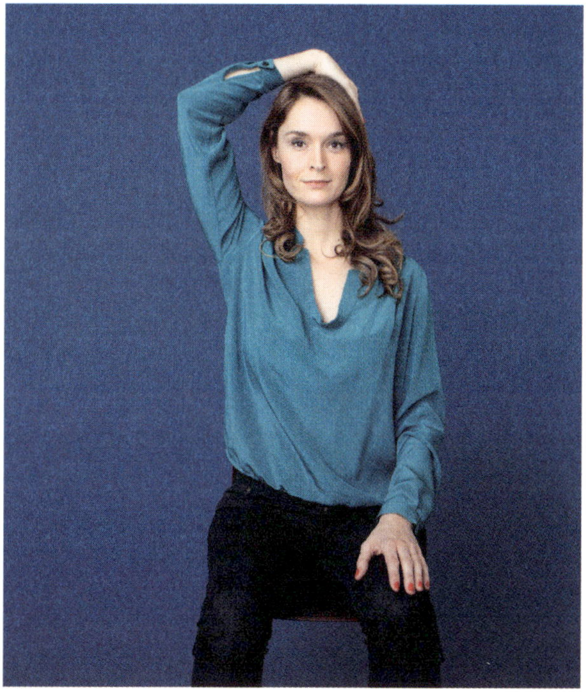

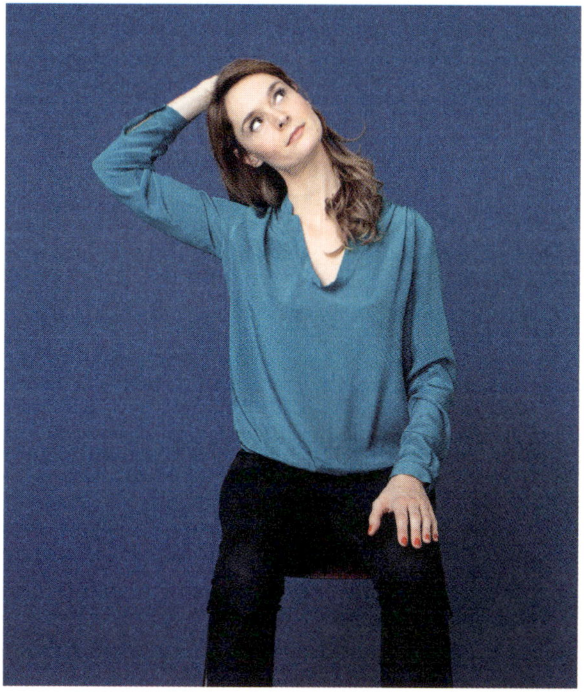

DER RUGBYSPIELER FÜR DEN VORDEREN HALS

Aktivieren Sie alle Muskeln zwischen Kinn und Schlüsselbein. Das ist besser als ein Halslifting!

1) Setzen Sie sich bequem hin, der Rücken ist gerade. Verlängern Sie Ihren Nacken, als hingen Sie an einem unsichtbaren Faden, der Sie am Scheitelpunkt Ihres Kopfes nach oben zieht. Atmen Sie ein und heben Sie die rechte Hand nach oben vor Ihr Gesicht, wobei die Handfläche in Richtung Gesicht zeigt.

2) Legen Sie die Handfläche Ihrer rechten Hand auf Ihre Stirn. Achten Sie dabei auf eine gerade und verlängerte Wirbelsäule.

3) Atmen Sie aus und drücken Sie Ihren Kopf gegen die Hand, so dass die Hand Widerstand leisten muss. Schauen Sie dabei leicht nach oben. Sie sollten spüren, wie sich die vorderen Halsmuskeln zusammenziehen. Achten Sie darauf, den Kopf nicht nach hinten zu legen. So schonen Sie die Nackenmuskeln.

4) Atmen Sie in der Haltung dreimal tief ein und aus. Entspannen Sie Ihre Hand nach dem dritten Ausatmen und ziehen Sie den Kopf wieder gerade.

WIEDERHOLEN SIE DIE ÜBUNG …

- wenn Sie abends Schmerzen oder Verspannungen im Nacken spüren.
- wenn Ihr Hals aufgrund von Stress oder Erschöpfung unbeweglich und steif wird.
- zur Vorbeugung von Verspannungen, jeden Tag im Büro, im Stau, in der U-Bahn, zu Hause …

WIRKUNGEN

- Hilft, Verspannungen vorzubeugen und die gesamte Halsregion zu kräftigen.
- Hilft, Kopfschmerzen zu lindern.

VORSICHT, wenn Sie chronische Schmerzen am Hals oder ein Problem mit den Halswirbeln haben. Dann sollten Sie die Übungen besonders sanft und in Koordination mit ihrer Atmung durchführen.

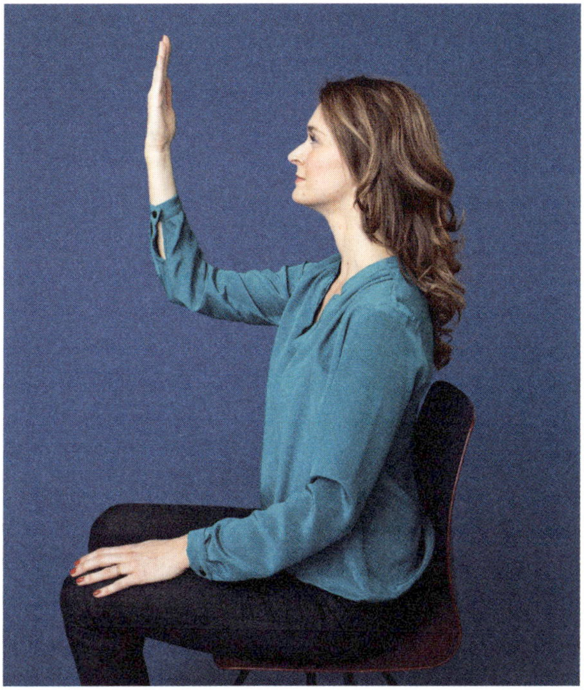
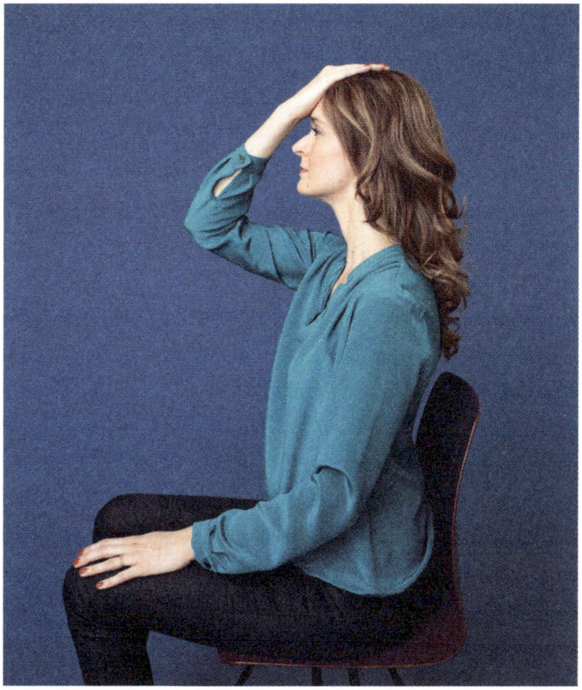
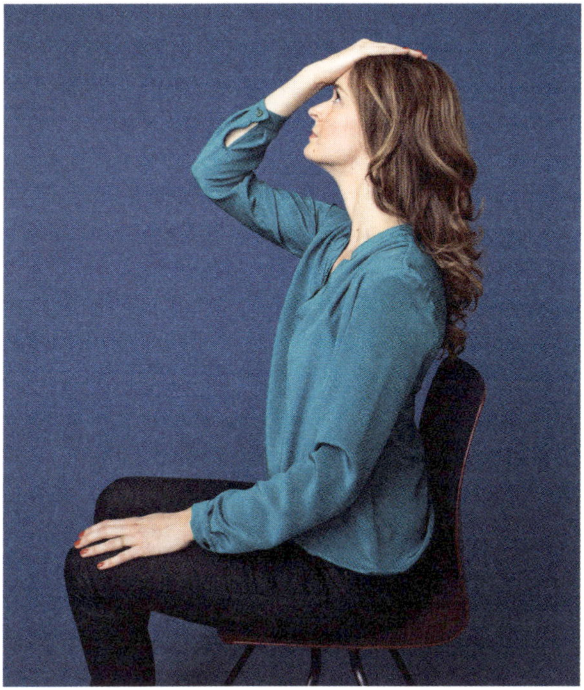
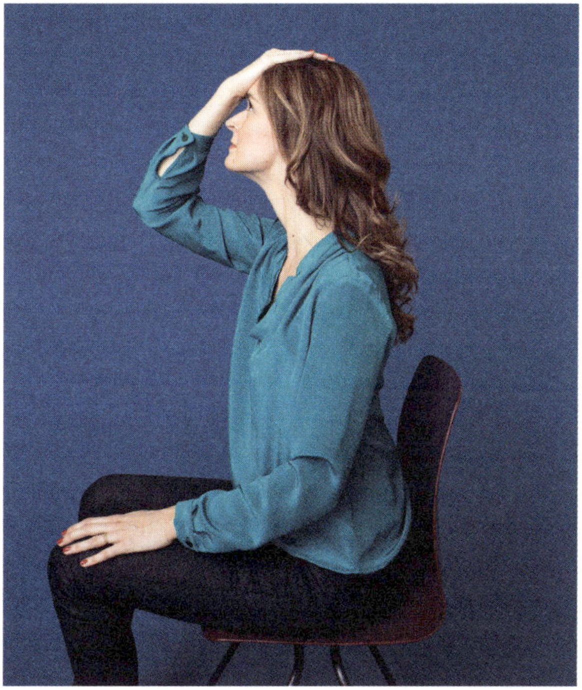

DER RUGBYSPIELER FÜR DIE HALSRÜCKSEITE

Bei Bildschirmarbeit oder beim Blick auf Ihr Smartphone verspannt sich meistens die Halsrückseite. Mit nur einer Übung lösen Sie die Verspannung in Ihrem Nacken!

1) Setzen Sie sich bequem hin, der Rücken ist gerade. Verlängern Sie Ihren Nacken, als hingen Sie an einem unsichtbaren Faden, der Sie am Scheitelpunkt Ihres Kopfes nach oben zieht.

2) Atmen Sie ein und verschränken Sie Ihre Finger ineinander. Führen Sie die verschränkten Hände an die Hinterseite Ihres Kopfes (nicht an den Hals).

3) Atmen Sie aus und senken Sie das Kinn in Richtung Brustkorb. Achten Sie auf eine gerade Wirbelsäule.

4) Drücken Sie den Kopf gegen Ihre Hände, so dass die Hände Widerstand leisten müssen. Ziehen Sie Ihren Kopf dabei nach hinten und nach oben. Vorsicht, ziehen Sie den Hals nicht nach unten und achten Sie auf heruntergezogene und entspannte Schultern.

5) Atmen Sie dreimal tief ein und aus und spüren Sie, wie die hinteren Halsmuskeln arbeiten.

6) Entspannen Sie Ihre Hände nach dem dritten Ausatmen und ziehen Sie den Kopf wieder gerade.

WIEDERHOLEN SIE DIE ÜBUNG …

- wenn Sie abends Schmerzen oder Verspannungen im Nacken spüren.
- wenn Ihr Hals wegen Stress oder Erschöpfung steif wird.
- zur Vorbeugung von Verspannungen, jeden Tag im Büro, im Stau, in der U-Bahn, zu Hause …

WIRKUNGEN

- Hilft, Verspannungen vorzubeugen und die gesamte Halsregion zu kräftigen.
- Hilft, Kopfschmerzen zu lindern.

VORSICHT, wenn Sie chronische Schmerzen am Hals oder ein Problem mit den Halswirbeln haben. Dann sollten Sie die Übungen besonders sanft und in Koordination mit ihrer Atmung durchführen.

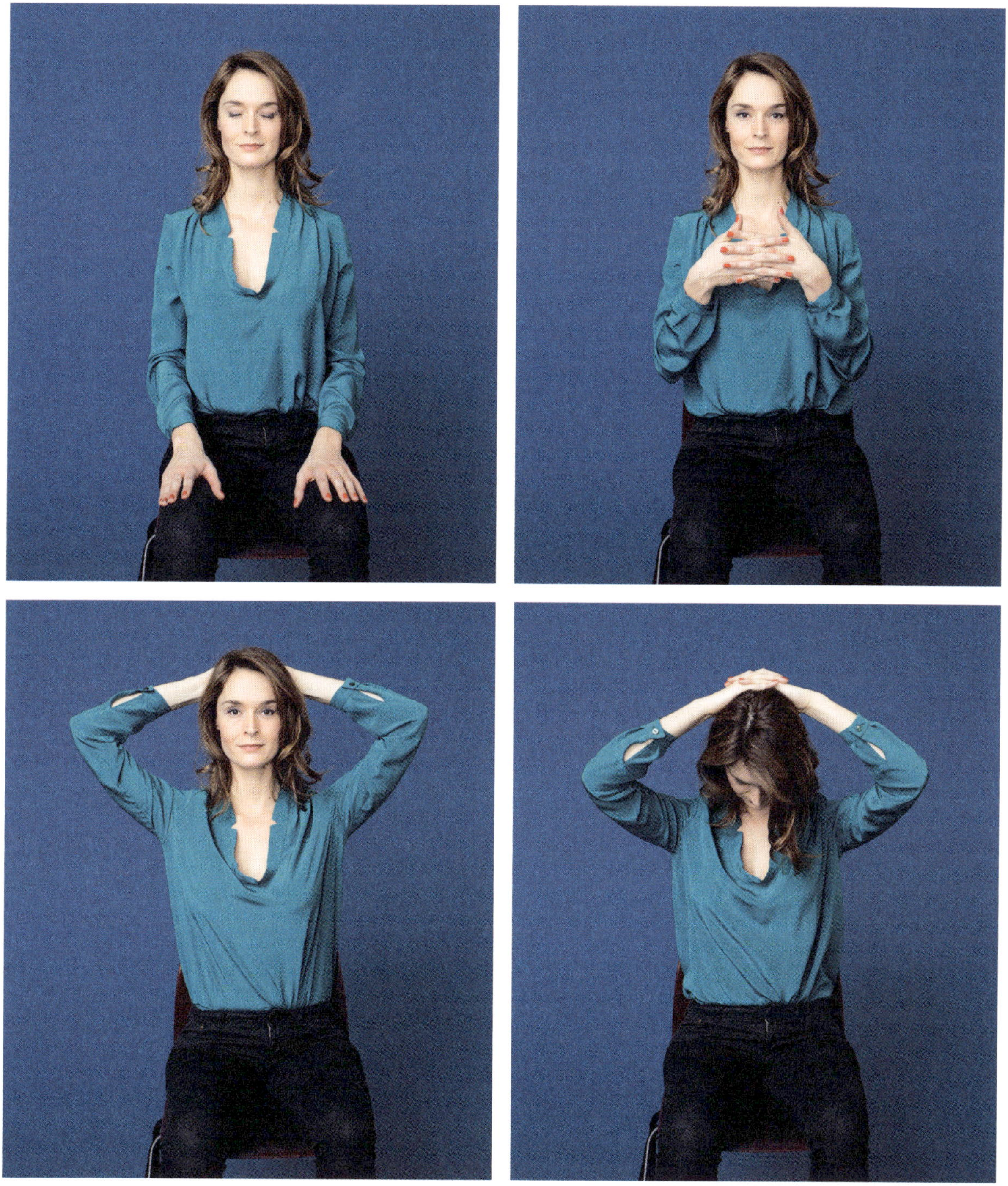

DAS METRONOM, DAS NACH VORNE SCHAUT

Wenn Sie Ihren Hals ohne Schmerzen dehnen wollen, bewegen Sie ihn nicht in alle Richtungen. Verlassen Sie sich lieber auf die Schwerkraft! Erinnern Sie sich an den Film „das Superhirn" mit David Niven und Jean-Paul Belmondo? Genau so …

1) Setzen Sie sich bequem hin, der Rücken ist gerade. Atmen Sie ein und verlängern Sie Ihren Nacken, als hingen Sie an einem unsichtbaren Faden, der Sie am Scheitelpunkt Ihres Kopfes nach oben zieht. Lassen Sie Ihre Hände in der Luft hängen, um die Dehnung zu verstärken.

2) Atmen Sie aus und neigen Sie Ihren Kopf nach rechts, indem Sie sanft das rechte Ohr zur rechten Schulter führen. Der Blick ist nach vorne gerichtet. Atmen Sie dreimal tief ein und aus. Ihre Schultern sollten heruntergezogen und entspannt sein. Spüren Sie die Dehnung an der linken Halsseite, bis hinunter zum Trapezmuskel im Nacken, zur Schulter und zum linken Arm.

3) Nach dem dritten Ausatmen heben Sie langsam den Kopf mit einem Einatmen wieder an.

4) Ausatmend senken Sie den Kopf zur linken Seite und wiederholen die Übung. Jetzt sollten Sie die Dehnung an der rechten Halsseite, bis hinunter zum Trapezmuskel im Nacken, zur Schulter und zum rechten Arm spüren.

WIEDERHOLEN SIE DIE ÜBUNG …

- wenn Sie sehr lange mit gestrecktem Nacken und hochgezogenen Schultern vor dem Bildschirm sitzen.
- wenn Ihr Hals aufgrund von Stress oder Erschöpfung unbeweglich und steif wird.

WIRKUNGEN

- Hilft, Verspannungen vorzubeugen und die gesamte Halsregion zu kräftigen, auch die Nackenmuskeln.
- Hilft bei Kopfschmerzen, die durch Muskelverspannungen bedingt sind.

VORSICHT, wenn Sie chronische Schmerzen am Hals oder ein Problem mit den Halswirbeln haben.

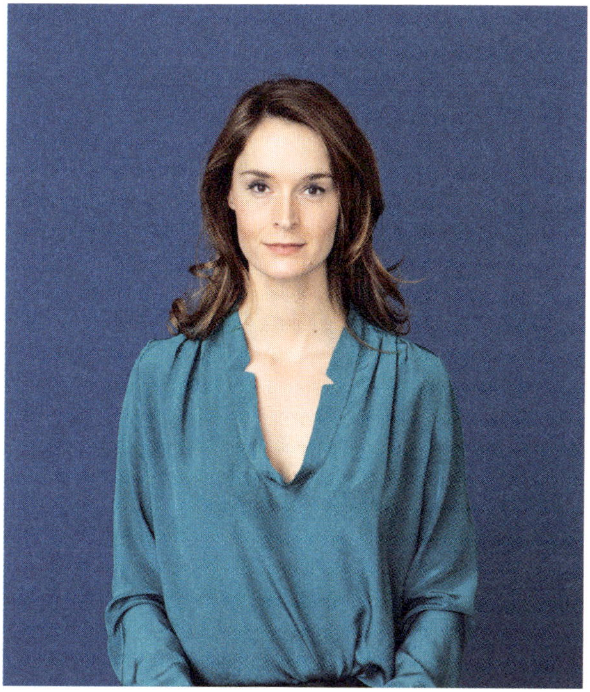

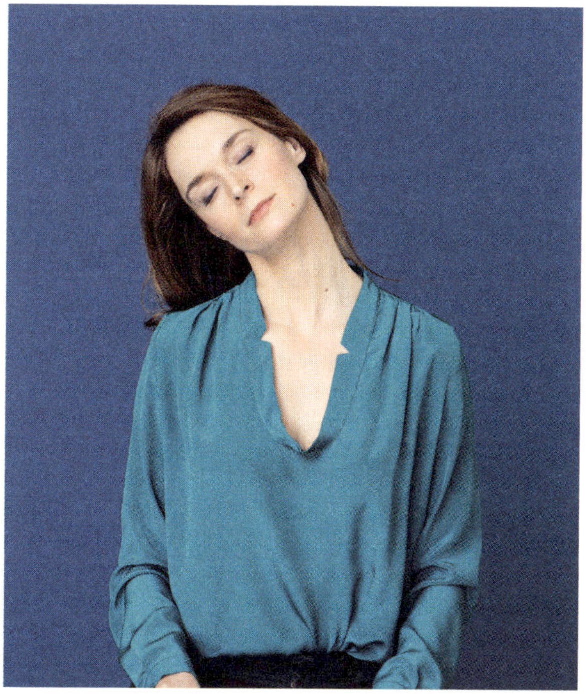

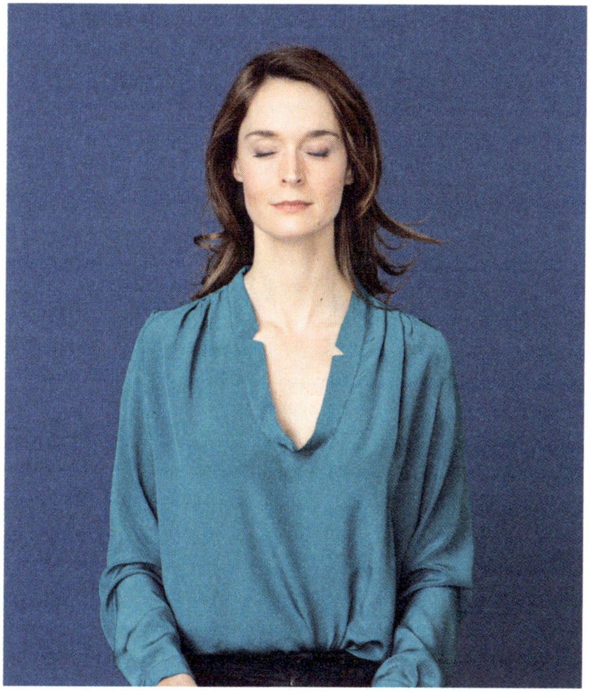

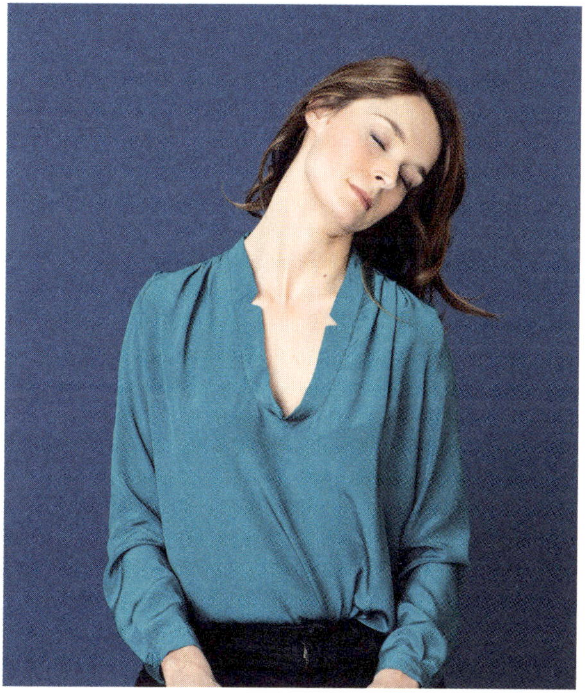

DAS METRONOM, DAS NACH UNTEN SCHAUT

Um die hinteren seitlichen Halsmuskeln zu dehnen, müssen Sie nur nach unten schauen!

1) Setzen Sie sich bequem hin, der Rücken ist gerade. Atmen Sie ein und verlängern Sie Ihren Nacken, als hingen Sie an einem unsichtbaren Faden, der Sie am Scheitelpunkt Ihres Kopfes nach oben zieht. Sie können Ihre Hände an den Stuhlseiten in der Luft hängen lassen. Atmen Sie aus, senken Sie das Kinn in Richtung Brustkorb und spüren Sie die Dehnung im Nacken.

2) Atmen Sie ein und führen Sie das rechte Ohr zur rechten Schulter. Das Kinn bleibt gesenkt.

3) Atmen Sie in dieser Haltung dreimal tief ein und aus und schließen Sie dabei die Augen, um sich besser zu konzentrieren. Spüren Sie die Dehnung auf der linken Seite des Nackens, bis hin zum linken Schulterblatt.

4) Nach dem dritten Ausatmen führen Sie das Kinn einatmend wieder in die Mitte, lassen den Kopf dabei aber gesenkt.

5) Wiederholen Sie die Übung auf der anderen Seite. Ausatmend führen Sie nun das linke Ohr zur linken Schulter und diesmal sollten Sie die Dehnung auf der rechten Seite spüren.

WIEDERHOLEN SIE DIE ÜBUNG …

- wenn Sie sehr lange mit gestrecktem Nacken und hochgezogenen Schultern vor dem Bildschirm sitzen.
- wenn Ihr Hals aufgrund von Stress oder Erschöpfung unbeweglich und steif wird.

WIRKUNGEN

- Hilft, Verspannungen vorzubeugen und die gesamte Halsregion zu kräftigen, auch die Nackenmuskeln.
- Hilft bei Kopfschmerzen, die durch Muskelverspannungen bedingt sind.

VORSICHT, wenn Sie chronische Schmerzen am Hals oder ein Problem mit den Halswirbeln haben.

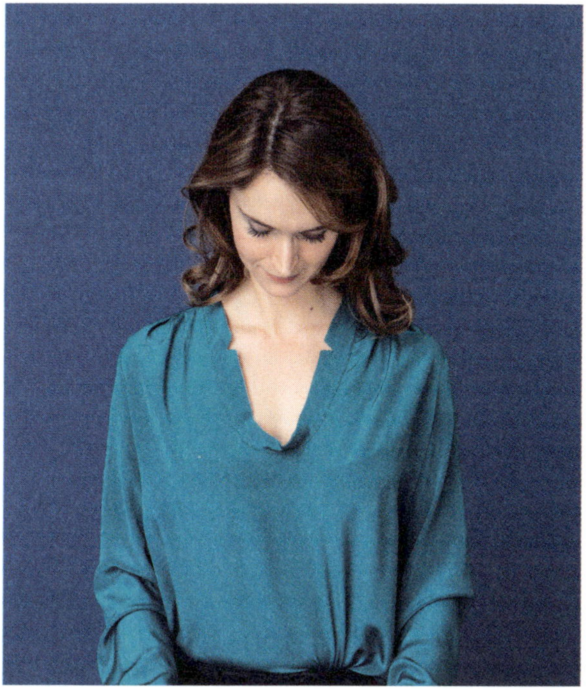
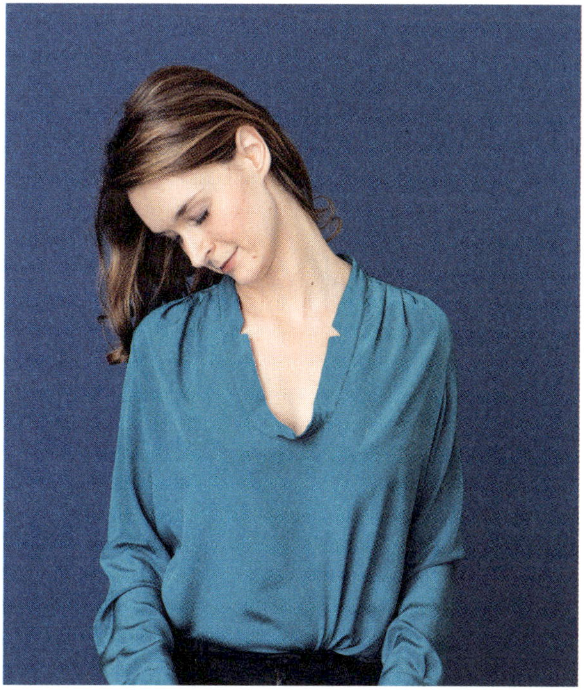
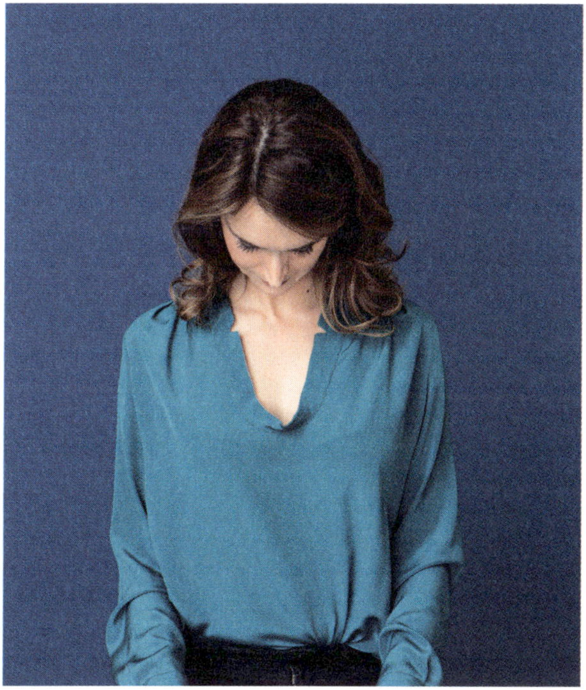
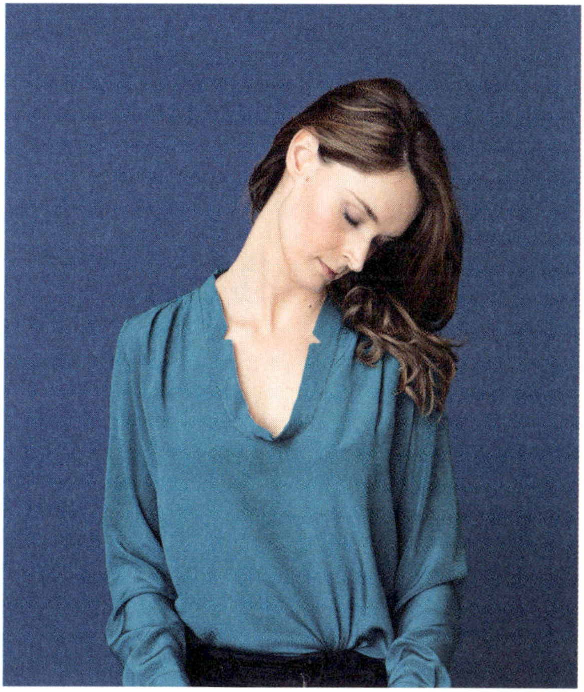

DER ZEBRASTREIFEN

Drehen Sie Ihren Kopf hin und her, um Spannungen im Bereich der Halswirbel zu lindern. Stellen Sie sich vor, Sie möchten die Straße überqueren ... oder Sie schauen bei einem Tennisspiel zu!

1) Setzen Sie sich hin, der Rücken ist gerade und nicht an den Stuhl angelehnt, die Schultern sind heruntergezogen und entspannt. Atmen Sie ein und verlängern Sie den Nacken, als hingen Sie an einem unsichtbaren Faden, der Sie am Scheitelpunkt Ihres Kopfes nach oben zieht.

2) Atmen Sie aus, senken Sie dabei das Kinn ganz leicht nach unten und drehen Sie den Kopf nach rechts, so dass Sie nach hinten über Ihre Schulter hinweg schauen können. Atmen Sie in dieser Haltung dreimal tief ein und aus. Verlängern Sie mit jedem Einatmen den Nacken etwas nach oben. Mit jedem Ausatmen drehen Sie den Kopf etwas weiter nach rechts.

Vorsicht: Bewegen Sie weder die Schultern, noch den Rest des Körpers. Spüren Sie, wie sich die linke Halsseite dehnt, während sich die rechte Seite zusammenzieht.

3) Nach dem dritten Ausatmen führen Sie den Kopf langsam mit einem Einatmen wieder zurück zur Mitte

4) Ausatmend beginnen Sie die Übung mit der Drehung nach links und spüren Sie nun die Dehnung auf der rechten Seite. Atmen Sie auch hier dreimal.

WIEDERHOLEN SIE DIE ÜBUNG...

- wenn Sie abends Schmerzen oder Verspannungen im Nacken spüren.

WIRKUNGEN

- Hilft, Verspannungen im Hals vorzubeugen.
- Hilft, den Bereich der Halswirbel zu entspannen.
- Hilft bei Kopfschmerzen, die durch Muskelverspannungen bedingt sind.

VORSICHT, wenn Sie einen Bandscheibenvorfall im Halswirbelbereich haben: Vermeiden Sie alle Drehungen oder achten Sie darauf, die Wirbelsäule gut zu verlängern, bevor Sie sich drehen.

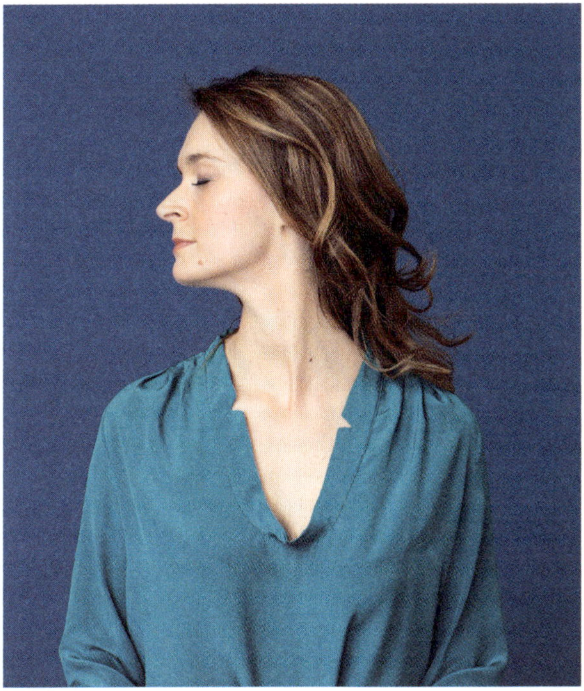

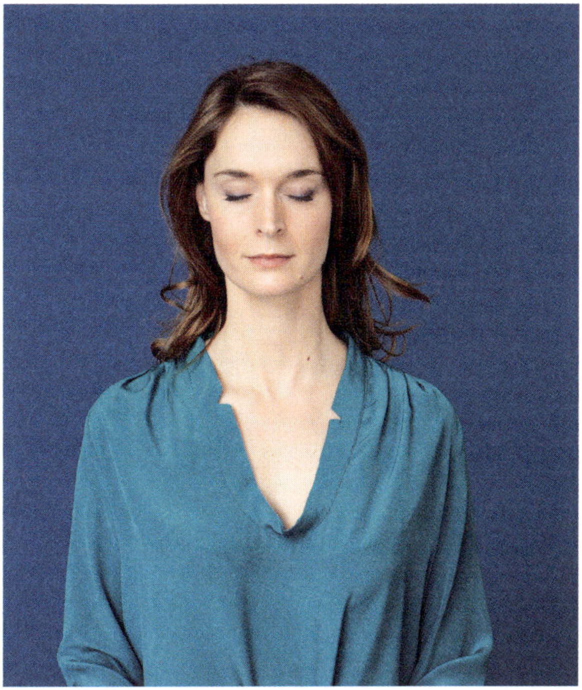

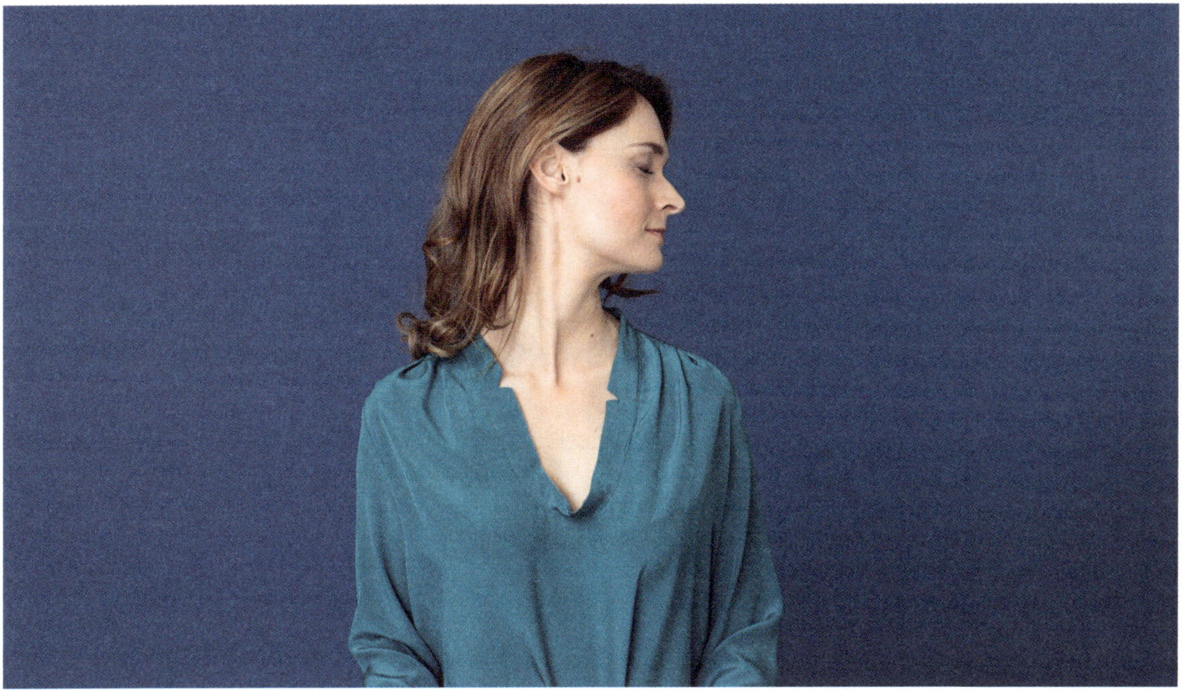

DER ZEBRASTREIFEN STUFE 2

Sie erhöhen die Wirkung der Drehung, wenn Sie Ihren Hals strecken … Einparken wird Ihnen dann auch besser gelingen!

1) Setzen Sie sich hin, der Rücken ist gerade und nicht an den Stuhl angelehnt, die Schultern sind unten und entspannt. Atmen Sie ein und verlängern Sie den Nacken, als hingen Sie an einem unsichtbaren Faden, der Sie am Scheitelpunkt Ihres Kopfes nach oben zieht.

2) Atmen Sie aus und drehen Sie Ihren gesamten Oberkörper (mit Schultern und Kopf) nach rechts.

3) Atmen Sie ein und drehen Sie den Kopf in die entgegengesetzte Richtung, ohne den Oberkörper zu bewegen. Sie schauen jetzt über Ihre linke Schulter. Senken Sie ganz leicht das Kinn nach unten und atmen Sie in dieser Haltung dreimal tief ein und aus. Spüren Sie, wie sich Ihre rechte Halsseite dehnt und sich die linke Seite zusammenzieht.

4) Nach dem dritten Ausatmen führen Sie zunächst einatmend den Kopf zurück in die Mitte. Anschließend führen Sie die Schultern und den gesamten Oberkörper wieder nach vorn.

5) Atmen Sie aus und wiederholen Sie die Übung auf der anderen Seite. Drehen Sie erst die Schultern und den Kopf nach links, dann nur den Kopf nach rechts, so dass Sie über Ihre rechte Schulter schauen.

WIEDERHOLEN SIE DIE ÜBUNG …

- wenn Sie abends Schmerzen oder Verspannungen im Nacken spüren.

WIRKUNGEN

- Hilft, Verspannungen im Hals vorzubeugen.
- Hilft, den Bereich der Halswirbel zu entspannen.
- Hilft bei Kopfschmerzen, die durch Muskelverspannungen bedingt sind.

VORSICHT, wenn Sie einen Bandscheibenvorfall im Halswirbelbereich haben: Vermeiden Sie alle Drehungen oder achten Sie darauf, die Wirbelsäule gut zu verlängern, bevor Sie sich drehen.

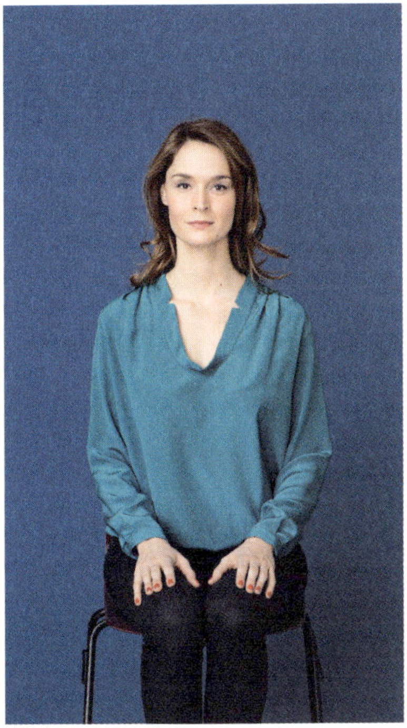
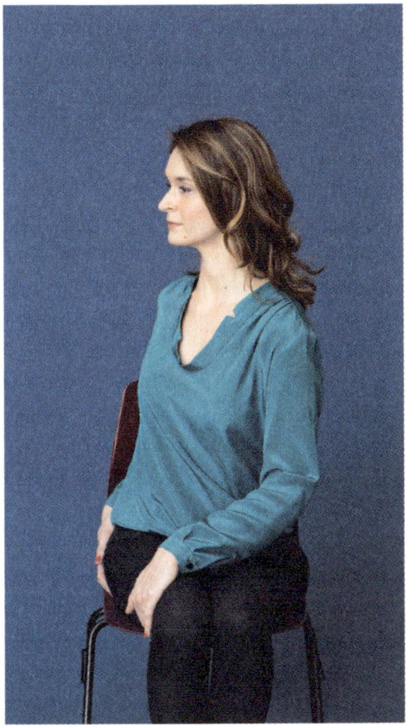
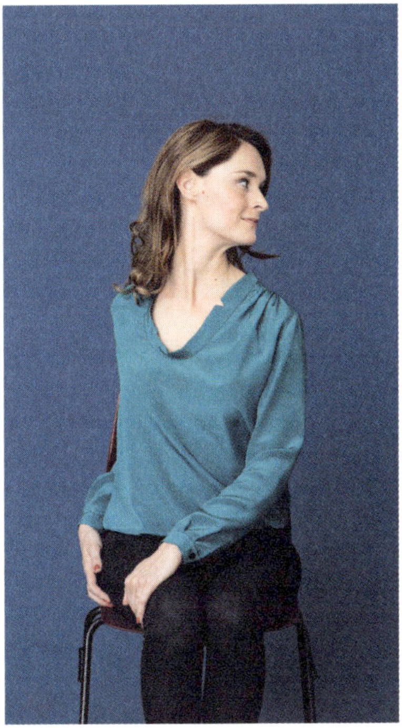
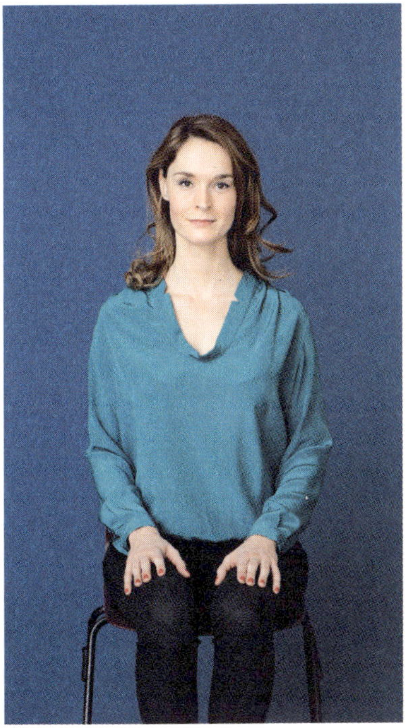
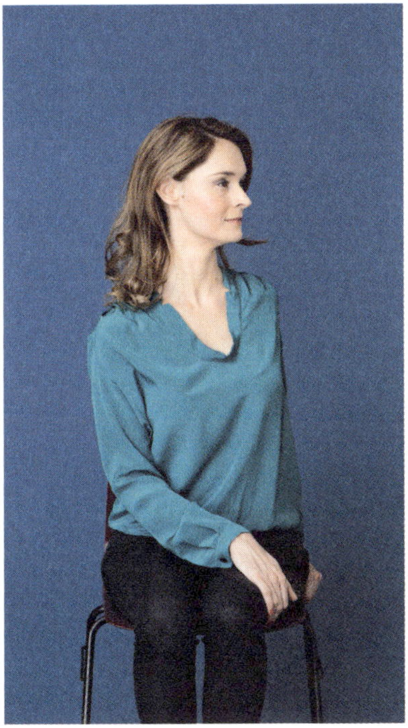
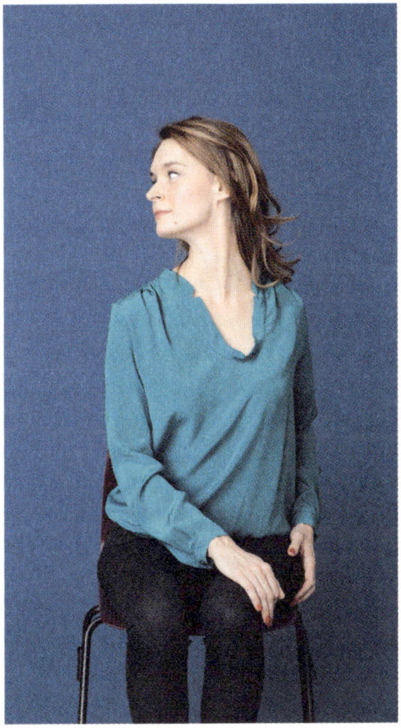

DAS KAUGUMMI

Wenn Sie vor Stress oder Ärger die Zähne zusammenbeißen, üben Ihre Backenzähne einen Druck von mehr als 200 Kilogramm aus. Das erzeugt Spannungen in Ihrem Hals … lassen Sie lieber Ihre Zähne und die Kiefermuskeln locker!

1) Schließen Sie die Augen und stellen Sie sich vor, ein kleines Kaugummi zu kauen.

2) Kauen Sie Ihr Kaugummi mit geschlossenem Mund und atmen Sie dabei tief ein und aus. Verteilen Sie Ihr Kaugummi im ganzen Mundraum. Auch oben und an den Seiten..

3) Stellen Sie sich anschließend vor, dass Ihr Kaugummi langsam größer wird, bis es so groß ist, dass Sie sogar den Mund öffnen müssen, um es weiter zu kauen. Kauen Sie noch eine Minute lang mit geöffnetem Mund weiter (nutzen Sie aus, dass es diesmal erlaubt ist!). Entspannen Sie Ihre Kiefermuskeln und spüren Sie, wie die kleinen Muskeln zwischen den Ohren und den Backenzähnen warm werden. Vorsicht, sollte Ihr Gebiss zu viel knacken, verlangsamen Sie die Bewegungen und atmen Sie tief ein und aus.

4) Stellen Sie sich nun vor, wie Ihr Kaugummi wieder kleiner wird. Schließen Sie den Mund und kauen Sie mit immer kleiner werdenden Bewegungen weiter.

5) Zum Beenden der Übung schlucken Sie Ihr Kaugummi hinunter und öffnen wieder die Augen.

WIEDERHOLEN SIE DIE ÜBUNG …

- wenn Sie vor lauter Stress oder Unmut die Backenzähne zusammenbeißen.
- wenn Sie nachts mit den Zähnen knirschen.
- wenn Ihr Kiefer verspannt ist.
- wenn Sie stress- oder spannungsbedingte Kopfschmerzen haben.

WIRKUNG

Hilft, Verspannungen im Hals vorzubeugen.

VORSICHT, wenn Ihr Gebiss empfindlich ist.

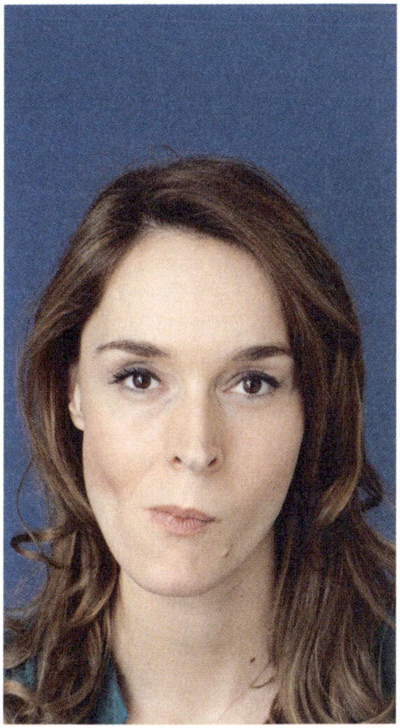
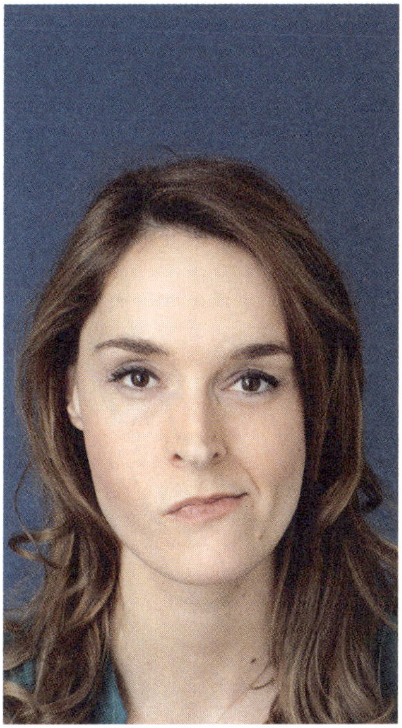
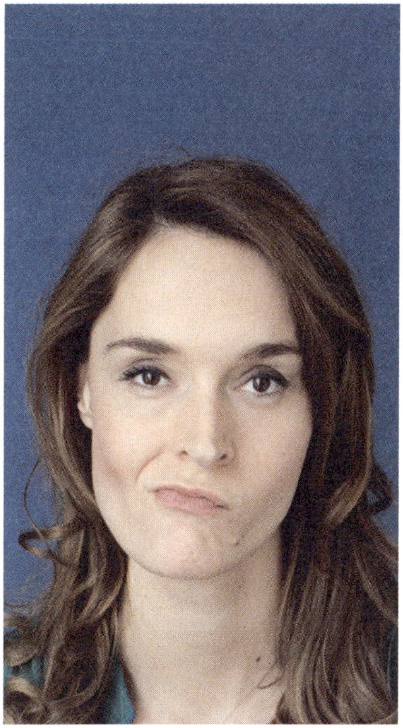
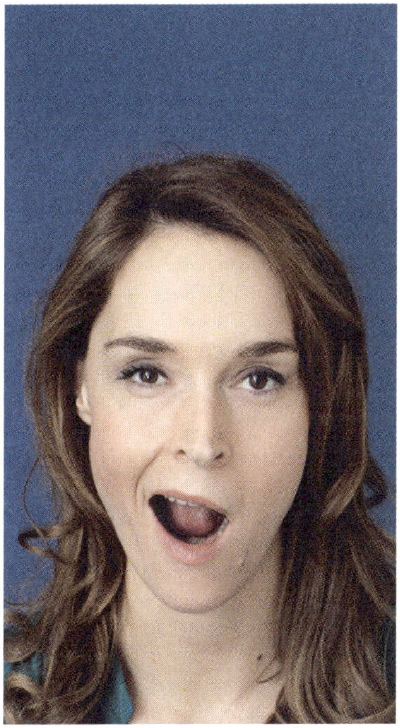
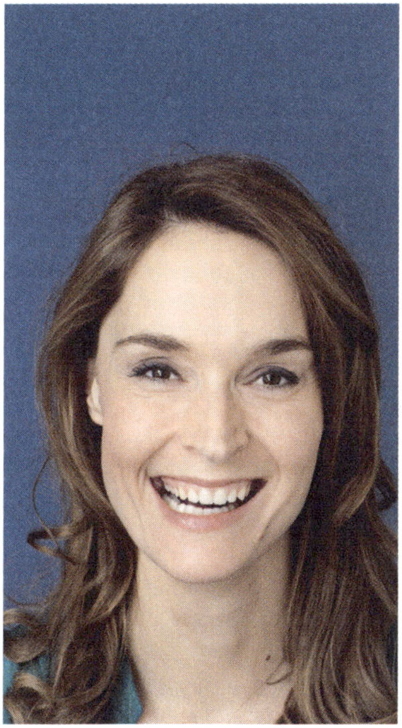
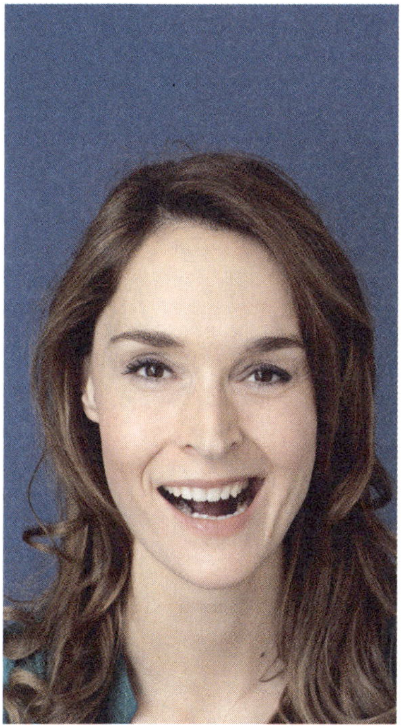

DIE KATZE UND DIE KUH

Sie wollen Ihren Rücken lockern und den Energiefluss erhöhen? Strecken und runden Sie abwechselnd Ihren Rücken!

1) Setzen Sie sich auf den Rand Ihres Stuhls auf Ihre Sitzbeinhöcker, mit geradem Rücken. Stellen Sie die Knie hüftbreit auf und legen Sie Ihre Hände auf die Knie.

2) Beugen Sie Ihren Oberkörper nach oben und nach vorne, indem Sie sich in Richtung Knie neigen und langsam durch die Nase einatmen. Versuchen Sie die Schulterblätter so nah wie möglich aneinander zu bringen. Rollen Sie Ihre Schultern nach hinten und schauen Sie zur Decke. Spüren Sie, wie sich Ihr Brustkorb öffnet, sich Ihre Schultern nach unten ziehen und sich Ihr gesamter Oberkörper dehnt.

3) Mit dem Ausatmen drücken Sie nun Ihre Hände gegen die Knie und lassen den ganzen oberen Rücken von der Taille an rund werden. Ziehen Sie das Kinn zum Brustkorb und schauen Sie in Richtung Bauchnabel. Spüren Sie, wie sich der Bereich zwischen den Schulterblättern dehnt, spüren Sie die ganze Bewegung im Hals, im oberen Rücken, bis hinunter zu den Lendenwirbeln.

4) Wechseln Sie zwischen dieser öffnenden und schließenden Bewegung fünfmal, indem Sie tief durch die Nase ein- und ausatmen.

5) Spüren Sie am Ende der Übung die Wirkung auf Ihren Rücken, Ihre Schultern und die gesamte Wirbelsäule.

WIEDERHOLEN SIE DIE ÜBUNG …

- wenn Sie schon viel Zeit im Sitzen verbracht haben und Sie sich unbeweglich und überanstrengt fühlen.
- wenn Sie Verspannungen zwischen den Schulterblättern haben.
- wenn Sie sich erschöpft fühlen und etwas Starthilfe brauchen.
- wenn Ihnen das Atmen schwerfällt.

WIRKUNGEN

- Aktiviert und lockert die Muskeln entlang der Wirbelsäule.
- Schafft neue Energie.
- Hilft Asthmatikern, Sängern und allen gestressten Menschen, besser zu atmen.

VORSICHT, wenn Sie einen empfindlichen Hals haben: Ziehen Sie Ihren Kopf nicht zu weit nach hinten.

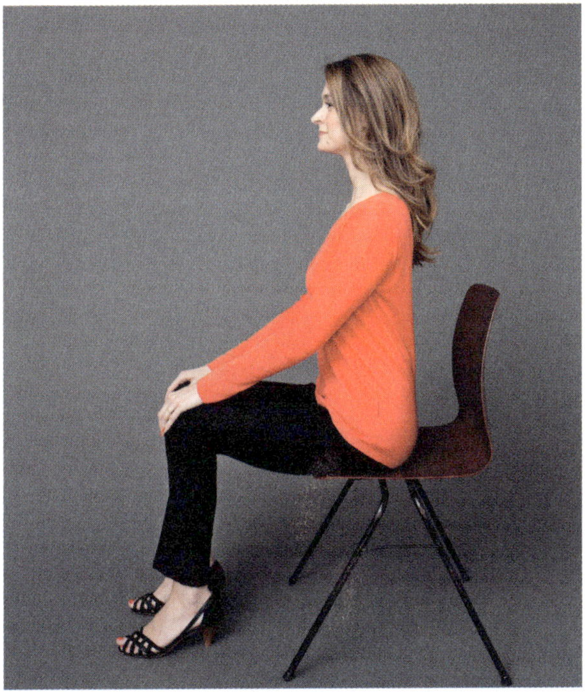
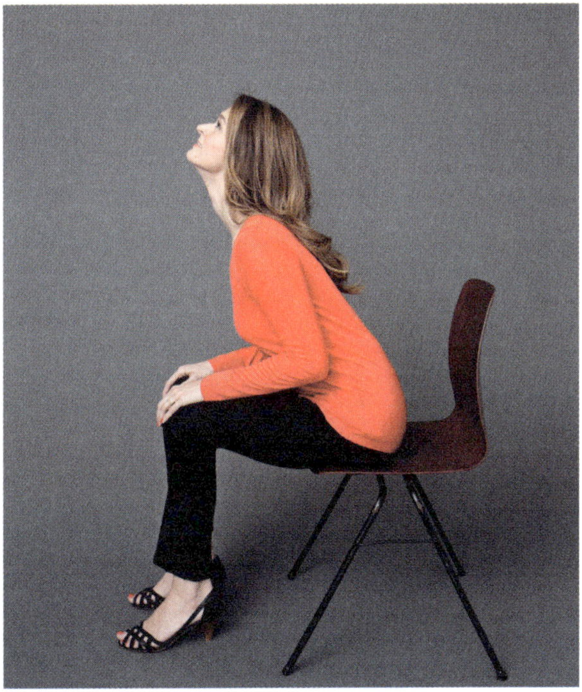
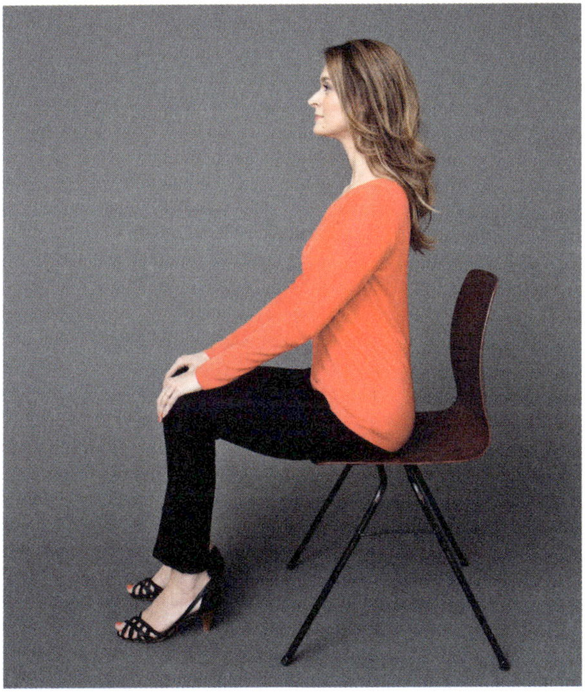
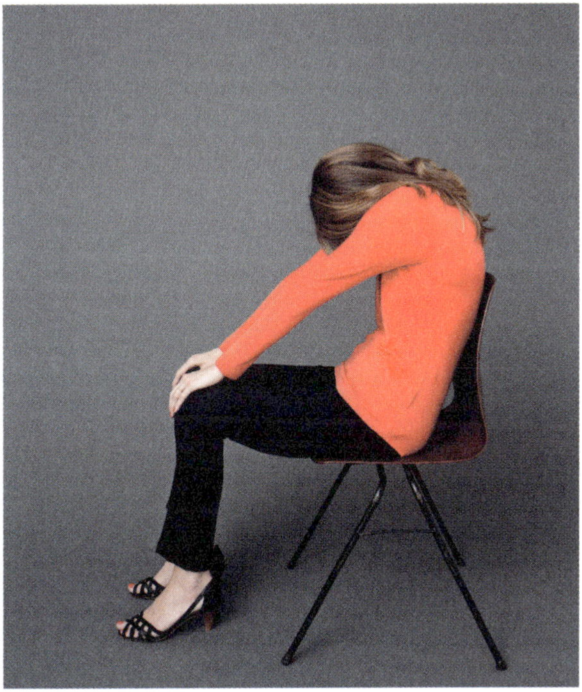

DIE HÄHNCHENFLÜGEL

Ihre Schultern fühlen sich steif an und schmerzen? Kein Grund, zu Wärmflasche oder Hanteln zu greifen! Aktivieren, kräftigen und erwärmen Sie lieber Ihre Muskeln!

1) Setzen Sie sich bequem hin, legen Sie die Fingerspitzen auf Ihre Schultern, drehen Sie die Ellbogen nach außen und halten Sie Ihre Schultern unten.

2) Atmen Sie tief durch die Nase ein und aus und führen Sie die Ellbogen im großen Kreis nach vorne. Danach ziehen Sie die beiden Ellbogen gleichzeitig so hoch wie möglich in Richtung Decke, um den Trizeps zu dehnen. Ziehen Sie nun die Ellbogen nach außen, um die Schulterblätter zusammenzuführen. Anschließend ziehen Sie die Ellbogen so weit es geht nach unten und spüren die Dehnung in den Nackenmuskeln. Zum Schluss ziehen Sie die Ellbogen so weit nach vorne, dass sie sich berühren, um den Bereich zwischen den Schulterblättern zu dehnen.

3) Auf diese Art und Weise zeichnen Sie langsam 5 große Kreise nach vorne, anschließend 5 große Kreise nach hinten. Atmen Sie dabei tief ein und aus.

4) Führen Sie die Ellbogen nun nach außen und zeichnen Sie ganz kleine Kreise. Spüren Sie, wie sich die Muskeln Ihrer Schultern erwärmen.

5) Beenden Sie die Übung und entspannen Sie die Arme. Spüren Sie, wie sich die Wärme im ganzen Oberkörper ausbreitet.

WIEDERHOLEN SIE DIE ÜBUNG …

- wenn Sie Schmerzen an den Schultern und am Nacken haben.
- wenn Ihr oberer Rücken aufgrund von Muskelkater oder Verspannungen schmerzt.

WIRKUNGEN

- Kräftigt und lockert die Muskeln der Schultern.
- Erwärmt den ganzen Oberkörper.

VORSICHT, wenn Sie Verletzungen oder Schmerzen an den Schultern oder am oberen Rücken haben.

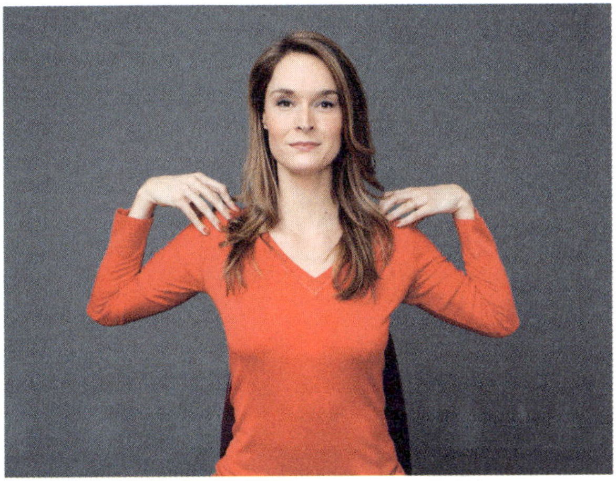

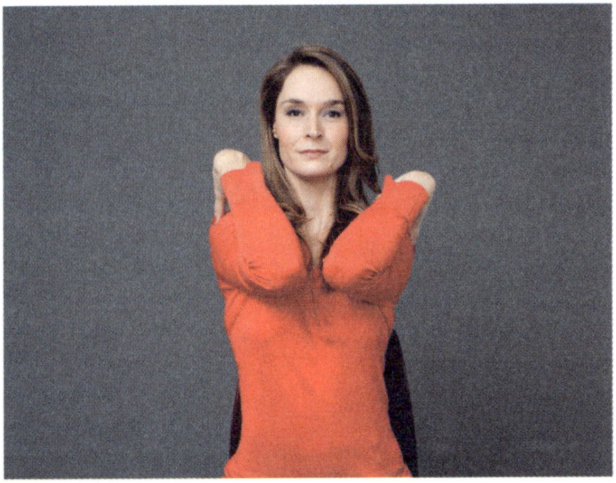

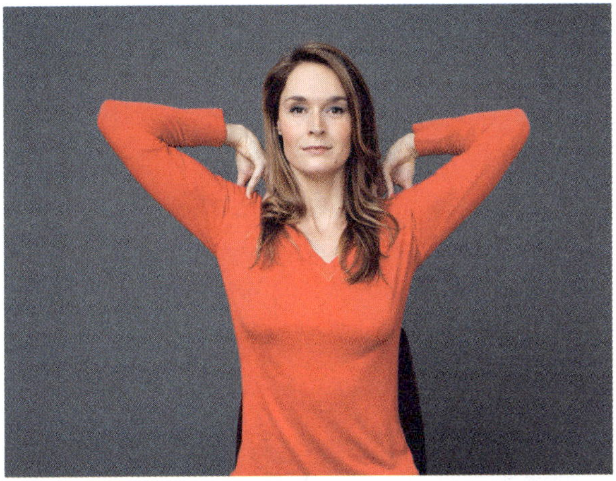

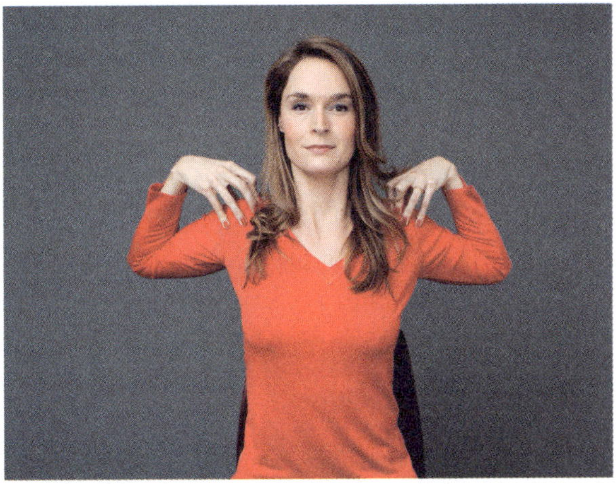

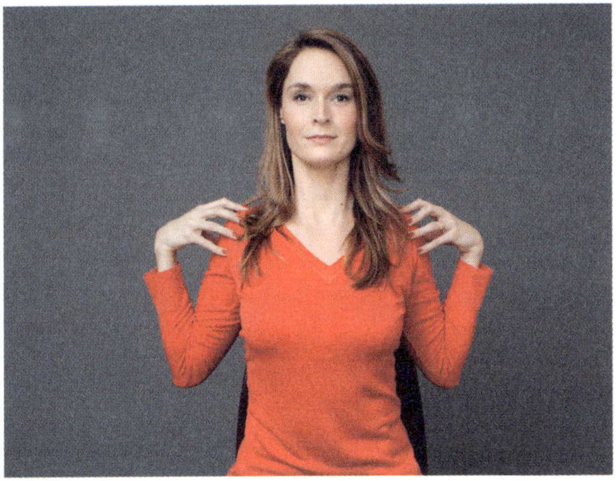

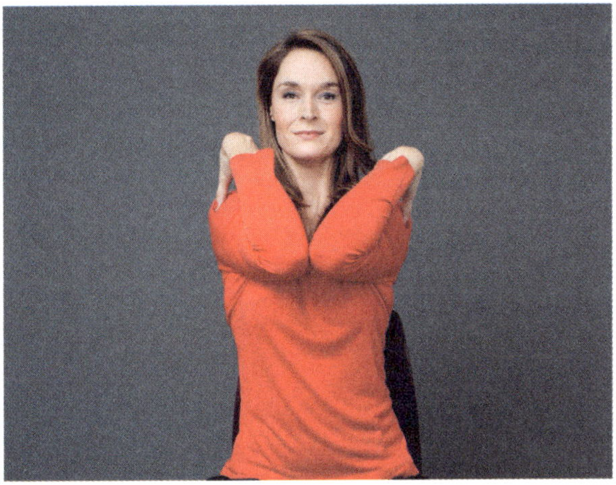

LIEGESTÜTZ IM STEHEN

Wenn Sie Ihren Rücken schützen wollen, sollten Sie ihn kräftigen. Das geht auch ohne Blut, Schweiß und Tränen!

1) Ziehen Sie nach Möglichkeit Ihre Schuhe aus. Legen Sie Ihre Hände flach auf einen vor Ihnen stehenden Tisch und strecken Sie die Arme. Setzen Sie die Füße ein wenig vom Tisch entfernt auf, die Fersen gut gegen den Boden gedrückt (Sie sollten jetzt schon eine Dehnung in den Waden spüren).

2) Atmen Sie ein und verlängern Sie den unteren Rücken, indem Sie die Gesäßmuskeln leicht nach vorne ziehen. So bildet Ihr Körper eine gerade Linie.

3) Atmen Sie langsam durch die Nase aus, beugen Sie Ihre Ellbogen nah am Oberkörper, so dass sie nach hinten zeigen (achten Sie darauf, die Ellbogen nicht nach außen zu ziehen). Senken Sie den Oberkörper bis etwa 5 Zentimeter vor den Tisch und halten Sie ihn gerade wie ein Brett, ohne zusammenzusacken.

4) Atmen Sie langsam ein, drücken Sie mit den Händen gegen den Tisch und strecken Sie die Arme. Der Rücken bleibt gerade. Wiederholen Sie diese Bewegung langsam dreimal in Verbindung mit Ihrer Atmung.

5) Nach dem dritten Ausatmen können Sie mit gebeugten Ellbogen nah am Tisch bleiben und dreimal langsam atmen. Atmen Sie dann anschließend wieder ein, strecken die Arme und bringen Sie den Körper in einer Bewegung wieder zurück. Entfernen Sie sich vom Tisch und kehren Sie zu Ihrer normalen Beschäftigung zurück.

WIEDERHOLEN SIE DIE ÜBUNG ...

- wenn Sie nicht gerne Liegestütze machen oder kein Eisen stemmen wollen.
- wenn Sie Schmerzen im oberen Rücken haben und Ihnen empfohlen wurde, diesen Bereich zu trainieren.

WIRKUNGEN

- Stärkt die Schultern, die Arme und den gesamten oberen Rücken.
- Stärkt die tiefliegende Rückenmuskulatur.
- Stärkt den Bauchgürtel.

VORSICHT, wenn Sie Verletzungen oder Schmerzen an den Schultern oder am oberen Rücken haben.

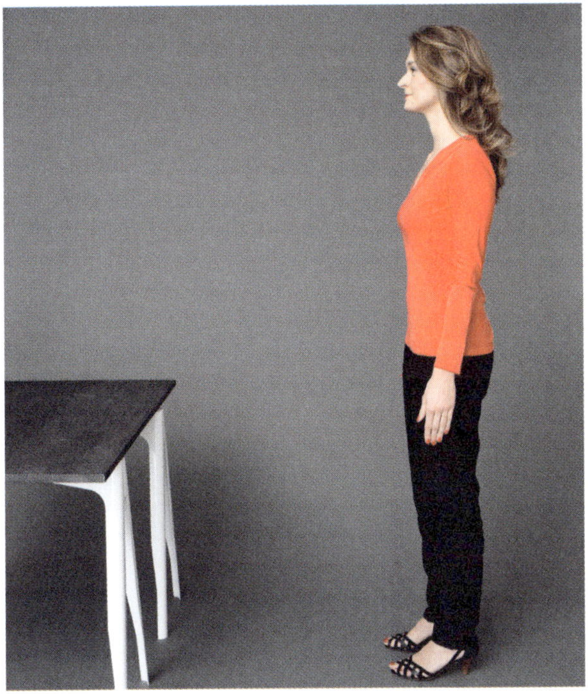

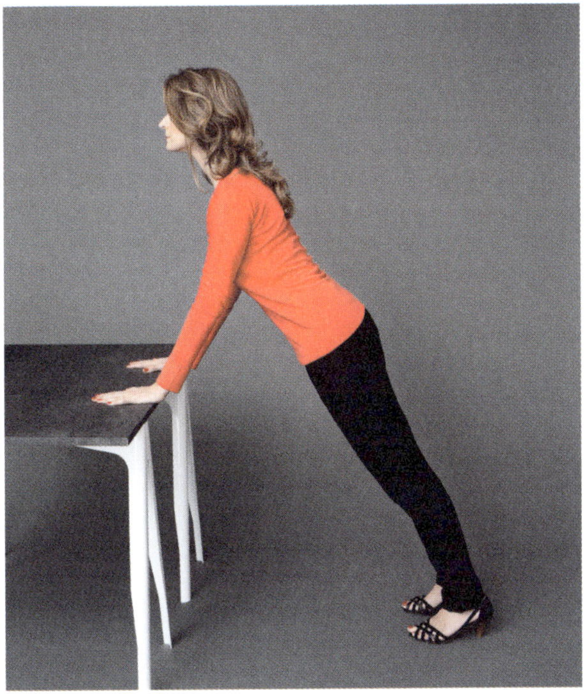

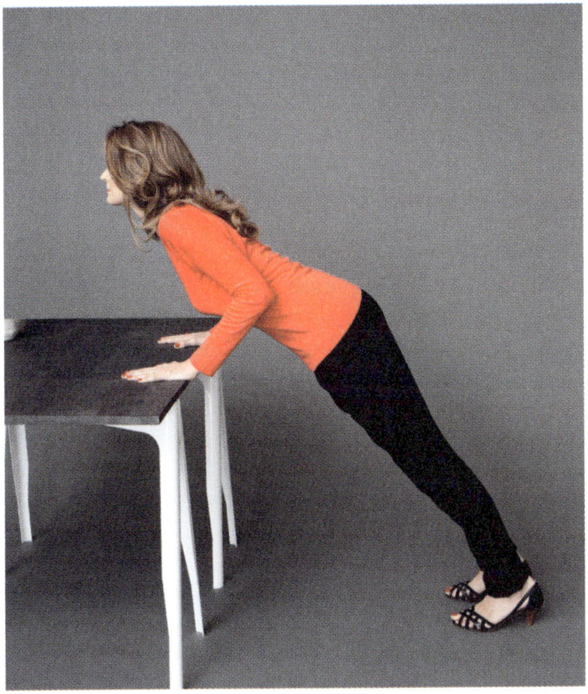

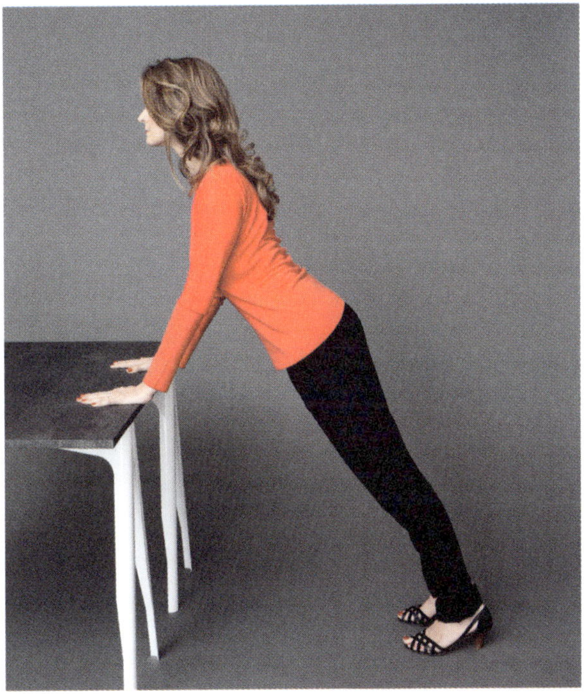

DIE HANDSCHELLEN NACH OBEN

Ermogeln Sie sich ein paar Zentimeter, indem Sie Ihre Arme und Schultern dehnen.

1) Atmen Sie ein und verschränken Sie Ihre Finger vor dem Brustkorb. Die Handflächen sind zum Körper gerichtet, die Schultern unten.

2) Atmen Sie langsam durch die Nase aus, drehen Sie die Handflächen nach außen und strecken Sie die Arme in einem 45-Grad-Winkel nach oben.

3) Atmen Sie langsam ein, beugen Sie die Ellbogen und führen Sie die Hände zurück in die Anfangsposition, nahe am Brustkorb.

4) Atmen Sie erneut aus und strecken Sie die Arme nun in einem 90-Grad-Winkel, Handflächen zur Decke gerichtet, nach oben. Ziehen Sie die Hände so weit wie möglich nach oben und hinten und achten Sie auf einen geraden Nacken. Ausatmend führen Sie die Hände zurück zum Brustkorb.

5) Wiederholen Sie diese Bewegung fünfmal in Koordination mit Ihrer Atmung. Anschließend bleiben Sie 3 Atemzüge lang in der Haltung, indem Sie die Arme so weit wie möglich nach oben und nach hinten ziehen. So dehnen Sie Ihre Schultern und weiten Ihren Brustkorb. Ausatmend lösen Sie die Haltung und gehen zur nächsten Übung über.

WIEDERHOLEN SIE DIE ÜBUNG…

- wenn Ihr oberer Rücken und Ihre Schultern aufgrund von Muskelkater oder Verspannungen schmerzen.

WIRKUNGEN

- Lockert die Schultermuskeln.
- Dehnt die Nackenmuskeln.
- Hilft Verspannungen im oberen Rücken vorzubeugen und zu lindern.
- Hilft die Haltung zu verbessern und den Brustkorb zu weiten.

VORSICHT, wenn Sie Verletzungen oder Schmerzen an den Schultern oder am oberen Rücken haben.

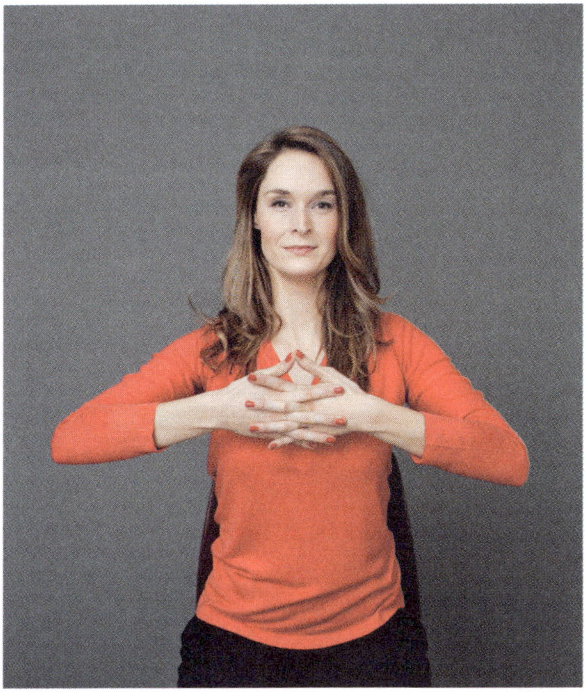

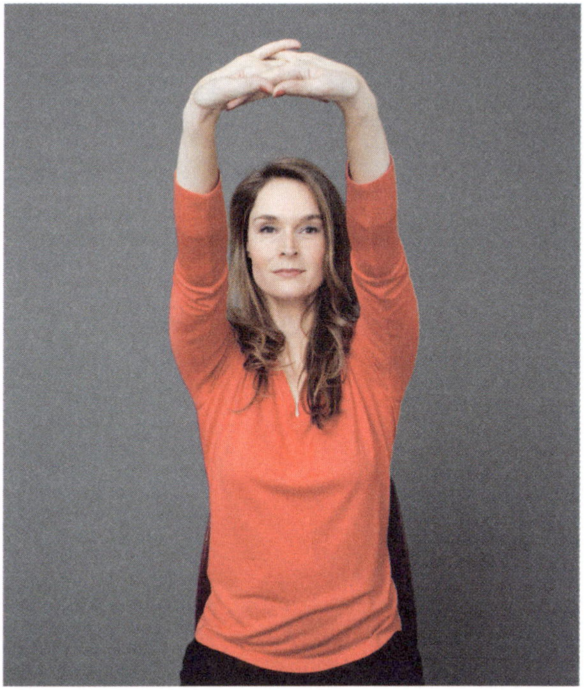

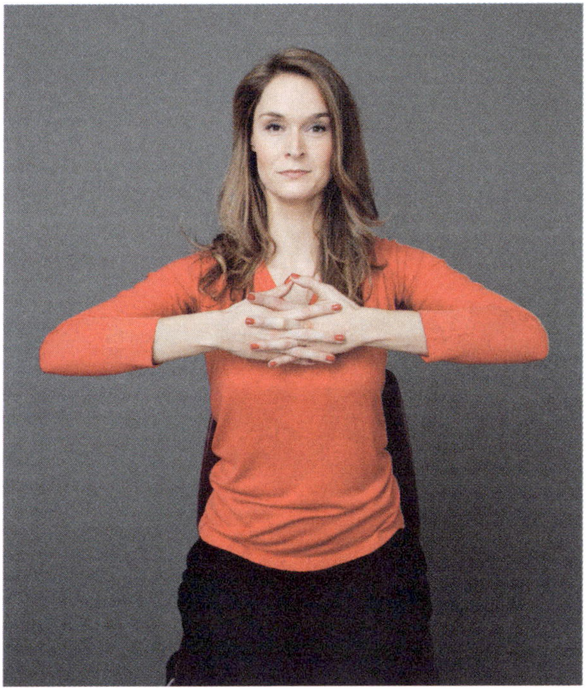

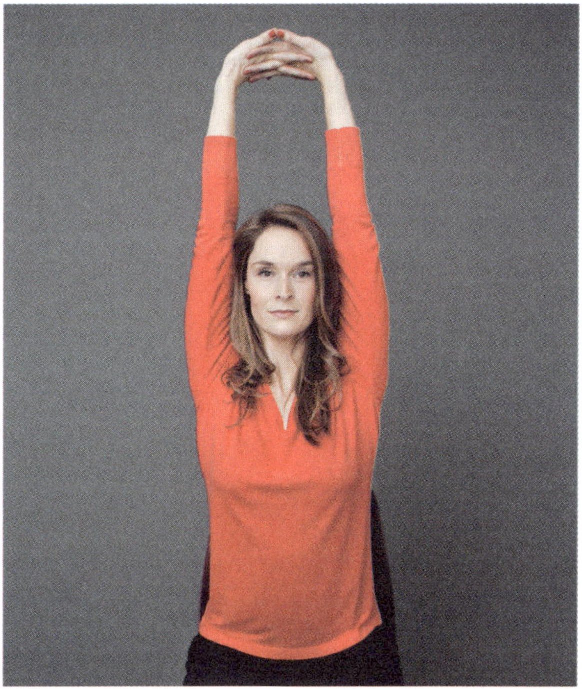

DIE HANDSCHELLEN NACH VORNE

Ideal, um den Bereich zwischen den Schulterblättern zu dehnen.

1) Atmen Sie ein und verschränken Sie Ihre Finger vor dem Brustkorb. Die Handflächen sind zum Körper gerichtet.

2) Atmen Sie langsam durch die Nase aus, drehen Sie die Handflächen nach vorne und strecken Sie die Arme so weit wie möglich nach vorne aus. Ziehen Sie das Kinn dabei etwas zum Brustkorb und runden Sie den oberen Rücken. Spüren Sie die Dehnung zwischen den Schulterblättern.

3) Atmen Sie ein, ziehen Sie den Rücken gerade und führen Sie die Handflächen wieder zum Brustkorb

4) Wiederholen Sie diese Bewegung fünfmal in Koordination mit Ihrer Atmung. Anschließend bleiben Sie 3 Atemzüge lang in der Haltung. So weiten Sie die Dehnung auf den ganzen oberen Rücken vom Hals bis zur Taille aus.

5) Nach dem dritten Ausatmen gehen Sie in Ihre Ausgangsposition zurück. Machen Sie nun die nächste Übung.

WIEDERHOLEN SIE DIE ÜBUNG...

- wenn Ihr oberer Rücken und Ihre Schultern aufgrund von Muskelkater oder Verspannungen schmerzen.

WIRKUNGEN

- Lockert die Schultermuskeln.
- Dehnt die Nackenmuskeln.
- Hilft, Verspannungen im oberen Rücken vorzubeugen und zu lindern.
- Hilft, die Haltung zu verbessern und den Brustkorb zu weiten.

VORSICHT, wenn Sie Verletzungen oder Schmerzen an den Schultern oder am oberen Rücken haben.

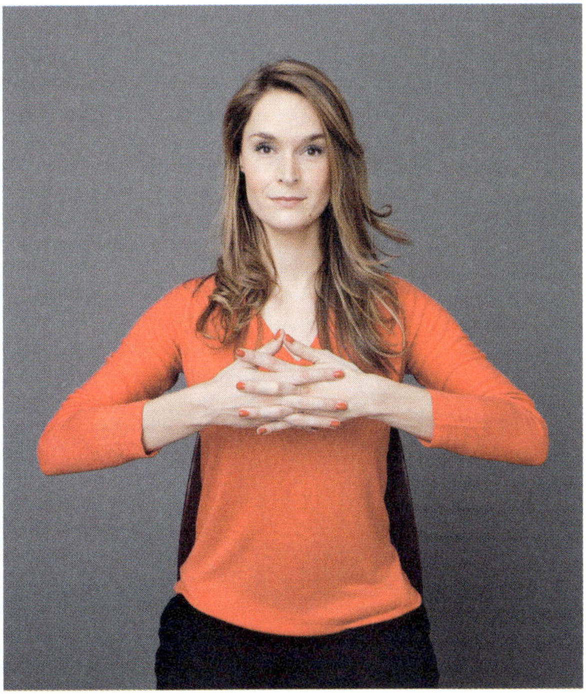

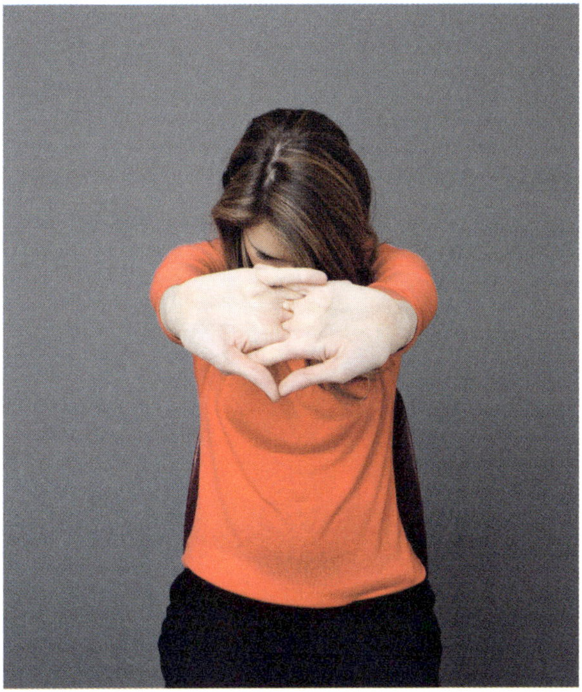

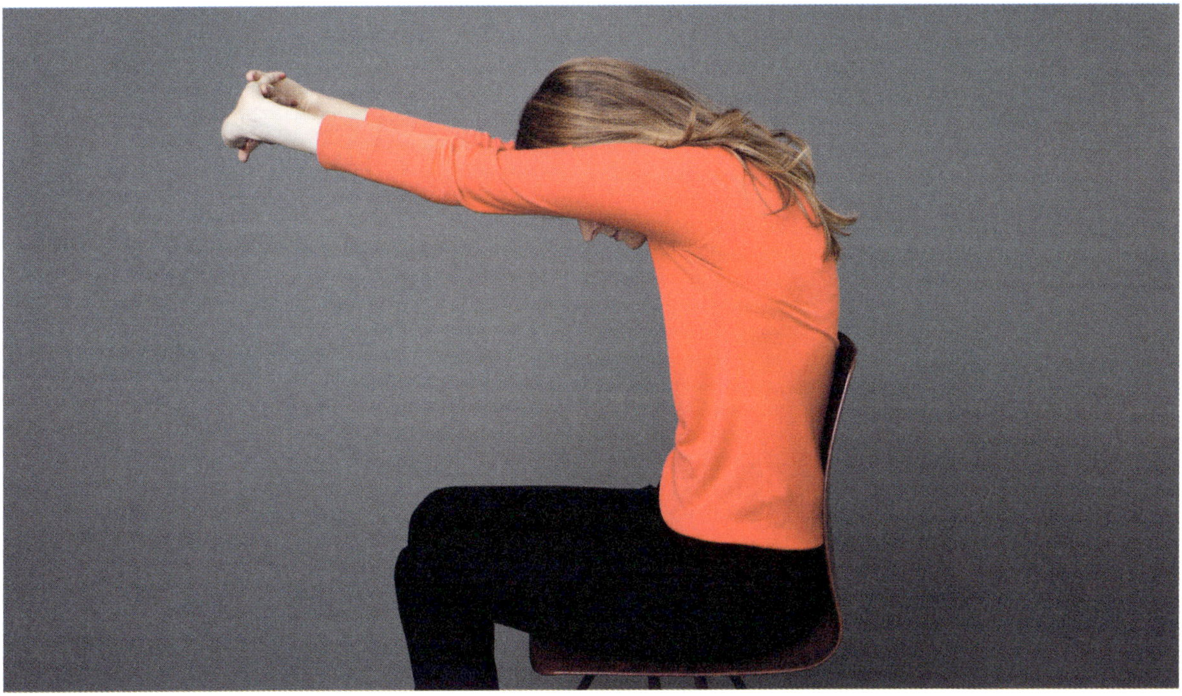

DIE HANDSCHELLEN NACH UNTEN

Ideal, um die Nackenmuskeln, die Schultern und den Hals zu dehnen.

1) Setzen Sie sich mit geradem Rücken hin, spreizen Sie die Knie, rollen Sie die Schultern nach hinten und ziehen Sie sie so weit wie möglich von den Ohren weg.

2) Atmen Sie durch die Nase ein, verschränken Sie Ihre Hände vor dem Brustkorb, die Handflächen sind zum Körper gerichtet.

3) Ausatmend drehen Sie die Handflächen zum Boden und strecken die Arme dabei so weit wie möglich nach unten. Achten Sie auf tiefe Schultern, einen geraden Nacken und darauf, dass das Kinn nach vorne zeigt. Spüren Sie die Dehnung im hinteren Nacken, den oberen Schultern und den Schulterblättern.

4) Atmen Sie ein und führen Sie dabei die Hände wieder zurück zum Brustkorb in die Anfangsposition.

5) Wiederholen Sie diese Bewegung fünfmal in Koordination mit Ihrer Atmung. Anschließend bleiben Sie 3 Atemzüge lang in der Haltung. Spüren Sie dabei die Dehnung in den oberen Schultern und im Nacken.

6) Nach dem dritten Ausatmen gehen Sie in Ihre Ausgangsposition zurück. Machen Sie nun die nächste Übung.

WIEDERHOLEN SIE DIE ÜBUNG…

- wenn Ihr oberer Rücken und Ihre Schultern aufgrund von Muskelkater oder Verspannungen schmerzen.

WIRKUNGEN

- Lockert die Schultermuskeln.
- Dehnt die Nackenmuskeln.
- Hilft, Verspannungen im oberen Rücken vorzubeugen und zu lindern.
- Hilft, die Haltung zu verbessern und den Brustkorb zu weiten

VORSICHT, wenn Sie Verletzungen oder Schmerzen an den Schultern oder am oberen Rücken haben.

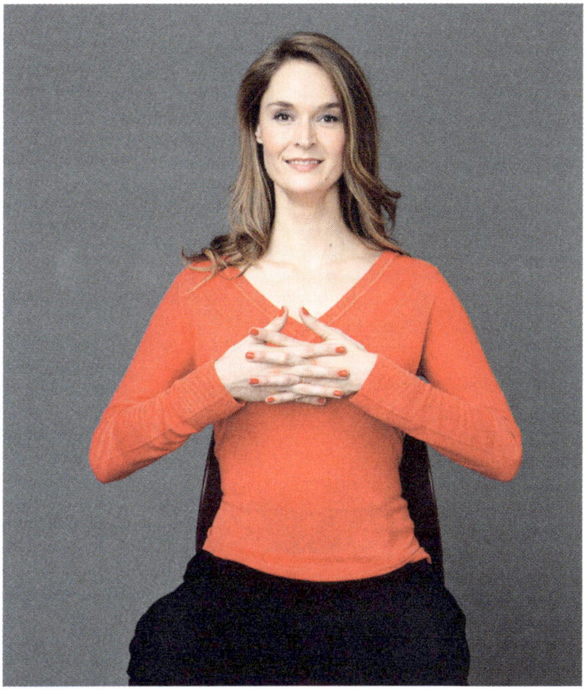
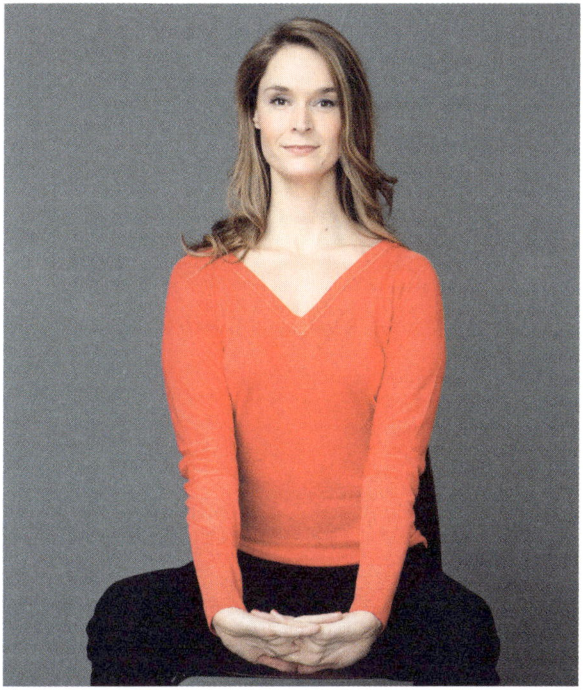
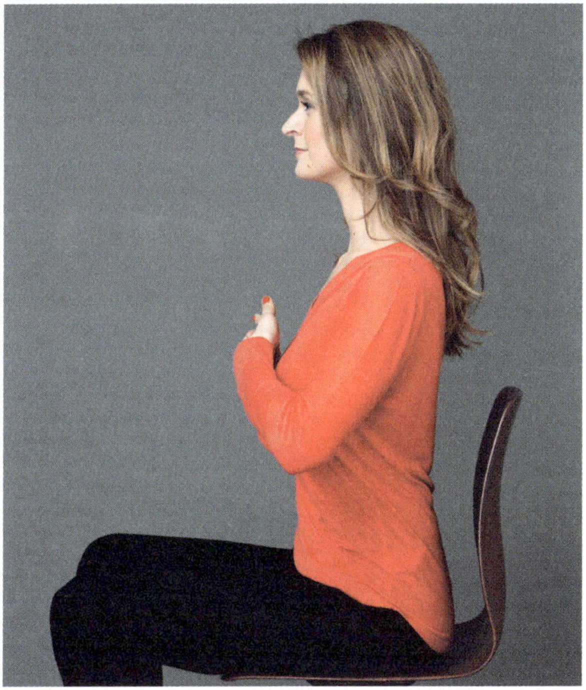
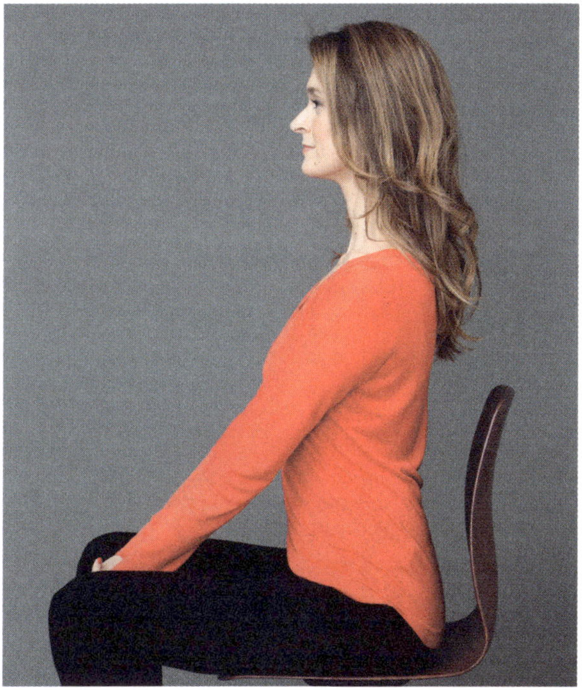

DIE HANDSCHELLEN IM RÜCKEN

Für Männer ist diese Übung eine echte Herausforderung … das liegt natürlich nur an den muskulösen Schultern!

1) Setzen Sie sich auf den Rand Ihres Stuhls. Verschränken Sie die Hände hinter Ihrem unteren Rücken, wenn möglich so, dass sich die Handflächen berühren.

2) Atmen Sie langsam durch die Nase ein, strecken Sie Ihre Arme und ziehen Sie Ihre Hände so weit wie möglich zum Boden. So öffnen Sie den Brustkorb und dehnen die Schultern.

3) Ausatmend beugen Sie sich langsam nach vorne und heben die Hände so hoch wie möglich über Ihren Kopf. Halten Sie den Rücken dabei gerade.

4) Einatmend bleiben Sie nach vorne gebeugt, beugen dabei aber leicht die Ellbogen und senken die Hände ein wenig, um die Dehnung etwas abzuschwächen.

5) Atmen Sie erneut aus und ziehen Sie nun Ihre Arme so hoch wie möglich über Ihren Kopf. Wiederholen Sie diese Bewegung dreimal in Verbindung mit Ihrer Atmung.

6) Nach dem dritten Ausatmen können Sie noch 3 Atemzüge lang mit hochgezogenen Armen in der Haltung bleiben. Konzentrieren Sie sich auf die Empfindungen in Ihren Armen und Ihren Schultern.

7) Atmen Sie ein und richten Sie Ihren Oberkörper vollständig wieder auf, lösen Sie Ihre Hände und legen Sie sie auf Ihre Knie.

WIEDERHOLEN SIE DIE ÜBUNG…

- wenn Ihr oberer Rücken und Ihre Schultern aufgrund von Muskelkater oder Verspannungen schmerzen.

WIRKUNGEN

- Lockert die Schultermuskeln.
- Dehnt die Nackenmuskeln.
- Hilft Verspannungen im oberen Rücken vorzubeugen und zu lindern.
- Hilft die Haltung zu verbessern und den Brustkorb zu weiten

VORSICHT, wenn Sie Verletzungen oder Schmerzen an den Schultern oder am oberen Rücken haben.

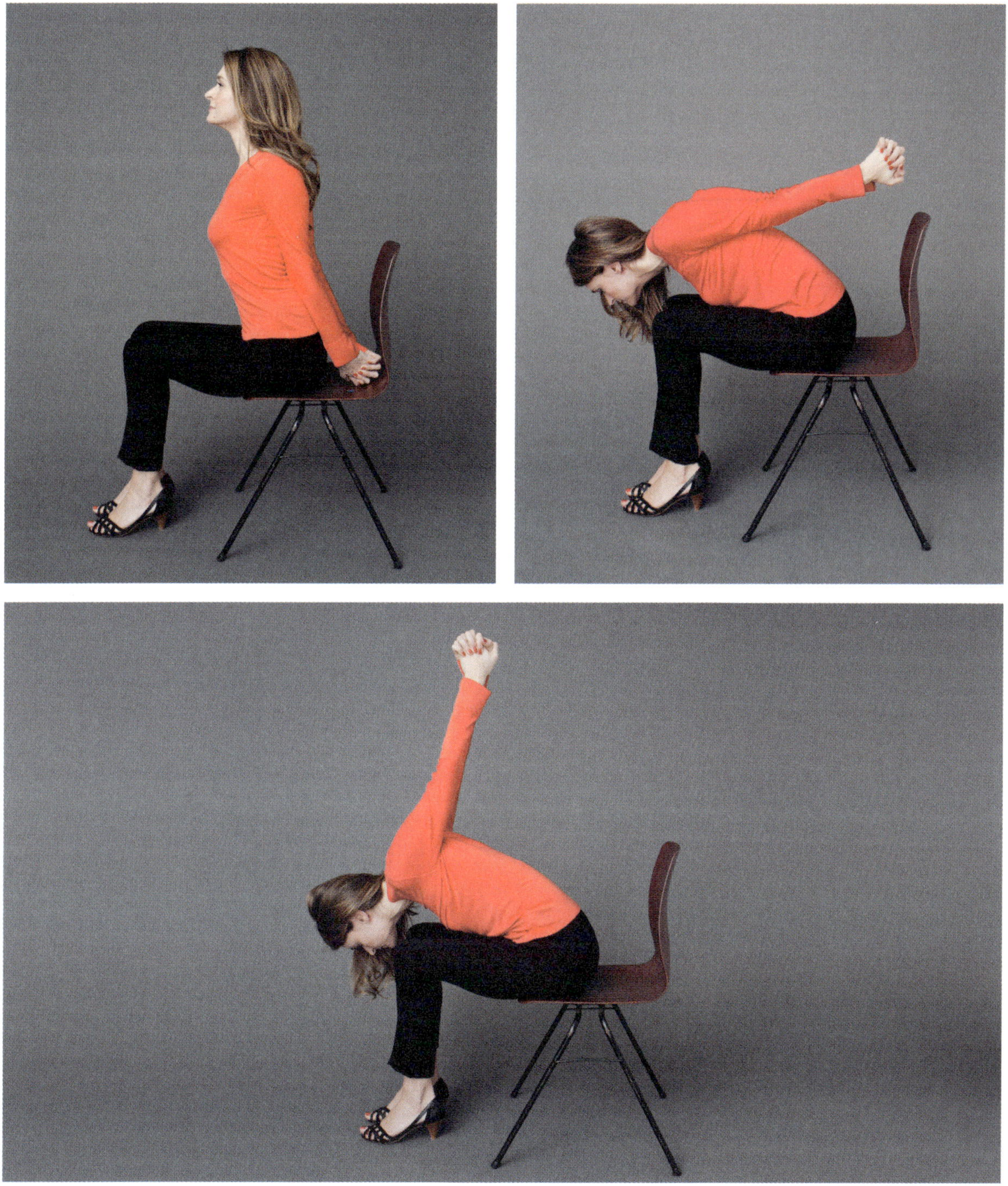

DIE ZWANGSJACKE

Hier ist eine weitere Übung, die Ihre verspannten Schultern lockert und Ihren Rücken aufrichtet: Beugen Sie Ihre Ellbogen und legen Sie die Unterarme aneinander. Fühlt sich an wie in einer Zwangsjacke, nicht wahr?!

1) Setzen Sie sich bequem hin, atmen Sie ein und strecken Sie beide Arme zur Decke.

2) Atmen Sie aus, beugen Sie die Arme und legen sie beide Hände auf die Ellbogen des jeweils anderen Arms. Die Finger zeigen nach unten, der Kopf kann sich frei bewegen.

3) Atmen Sie tief durch die Nase ein und ziehen Sie dabei die Ellbogen so weit wie möglich hinter Ihren Kopf, um die Schultern zu dehnen und den Brustkorb zu öffnen.

4) Ausatmend führen Sie die Arme zusammen in Richtung Bauchnabel und entspannen Ihre Schultern.

5) Wiederholen Sie diese Übung fünfmal in Koordination mit Ihrer Atmung.

6) Nach dem fünften Ausatmen vertauschen Sie die Armposition und wiederholen Sie die Übung.

7) Entspannen Sie Ihre Arme am Ende der Übung und kehren Sie zu Ihrer normalen Beschäftigung zurück.

WIEDERHOLEN SIE DIE ÜBUNG …

- wenn Sie Verspannungen in den Schultern und im Nacken haben.
- wenn Sie zu viel Zeit vor dem Bildschirm verbringen.
- wenn Sie einen Energieschub brauchen.

WIRKUNGEN

- Kräftigt und lockert die Muskeln der Schultern.
- Erwärmt den gesamten Oberkörper.

VORSICHT, wenn Sie Verletzungen oder Schmerzen an den Schultern oder am oberen Rücken haben.

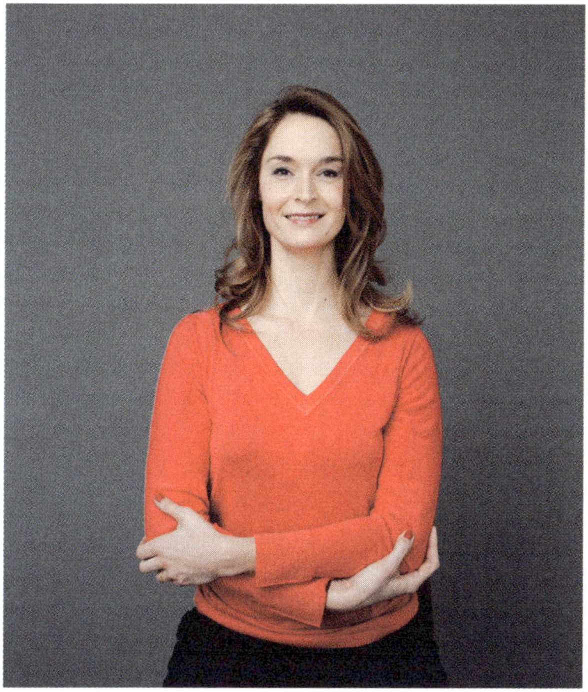
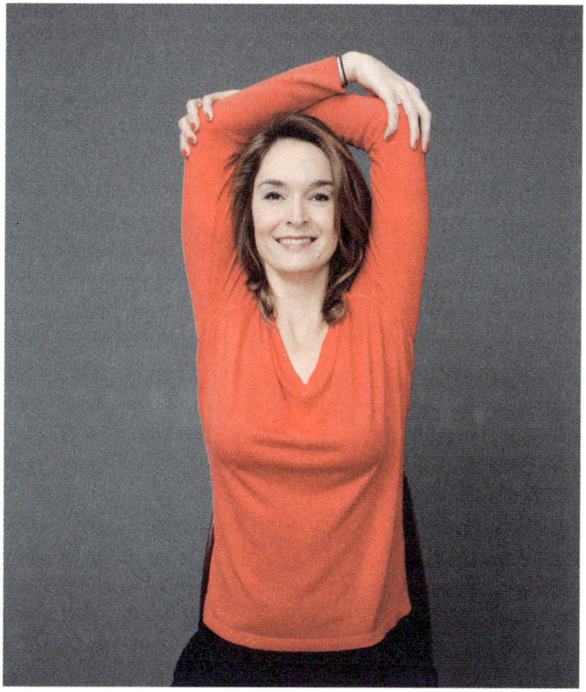
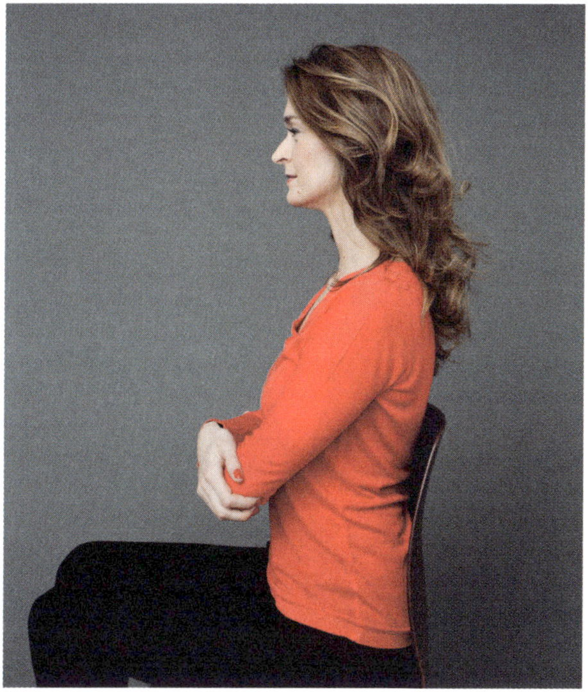
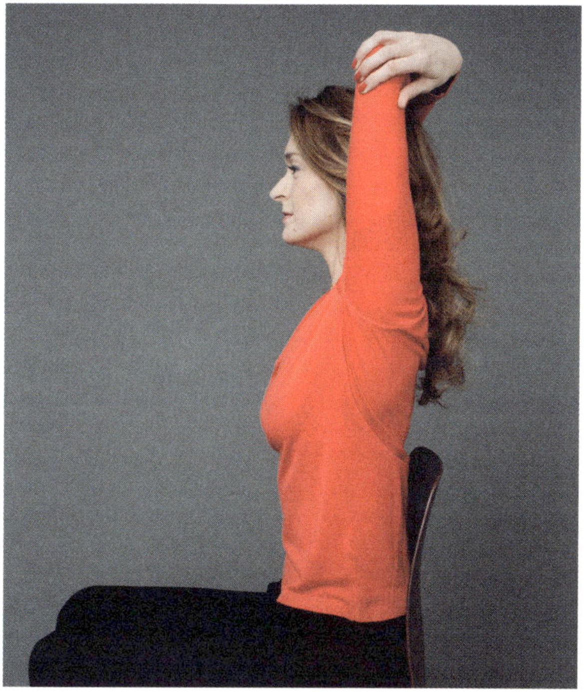

DIE PRIMABALLERINA

Dehnen Sie die Seiten Ihres Oberkörpers von der Taille bis hin zu den Fingerspitzen. So aktivieren Sie Ihre Zwischenrippenmuskulatur für eine vollständige Atmung.

1) Setzen Sie sich bequem hin und legen Sie Ihre linke Hand neben Ihre Hüfte auf den Stuhlsitz.

2) Atmen Sie langsam durch die Nase ein, beugen Sie den linken Ellbogen und heben Sie den rechten Arm nach oben zur Decke.

3) Langsam ausatmend strecken Sie den rechten Arm und beugen Ihren Oberkörper nach links, den rechten Arm führen Sie dabei über Ihr rechtes Ohr. Die Hand, der Hals, die Schultern und die Taille liegen dabei auf einer Linie, während sich Ihre gesamte rechte Seite von der Taille an dehnt.

Achten Sie darauf, die Wirbelsäule nicht zu verdrehen und den Oberkörper nach vorne ausgerichtet zu halten. Ihre linke Schulter bleibt entspannt und vom linken Ohr entfernt. Beugen Sie hierfür den linken Ellbogen.

4) Atmen Sie in dieser Haltung dreimal tief ein und aus. Wenn Sie sich damit wohlfühlen, können Sie noch den Blick zum Boden richten, so dass Ihr Hals zusätzlich eine Drehung erfährt.

5) Nach dem dritten Ausatmen führen Sie den rechten Arm zurück zum Körper und richten den Oberkörper wieder gerade auf. Wiederholen Sie die Übung auf der anderen Seite.

WIEDERHOLEN SIE DIE ÜBUNG …

- wenn Sie zu viel Zeit im Sitzen verbracht haben und Sie sich niedergeschlagen fühlen.

WIRKUNGEN

- Stärkt die Zwischenrippenmuskeln und verbessert die Atmung.
- Belebt die Rückenmuskeln.
- Kräftigt und lockert die Muskeln der Schultern.
- Fördert die Verdauung und die Nierenfunktion.

VORSICHT, wenn Sie einen Bandscheibenvorfall, eine Verletzung oder chronische Schmerzen an der Wirbelsäule oder dem Hals haben.

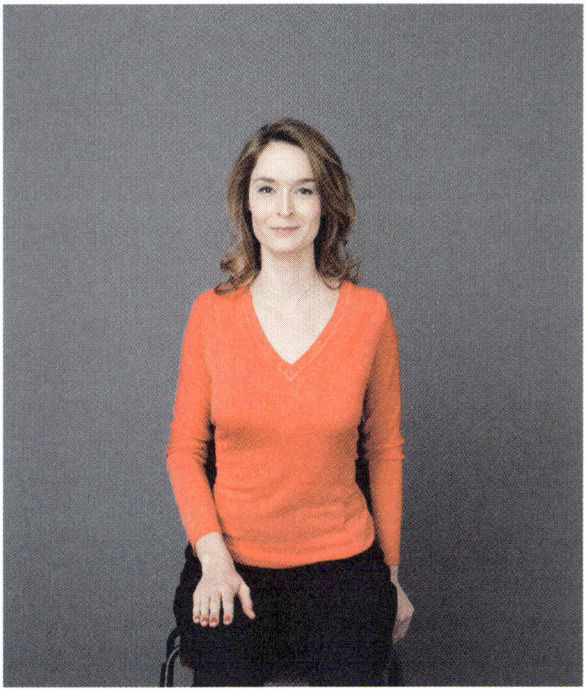
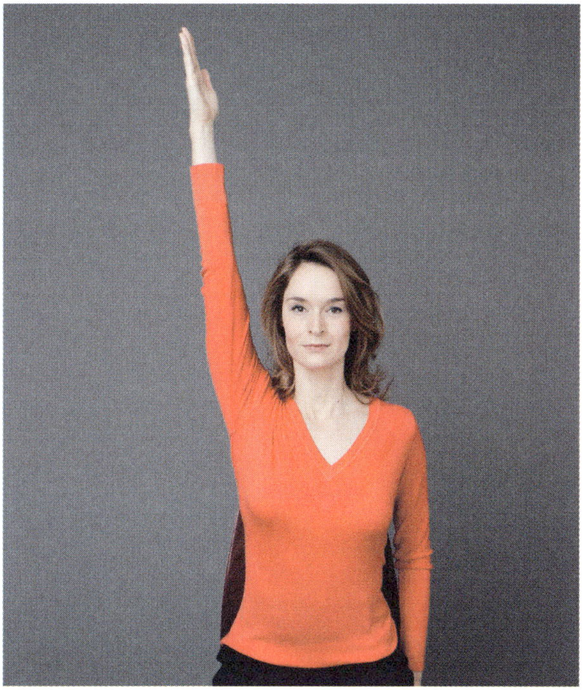
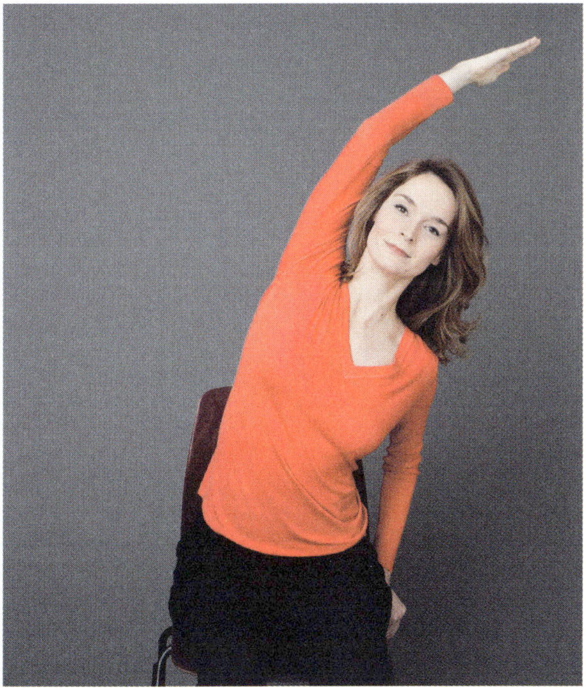
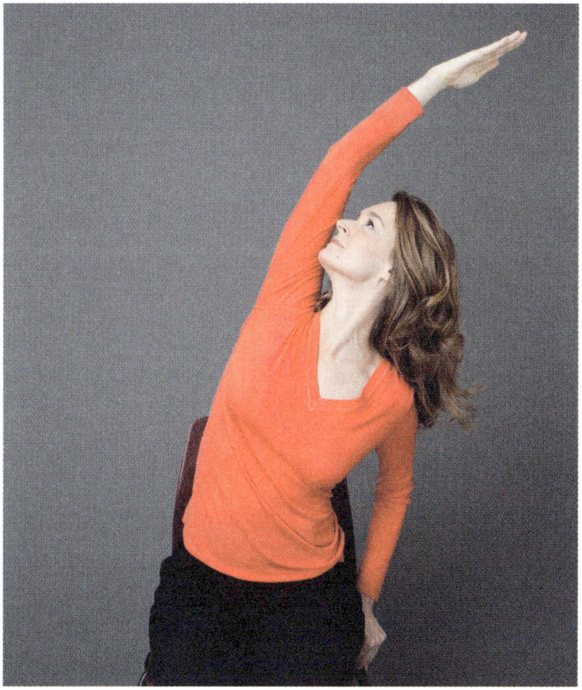

DER KUHKOPF

Der Kuhkopf ist eine klassische Yoga-Haltung, mit der man angestaute Verspannungen in den Schultern lindern kann.

1) Setzen Sie sich auf den Rand Ihres Stuhls und legen Sie sich ein Band, eine Krawatte oder ein langes Tuch bereit.

2) Atmen Sie ein und heben Sie den rechten Arm nach oben. Beugen Sie den Arm so weit, dass Ihre rechte Hand zwischen die beiden Schulterblätter gelangt. Der Ellbogen zeigt zur Decke.

3) Beugen Sie Ihren linken Oberarm so nach oben, dass Ihre linke Hand Ihren mittleren Rücken berührt.

4) Versuchen Sie, Ihre Finger im Rücken zu verschränken. Sollte das nicht möglich sein, nehmen Sie das bereitgestellte Band und greifen es mit beiden Händen. Ziehen Sie leicht nach oben, dann nach unten, um die Dehnung in den Armen, in den Schultern und im Rücken zu spüren.

5) Atmen Sie in dieser Haltung fünfmal ein und aus und konzentrieren Sie sich allein auf Ihre Empfindungen und Ihren Atem. Lassen Sie den Kopf frei und versuchen Sie, die Ellbogen so weit wie möglich nach hinten zu ziehen.

6) Nach dem letzten Ausatmen lassen Sie das Band los, bzw. lösen Sie Ihre Finger.

7) Wiederholen Sie die Übung auf der anderen Seite: Der linke Ellbogen zeigt jetzt nach oben und der rechte nach unten. Beobachten Sie die Unterschiede zwischen den beiden Körperseiten: Möglicherweise fällt es Ihnen auf einer der beiden Seiten leichter, Ihre Hände zusammenzuführen.

WIEDERHOLEN SIE DIE ÜBUNG …

- wenn Sie vom langen Sitzen an der Tastatur Krämpfe oder Schmerzen in den Schultern haben.
- wenn Ihre Schultern oder Ihre Schulterblätter verspannt sind.

WIRKUNG

❁ Dehnt die Schultern, die Achselhöhlen, den Bizeps, den Trizeps und den gesamten oberen Rücken.

VORSICHT, wenn Sie eine Verletzung oder Schmerzen an der Wirbelsäule, den Schultern oder dem Hals haben.

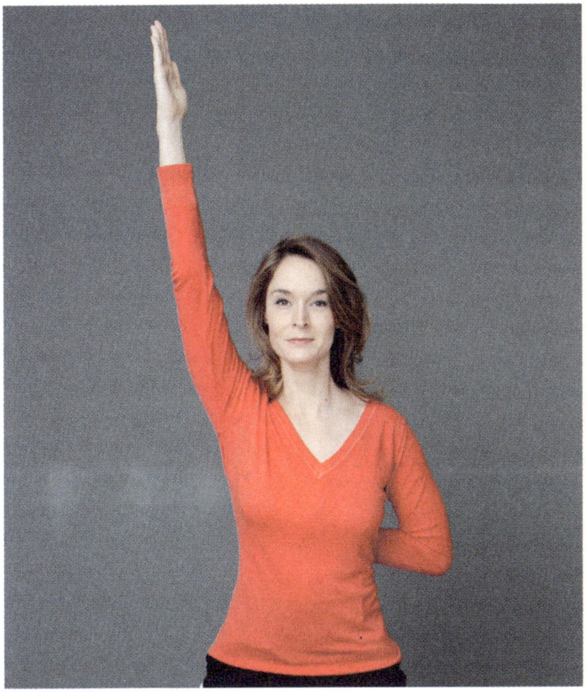
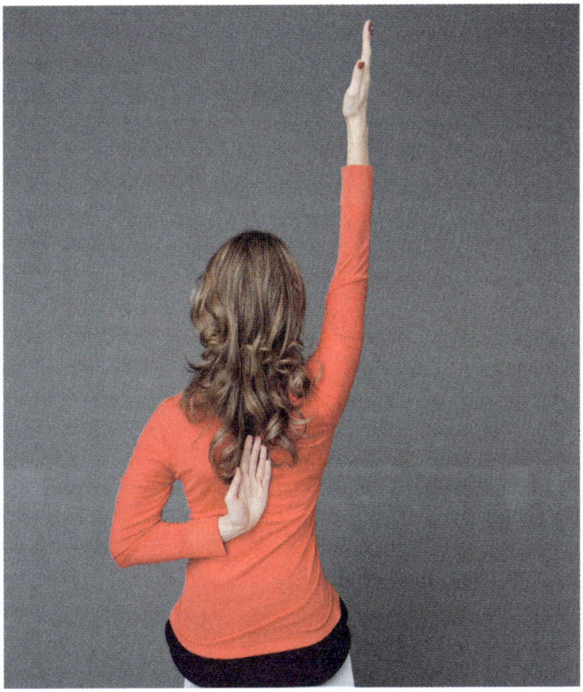
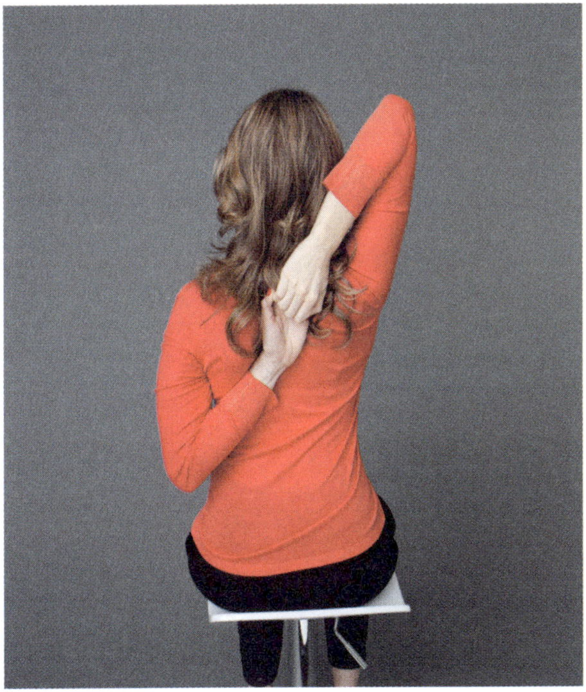
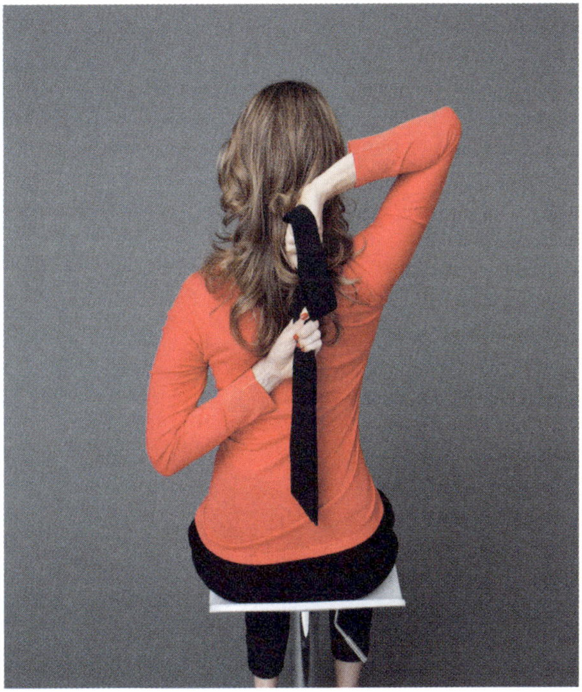

DIE WAND

Die Wand in Ihrem Büro kann zum wertvollen Helfer gegen Ihre Rückenschmerzen werden. Sollten Sie in einem Großraumbüro arbeiten, machen Sie die Übung im freien Stand!

1) Stellen Sie sich senkrecht neben eine Wand, die Füße parallel und hüftbreit aufgestellt.

2) Legen Sie Ihre rechte Hand auf Schulterhöhe an die Wand, die Finger zeigen nach hinten, die Handfläche liegt flach auf der Wand.

3) Atmen Sie ein und strecken Sie Ihren Körper so weit es geht nach oben. Mit dem Ausatmen drehen Sie Ihren Oberkörper und die Füße sanft nach links und schauen dabei über Ihre linke Schulter.

4) Spüren Sie die Dehnung in den Fingern, dem rechten Unterarm und der rechten Schulter. Spüren Sie auch, wie sich der innere Bereich des rechten Schulterblattes zusammenzieht.

5) Atmen Sie fünfmal tief ein und aus und verstärken Sie mit jedem Atemzug ein wenig die Drehung.

6) Nach dem fünften Ausatmen bringen Sie Ihre Beine und Ihren Oberkörper zurück in die Ausgangsposition und entspannen Ihren rechten Arm entlang am Körper.

7) Wiederholen Sie die Übung auf der anderen Seite.

WIEDERHOLEN SIE DIE ÜBUNG …

- wenn Sie eine zu schwere Handtasche haben, die Sie immer auf derselben Seite tragen.
- wenn Sie viel mit der Hand schreiben oder viel mit der Computermaus klicken.
- wenn Sie Verspannungen im Bereich der Schulter-Blätter haben.

WIRKUNGEN

- Löst Verspannungen im Nacken und im Bereich der Schulterblätter.
- Dehnt die Schulter, die Arme und die Finger.

VORSICHT, wenn Sie eine Verletzung oder chronische Schmerzen an der Wirbelsäule, den Schultern oder dem Hals haben.

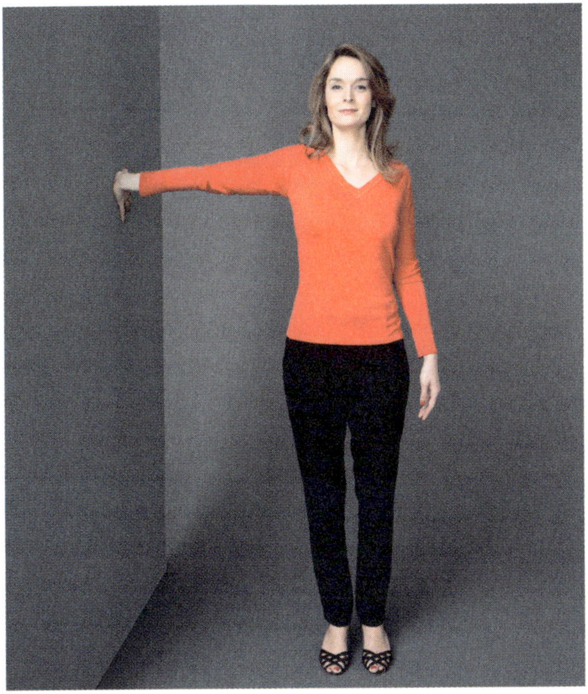
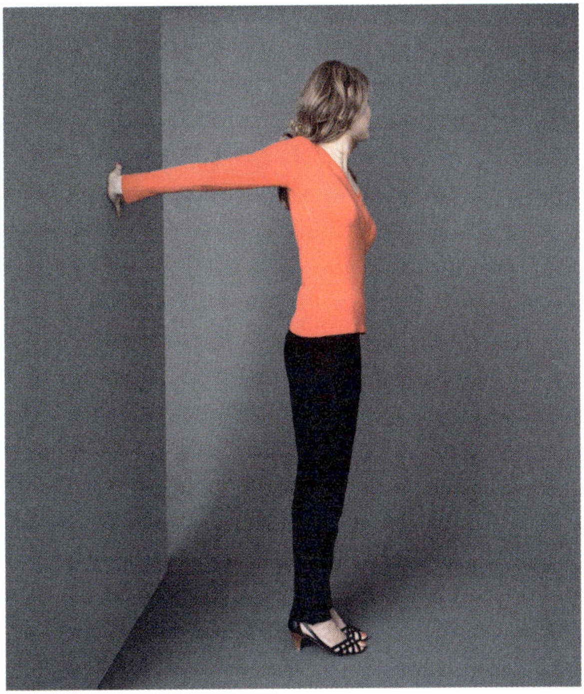
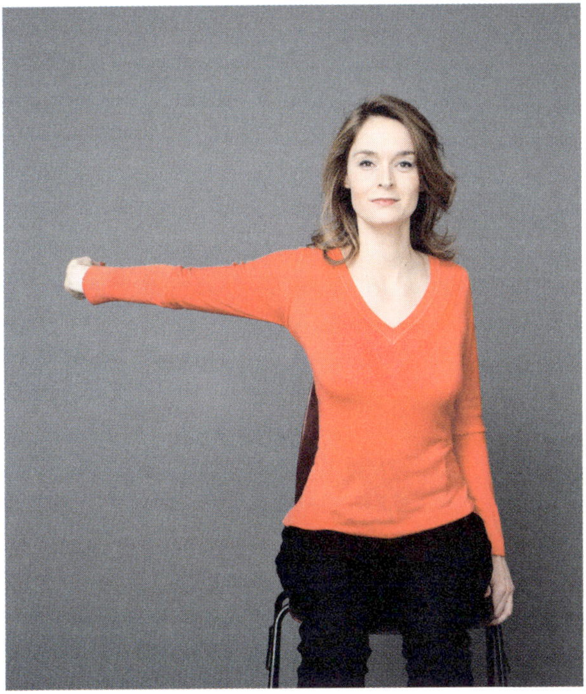
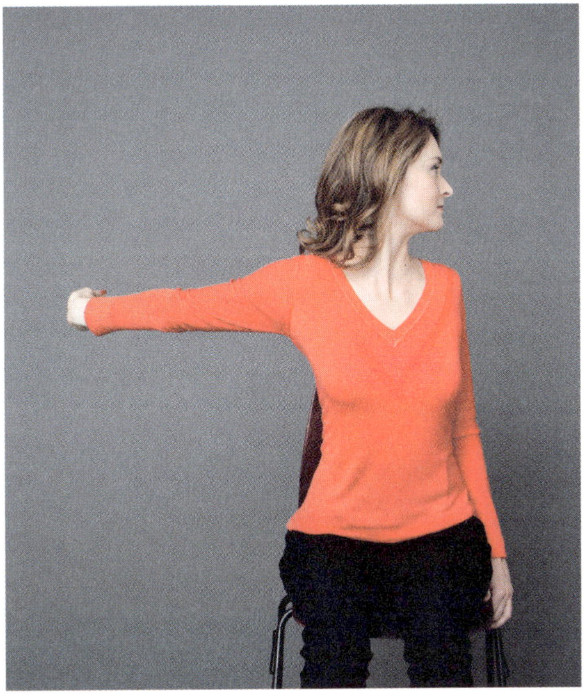

DER UNENTSCHLOSSENE

Entspannen und erwärmen Sie Ihre Nackenmuskeln!
Das befreit Ihren Hals.

1) Heben Sie Ihre Schultern im Sitzen oder im Stehen (im Prinzip überall) so nahe wie möglich an Ihre Ohren. Anschließend lassen Sie sie schnell wieder nach unten fallen, so tief wie möglich, ohne den restlichen Oberkörper oder den Kopf zu bewegen.

2) Wiederholen Sie die Bewegung 20-mal und atmen Sie dabei tief ein und aus. Spüren Sie, wie sich Ihre Schultern leichter und wärmer anfühlen. Sie werden neue Motivation gewinnen.

WIEDERHOLEN SIE DIE ÜBUNG …

- im Winter, wenn Sie häufig Ihre Schultern hochziehen, weil Ihnen kalt ist.
- wenn Sie gestresst oder erschöpft sind und sich Ihr oberer Rücken anspannt.
- wenn Ihr Nacken verspannt ist.

WIRKUNGEN

- Dehnt den Nacken.
- Erwärmt den gesamten Oberkörper.

VORSICHT, wenn Sie eine Verletzung oder akute Schmerzen an der Wirbelsäule, den Schultern oder am Hals haben.

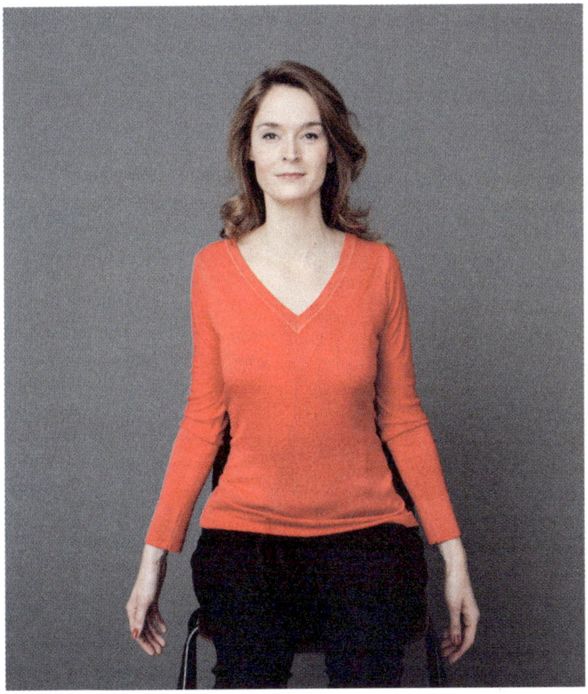

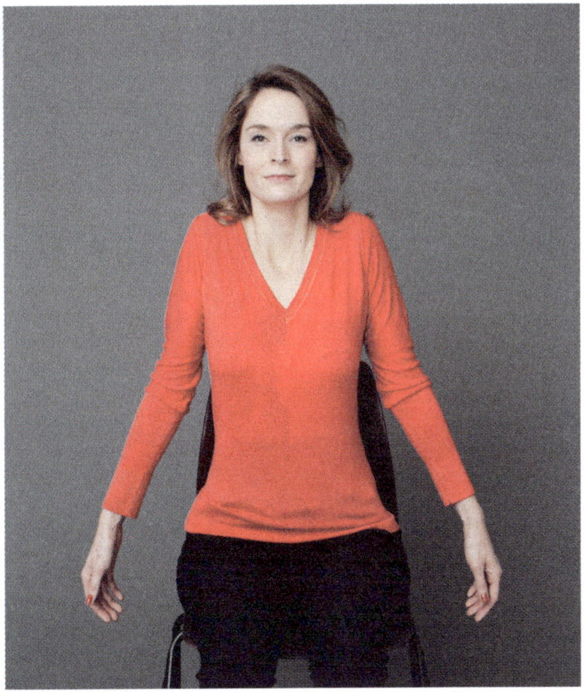

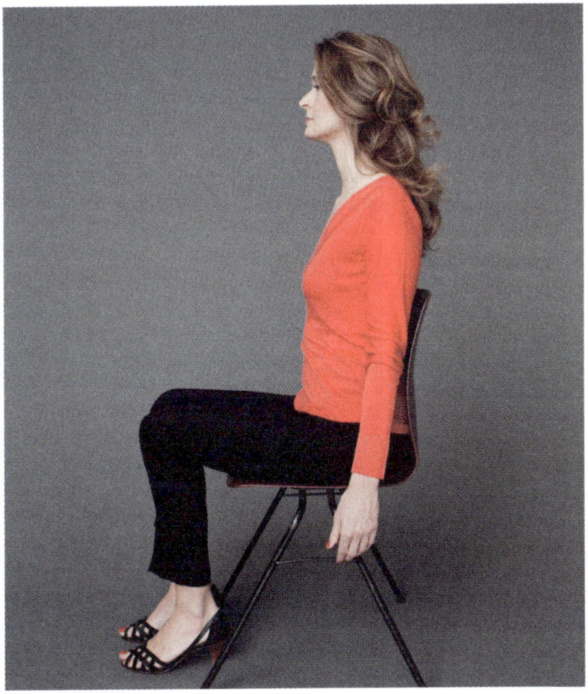

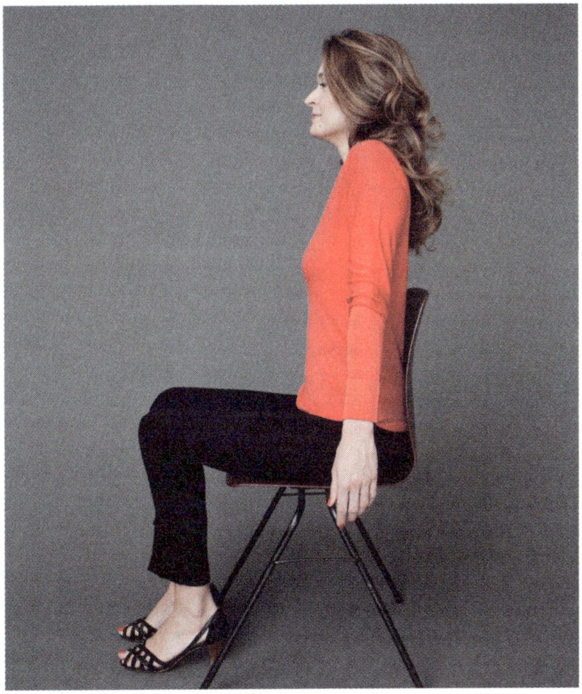

DER FEUERBALL

Sie brauchen keine kostspieligen Trainingsgeräte, um die Muskeln Ihrer Hände zu kräftigen und den „Mausarm" zu verhindern. Sie brauchen nur ein wenig Vorstellungskraft!

1) Heben Sie die Arme in Schulterhöhe vor Ihrem Körper an.

2) Atmen Sie ein, öffnen Sie die Hände und spreizen Sie Ihre Finger so weit wie möglich.

3) Ausatmend ballen Sie Ihre Hände zu Fäusten. Pressen Sie Ihre Finger so fest wie möglich zusammen.

4) Wiederholen Sie die letzten beiden Schritte 25-mal. Stellen Sie sich dabei vor, Sie würden Ihren Bürokollegen Feuerbälle zuwerfen. Halten Sie den Blick entspannt und atmen Sie tief ein und aus.

5) Strecken Sie Ihre Finger am Ende der Übung und schütteln Sie Ihre Hände aus, um sie zu entspannen. Machen Sie diese Übung so oft wie möglich, am besten täglich. So verhindern Sie eine Sehnenscheidenentzündung durch die Computermaus.

WIRKUNG

- Kräftigt die Muskeln der Hände, der Handgelenke und der Unterarme.

VORSICHT, wenn Sie am Karpaltunnelsyndrom leiden oder an einer Verletzung der Finger oder der Handgelenke.

VARIANTE: Sie können die Übung auch mit herunterhängenden Armen machen (sollte zum Beispiel Ihr Chef in der Nähe sein).

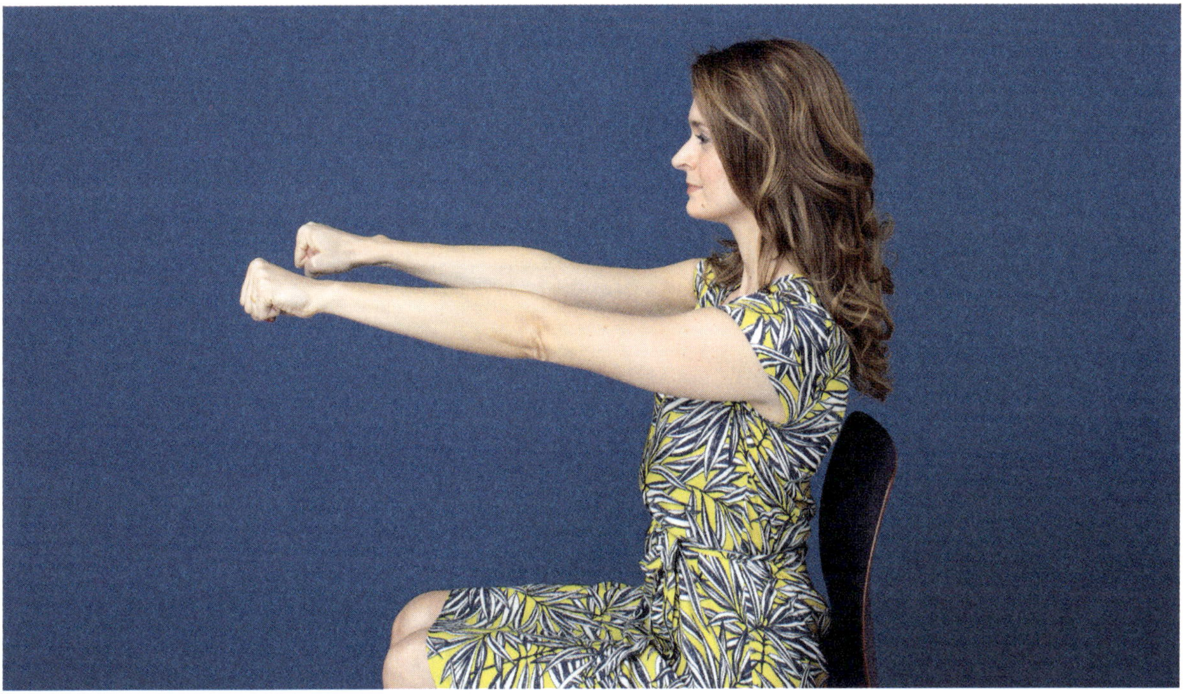

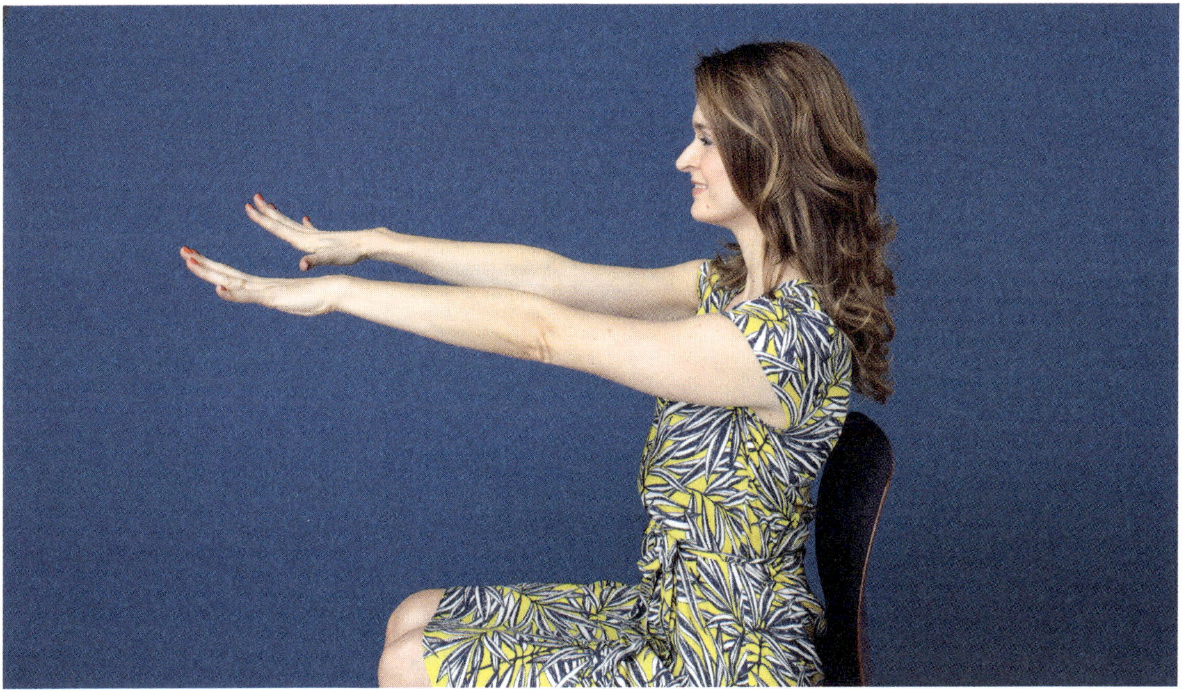

DER MARIONETTENSPIELER

Nachdem Sie Ihre Hände gekräftigt haben, wird es Zeit, sie zu strecken! Sollten Ihre Handgelenke während der Übung knacken, wiederholen Sie die Übung mehrere Male.

1) Setzen Sie sich bequem hin und heben Sie die Arme in Schulterhöhe vor Ihrem Körper an.

2) Öffnen Sie Ihre Hände und beugen Sie die Daumen in Richtung Handfläche. Schließen Sie die Hände zu Fäusten, indem Sie Ihre restlichen Finger über die Daumen beugen.

3) Atmen Sie tief ein und beugen Sie die Fäuste nach außen. Bewegen Sie dabei weder die Arme, noch den Rest des Körpers. Spüren Sie die Dehnung im Inneren Ihrer Handgelenke.

4) Atmen Sie aus, drehen Sie die Fäuste so weit wie möglich nach unten und spüren Sie die Dehnung im oberen Bereich der Handgelenke.

5) Atmen Sie erneut ein und drehen Sie nun die Fäuste nach innen, um die Dehnung im äußeren Bereich der Handgelenke zu spüren.

6) Schließlich atmen Sie wieder aus und drehen die Fäuste nach oben. Spüren Sie diesmal die Dehnung im unteren Bereich der Handgelenke.

7) Auf diese Art und Weise wiederholen Sie diese Kreisbewegung der Handgelenke fünfmal in Verbindung mit Ihrer Atmung. Ändern Sie anschließend die Richtung. Achten Sie darauf, dass Ihre Handrücken dabei immer nach oben zeigen.

WIEDERHOLEN SIE DIE ÜBUNG ...

- wenn Sie den ganzen Tag an Ihrer Tastatur gesessen haben.
- wenn Ihre Handgelenke schmerzen oder Ihre Finger dazu neigen, steif und taub zu werden.

WIRKUNGEN

- Dehnt den gesamten Bereich der Handgelenke und der Unterarme.
- Erhält die Beweglichkeit der Handgelenke.

VORSICHT, wenn Sie am Karpaltunnelsyndrom leiden oder an einer Verletzung der Finger oder der Handgelenke.

VARIANTE: Um Ihre Schultern auszuruhen und für eine etwas unauffälligere Variante, können Sie während der Übung die Ellbogen auf den Tisch legen oder die Arme hängen lassen.

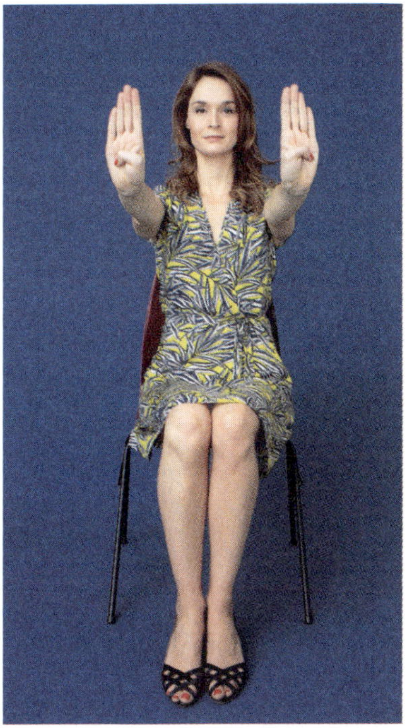
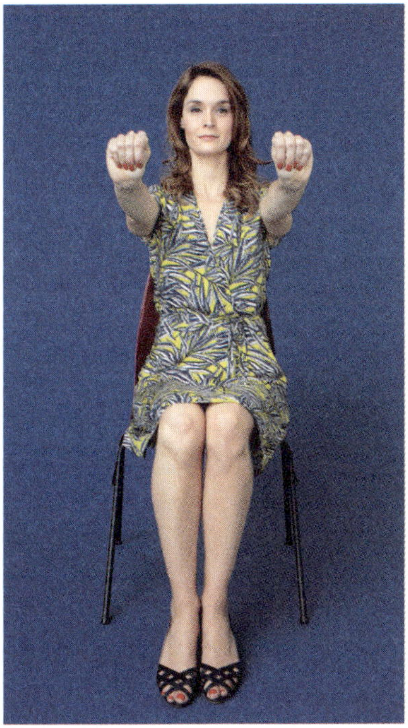
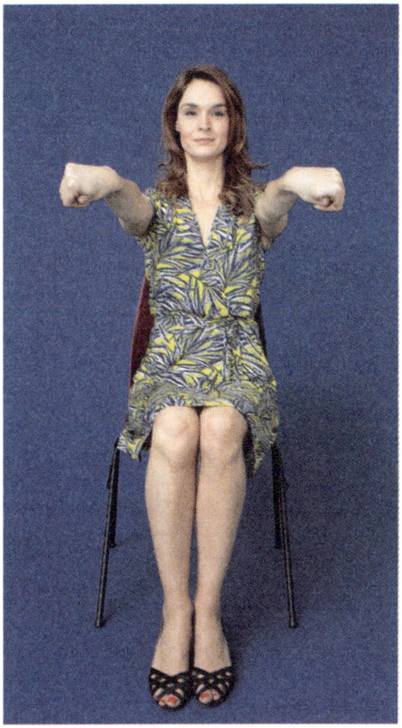
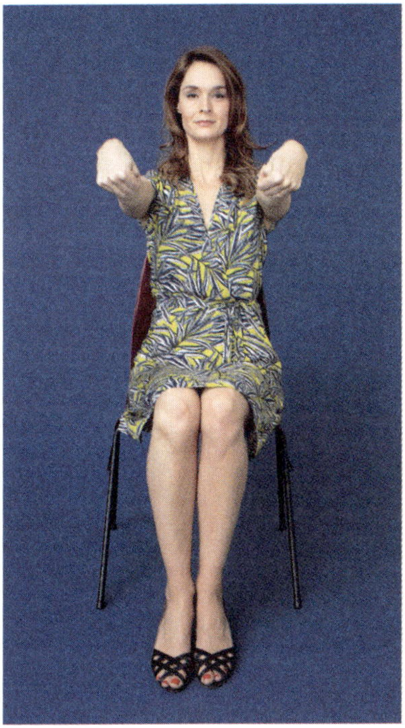
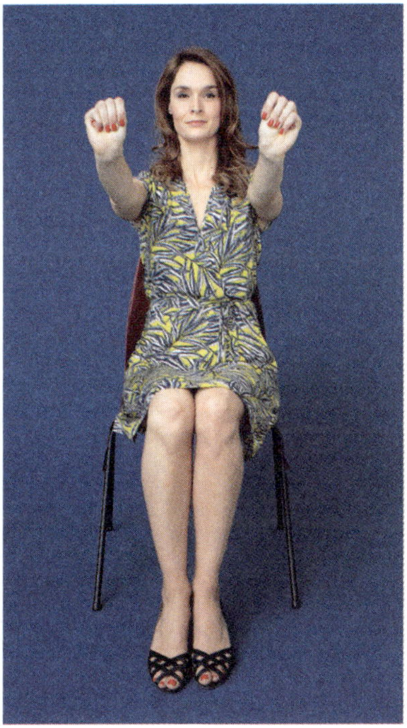
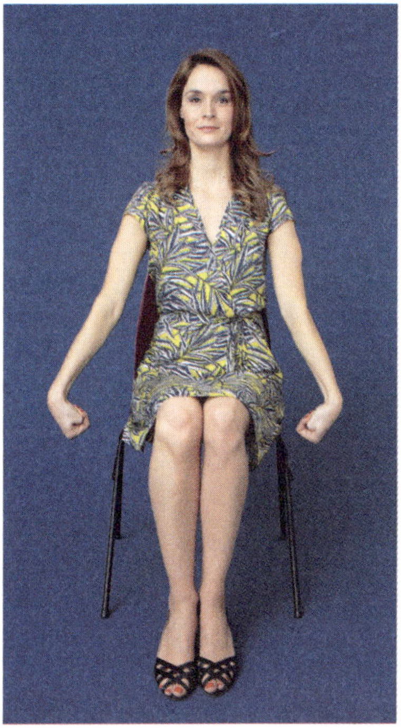

DER SCHLAFWANDLER

Entspannt die Hände
bei eingefleischter Tastatur- und Spielesucht …

1) Setzen Sie sich bequem hin, der Rücken ist gerade, die Schultern sind entspannt. Heben Sie die Arme in Schulterhöhe vor Ihrem Körper an, die Finger zeigen nach vorne, die Handflächen zum Boden.

2) Atmen Sie ein und beugen Sie die Hände nach oben, so dass die Fingerspitzen zur Decke zeigen. Halten Sie die Arme gut gestreckt. Stellen Sie sich vor, Sie würden mit den Handflächen gegen eine vor Ihnen stehende Wand drücken.

3) Atmen Sie dreimal tief ein und aus und spüren Sie die Dehnung im Inneren Ihrer Handgelenke. Nach dem dritten Ausatmen führen Sie die Hände einatmend zurück, so dass die Handflächen wieder zum Boden zeigen.

4) Atmen Sie aus und beugen Sie die Hände nach unten, so dass die Fingerspitzen zum Boden zeigen. Stellen Sie sich nun vor, Sie würden mit den Handrücken gegen eine vor Ihnen stehende Wand drücken.

5) Atmen Sie dreimal tief ein und aus und spüren Sie die Dehnung im oberen Bereich Ihrer Handgelenke. Nach dem dritten Ausatmen entspannen Sie Ihre Arme … und kehren Sie zu Ihrer normalen Beschäftigung zurück.

WIEDERHOLEN SIE DIE ÜBUNG …

- wenn Sie den ganzen Tag an Ihrer Tastatur gesessen haben.
- wenn Ihre Handgelenke, Ihre Hände oder Ihre Unterarme schmerzen.

WIRKUNGEN

- Dehnt die Muskeln der Hände, der Handgelenke und der Unterarme.
- Hilft, eine Sehnenscheidenentzündung durch die Computermaus zu verhindern.

VORSICHT, wenn Sie am Karpaltunnelsyndrom leiden oder an einer Verletzung der Finger oder der Handgelenke.

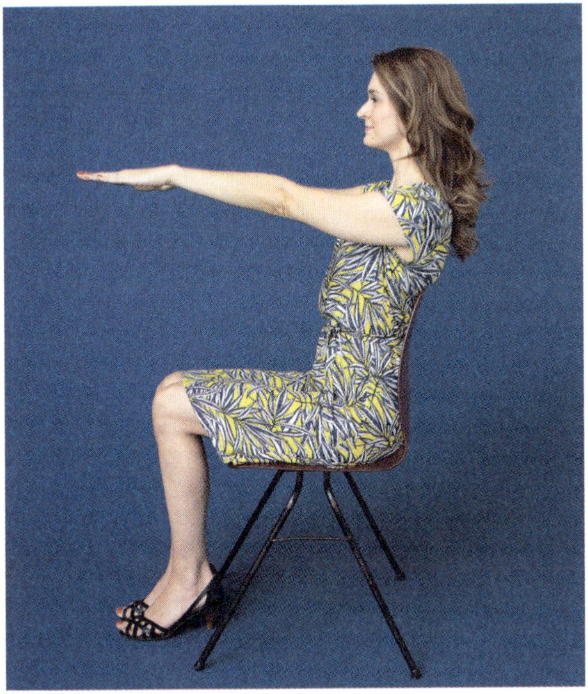
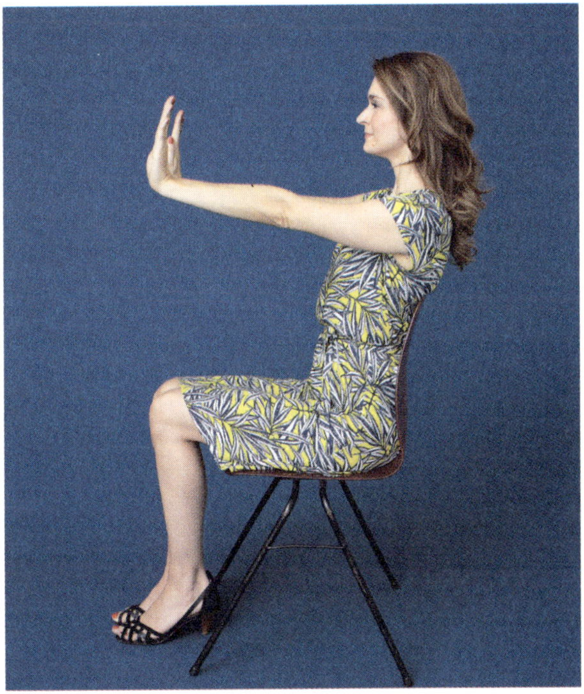
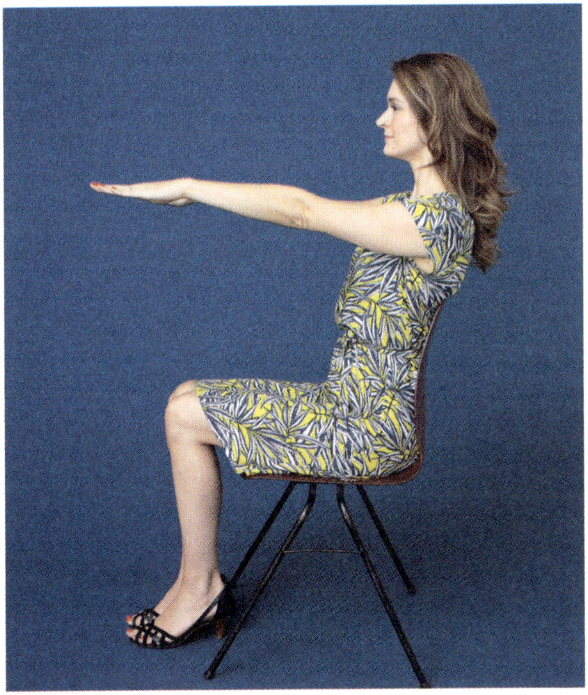
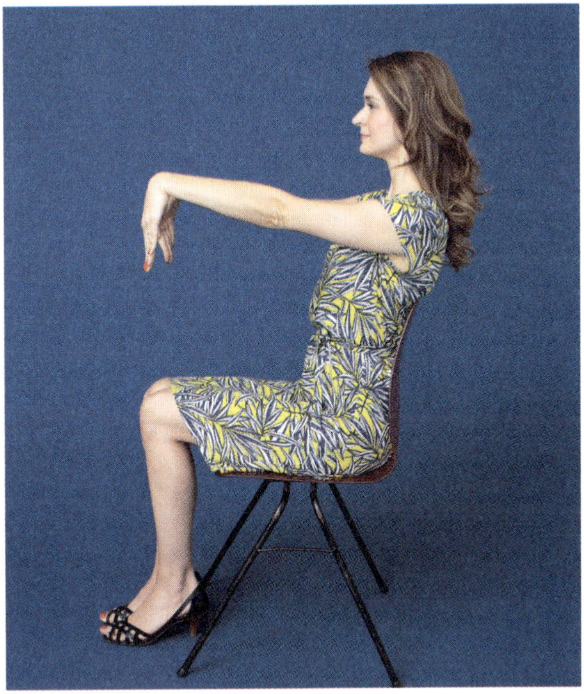

DER TECHNIKER

Die Beweglichkeit Ihrer Handgelenke und Ihrer Schultern können Sie mit der folgenden Übung erhalten. Sie ist ebenso unterhaltsam wie schwierig …

1) Setzen Sie sich bequem hin. Heben Sie die Arme in Schulterhöhe vor Ihrem Körper an, die Finger zeigen nach vorne, die Handflächen zum Boden. Führen Sie den rechten Arm unter den linken, die Handflächen zeigen zueinander. Verschränken Sie nun die Finger.

2) Atmen Sie einmal ein und aus und spüren Sie die Dehnung in den Handgelenken, den Schultern und zwischen den Schulterblättern. Sie können auch etwas länger in der Haltung verweilen … oder versuchen, Ihre Hände zu drehen!

3) Atmen Sie ein, halten Sie die Handflächen zusammen und führen Sie die Hände von unten zwischen Ihren Ellbogen zum Brustkorb nach oben. Ausatmend dehnen Sie Ihre Arme in dieser Haltung so weit wie möglich.

4) Atmen Sie in der Haltung sehr tief ein und aus und spüren Sie die Dehnung an den Seiten der Handgelenke und der Unterarme. Sollten Sie Schmerzen haben, verringern Sie die Dehnung.

5) Mit einem Einatmen führen Sie Ihre Hände von oben nach unten zwischen Ihren Ellbogen in ihre ursprüngliche Haltung zurück.

6) Wiederholen Sie diesen Ablauf dreimal. Spüren Sie die Wirkung im oberen Rücken. Nehmen Sie wahr, wie sich Ihre Muskeln immer mehr entspannen.

7) Wiederholen Sie die Übung: diesmal, indem Sie den linken Arm unter den rechten Arm führen.

WIEDERHOLEN SIE DIE ÜBUNG …

- wenn Sie den ganzen Tag an Ihrer Tastatur oder Ihrer Computermaus gesessen haben.
- wenn Sie steife und schmerzende Schultern haben.

WIRKUNGEN

- Dehnt die Muskeln der Hände, der Handgelenke und der Unterarme.
- Dehnt den Bereich zwischen den Schulterblättern.
- Erhöht die Beweglichkeit der Schultern und die Koordination der Bewegungen.

VORSICHT, wenn Sie am Karpaltunnelsyndrom leiden oder an einer Verletzung der Schultern oder der Handgelenke.

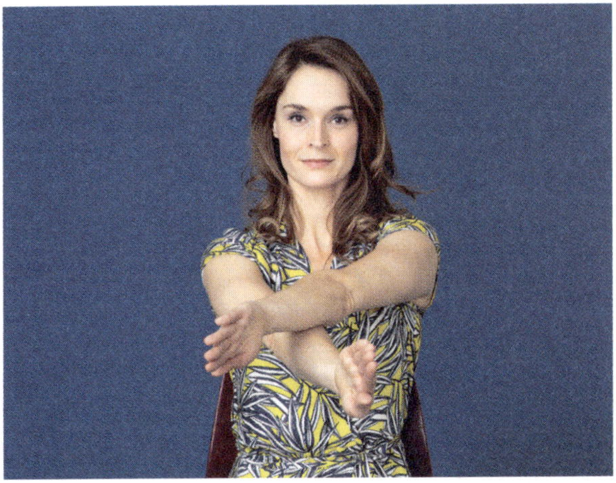
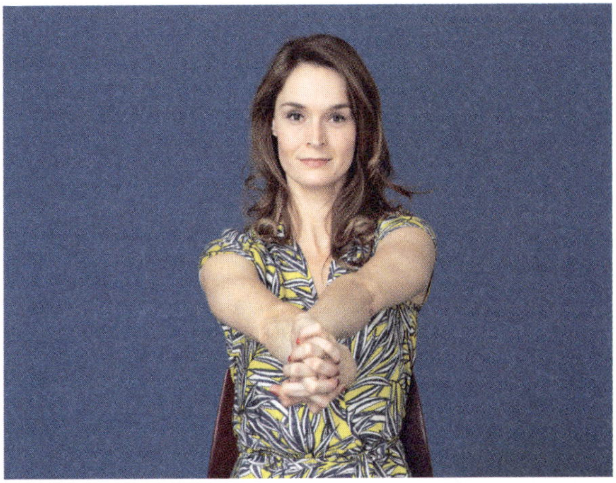
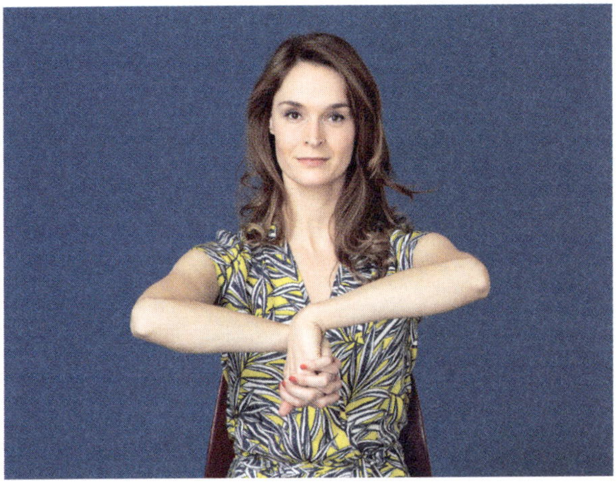
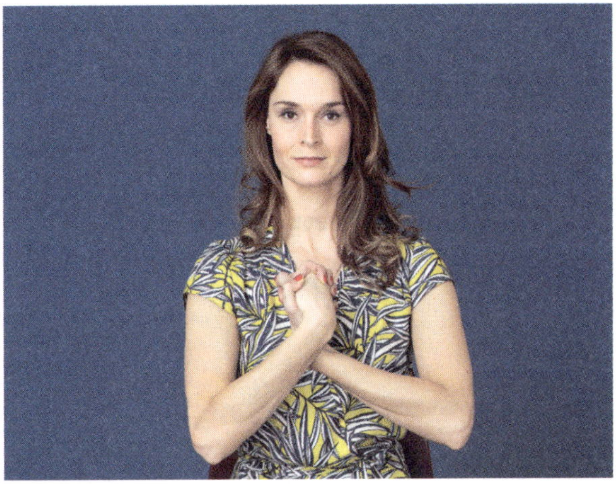
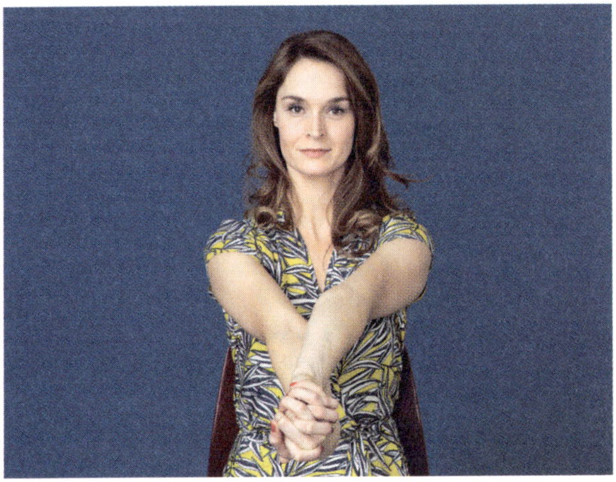
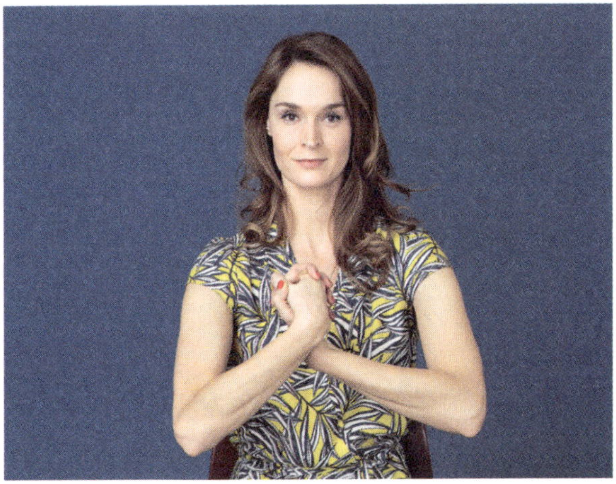

DER KLAVIERSPIELER

Nach einem langen Tag an Ihrer Tastatur sollten Sie jeden einzelnen Finger dehnen.

1) Setzen Sie sich bequem hin, der Rücken ist gerade. Strecken Sie Ihre Arme aus, die Handflächen zeigen nach vorne.

2) Atmen Sie tief ein und aus. Greifen Sie mit der linken Hand Ihre rechte Daumenspitze und ziehen Sie diese zu sich heran. Atmen Sie aus und führen Sie den Daumen zurück. Einatmend führen Sie die Spitze Ihres Zeigefingers zu sich heran.

3) In Verbindung mit der Atmung wiederholen Sie nun diese Bewegung mit jedem Finger Ihrer rechten Hand. Achten Sie darauf, den rechten Arm gestreckt zu halten.

4) Sobald Sie jeden Finger einzeln gedehnt haben, ziehen Sie nun die Finger der rechten Hand gemeinsam ganz sanft mit Hilfe der linken Hand zu sich heran.

5) Atmen Sie in dieser Haltung zweimal ein und aus, entspannen Sie dann Ihre rechte Hand und wiederholen Sie die Übung mit den Fingern der anderen Hand.

WIEDERHOLEN SIE DIE ÜBUNG …

- wenn Ihre Finger vom Tippen steif und müde geworden sind.

WIRKUNGEN

- Dehnt alle Finger sowie die Muskeln der Hände.
- Hilft eine Sehnenscheidenentzündung durch die Computermaus zu verhindern.

VORSICHT, wenn Sie am Karpaltunnelsyndrom leiden oder an einer Verletzung der Finger oder der Handgelenke.

Am Ende dieser Dehn- und Kräftigungsübungen können Sie sich noch eine weitere Wohltat gönnen … Schütteln Sie Ihre Hände in alle Richtungen aus. Spüren Sie, dass sich Ihre Handgelenke viel beweglicher und leichter anfühlen als vorher. Etwa nicht? Na, dann fangen Sie die Übungen nochmal von vorne an!

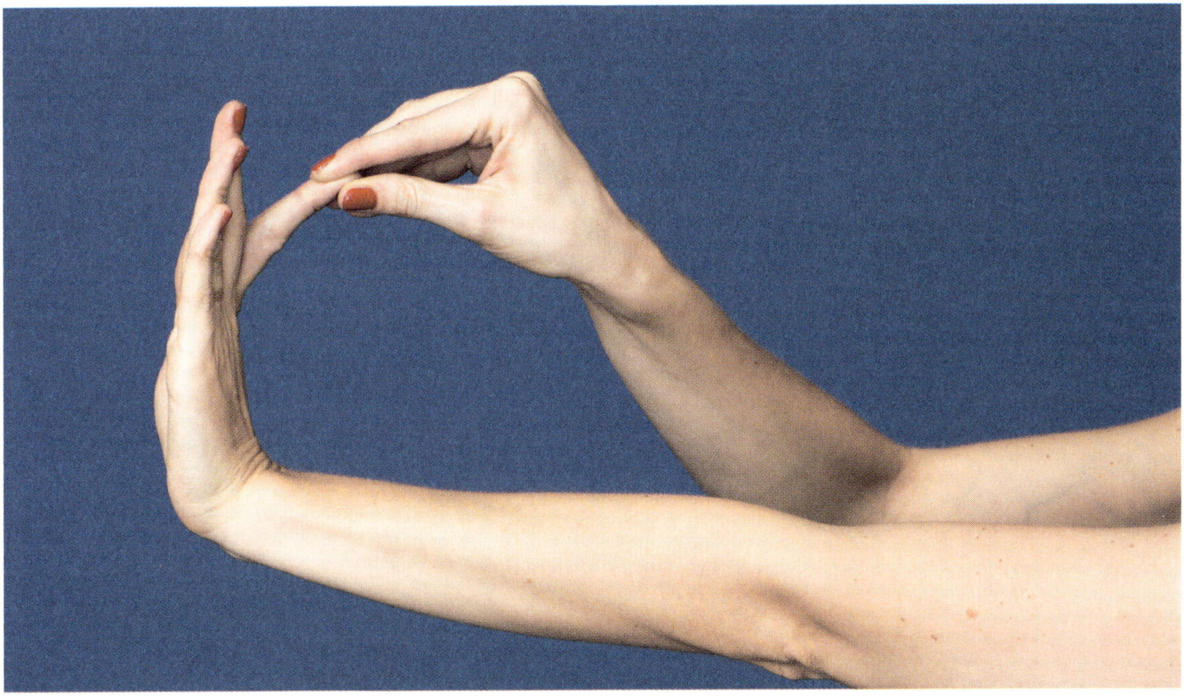

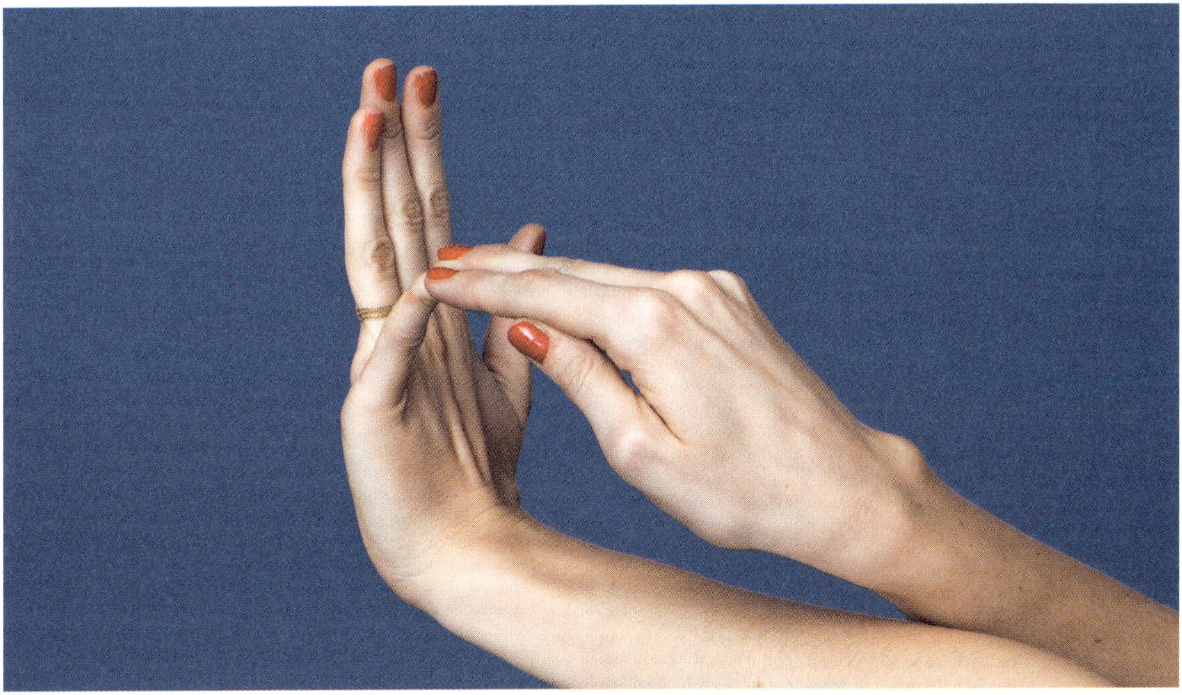

DER UNSICHTBARE STUHL

Mit dieser anstrengenden Übung können Sie Ihre Oberschenkel und Ihre Rückenmuskulatur kräftigen.

1) Setzen Sie sich auf den Rand Ihres Stuhls, die Füße sind hüftbreit aufgestellt, die Knie im 90-Grad-Winkel gebeugt.

2) Atmen Sie tief ein, legen Sie Ihre Hände auf die Knie und heben Sie das Becken vom Stuhl an.

3) Atmen Sie in dieser Haltung tief ein und aus, ohne die Hände auf Ihre Oberschenkel zu legen. Beugen Sie dabei nicht den unteren Rücken. Schieben Sie dafür die Gesäßmuskeln leicht nach vorne und aktivieren Sie Ihre untere Bauchmuskulatur. Stellen Sie sich vor, Sie würden Ihren unteren Rücken gegen eine Wand drücken, die hinter Ihnen steht.

4) Sobald Sie Ihre Haltung gefunden haben, heben Sie Ihre Arme nach oben in Verlängerung Ihres Oberkörpers und schauen dabei ganz leicht nach oben, um den Rücken zu strecken.

5) Bleiben Sie 5 Atemzüge lang in dieser Haltung. Drücken Sie die Füße gut in den Boden und halten Sie die Knie im 90-Grad-Winkel.

6) Nach dem fünften Ausatmen greifen Sie nach Ihrem Stuhl, so dass Sie nicht Gefahr laufen zu stürzen. Legen Sie nun Ihr Becken auf dem Stuhl ab und ruhen Sie sich aus.

WIEDERHOLEN SIE DIE ÜBUNG …

- wenn Sie schon zu lange im Sitzen verbracht haben und Ihre Beine gefühllos geworden sind.

WIRKUNGEN

- Kräftigt die Oberschenkelmuskeln, die Waden und den Beckengürtel.
- Kräftigt die Haltemuskulatur des Rückens.
- Verbessert die Durchblutung der Beine.

VORSICHT, wenn Sie Probleme an den Knien, der Hüfte oder den Fußknöcheln haben.

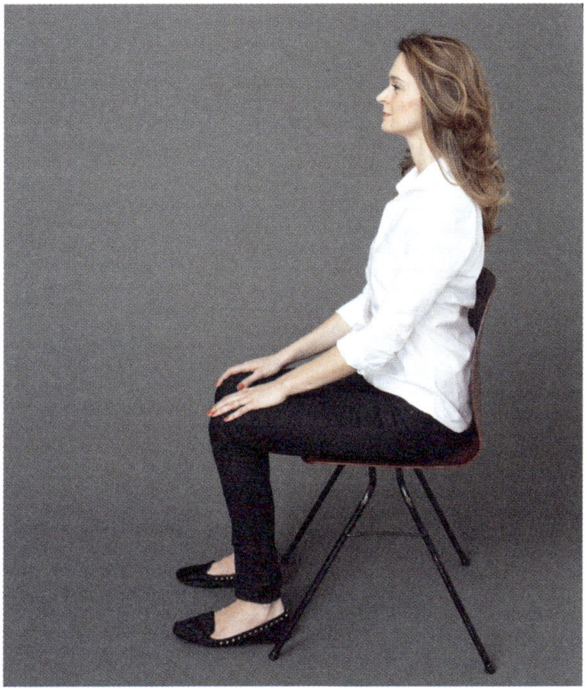

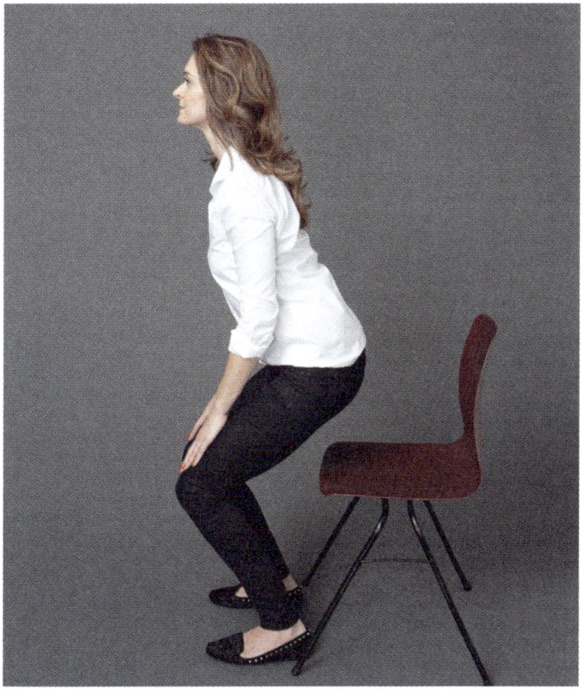

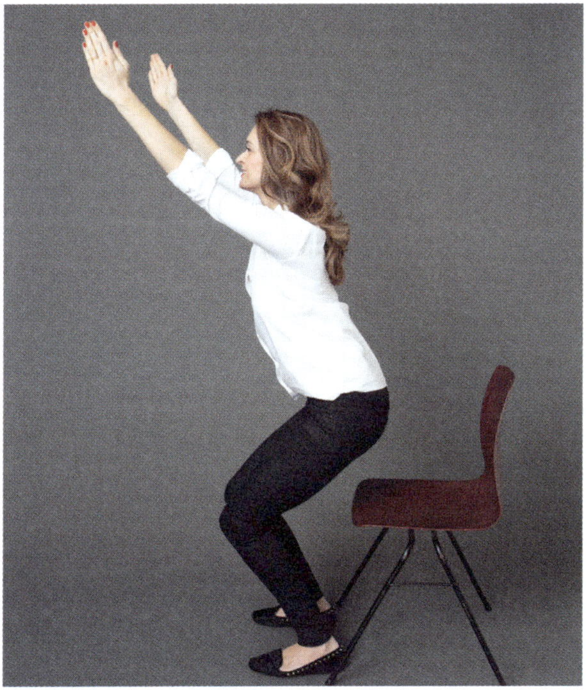

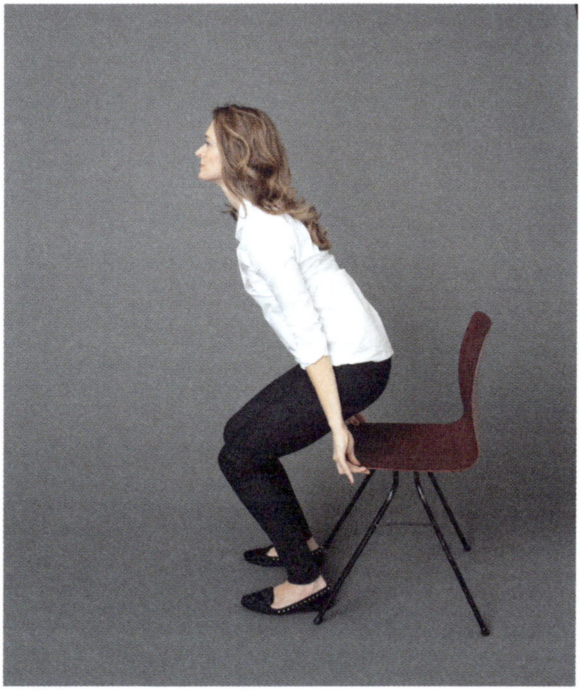

DIE PYRAMIDE

Sie können Ihre Beine und Ihren Rücken dehnen, ohne es zu merken

1) Stellen Sie sich vor einen Tisch oder eine Stuhllehne. Ihre Füße sind hüftbreit aufgestellt und flach auf den Boden gedrückt.

2) Machen Sie mit Ihrem rechten Bein einen großen Schritt nach vorn und mit Ihrem linken Bein einen kleinen Schritt nach hinten. Dehnen Sie Ihre Beine, so dass sie mit dem Boden ein Dreieck bilden. Der hintere Fuß ist leicht nach außen ausgestellt (etwa 45 Grad), die Ferse können Sie leicht anheben oder in den Boden drücken.

3) Legen Sie Ihre Hände flach auf den Tisch oder auf die Stuhllehne. Ziehen Sie die Hüfte gerade.

4) Atmen Sie ein und ziehen Sie die Wirbelsäule nach unten. Mit einem Ausatmen verlängern Sie Ihren Oberkörper und beugen ihn leicht nach vorne, dabei spannen Sie das vordere Bein an, um die Dehnung in der hinteren Wade zu spüren. Den unteren Rücken können Sie leicht nach unten beugen. Das verlängert die Wirbelsäule..

5) Beugen Sie sich nur so weit herunter, wie Ihr Rücken gerade bleibt und Ihre Hüfte nach vorne zeigt. Sie können das vordere Knie leicht beugen, um eine Überdehnung zu vermeiden.

6) Ziehen Sie den Bauch ein und aktivieren Sie die Beinmuskulatur. Bleiben Sie 5 lange Atemzüge in dieser Haltung.

7) Nach dem fünften Ausatmen richten Sie Ihren Oberkörper einatmend wieder auf. Wiederholen Sie die Übung, indem Sie nun das linke Bein nach vorne bringen und beobachten Sie den Unterschied zwischen den beiden Körperseiten.

WIEDERHOLEN SIE DIE ÜBUNG ...

- wenn sich Ihre Beine schwer und erschöpft anfühlen.
- wenn Sie schon zu lange im Sitzen verbracht haben und Schmerzen im unteren Rücken haben.

WIRKUNGEN

- Dehnt die Rückseite der Beine und den Rücken.
- Kräftigt die Oberschenkel und die Waden.
- Hilft bei Ischiasschmerzen und bei Rückenschmerzen.
- Verbessert die Durchblutung und den Schlaf.

VORSICHT, wenn Sie Probleme an den Knien, der Hüfte oder dem Rücken haben.

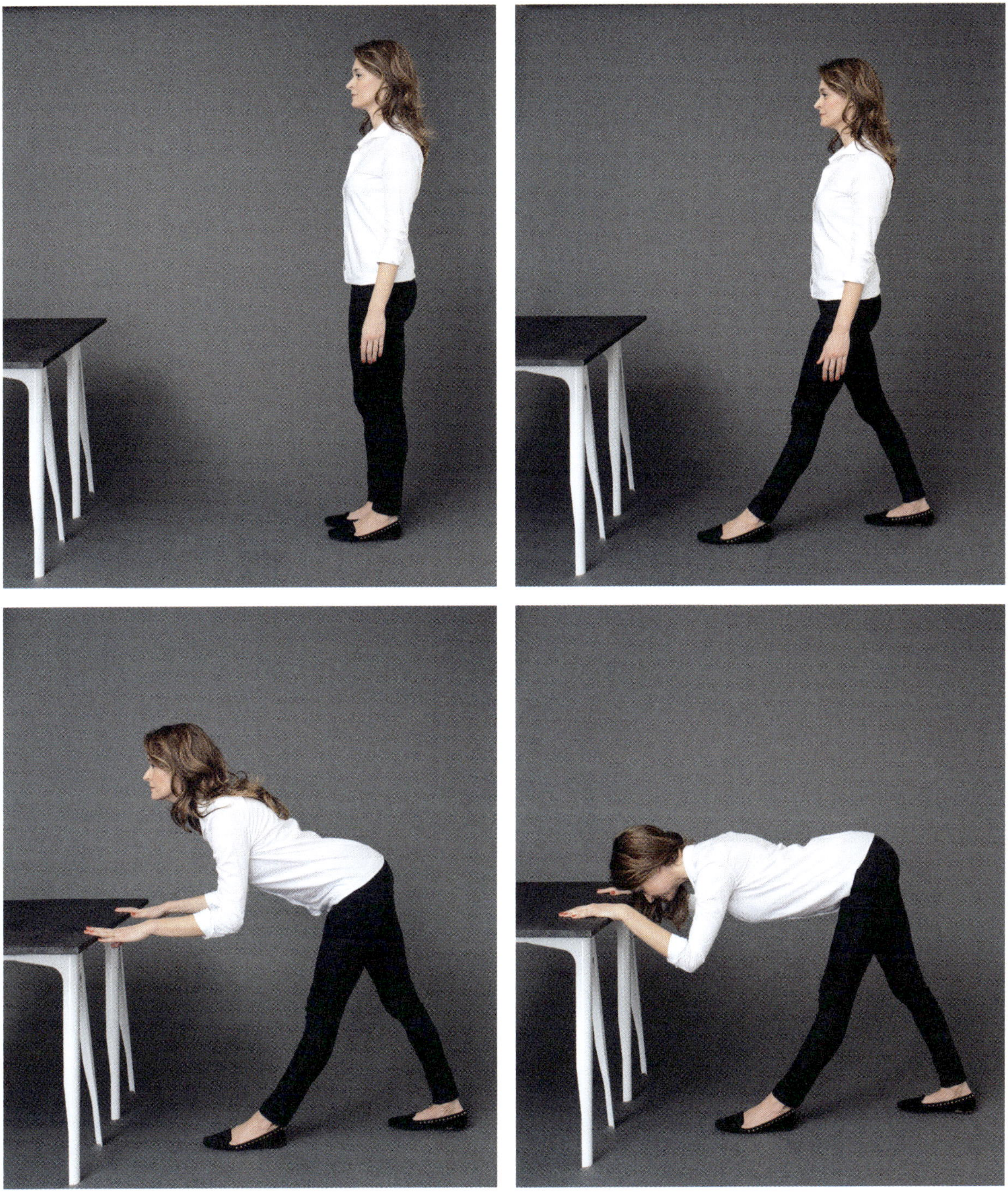

DER HUND, DER NACH UNTEN SCHAUT

Wenn Sie nur eine einzige Yoga-Haltung auf eine einsame Insel mitnehmen könnten, dann wäre das sicherlich diese. Kein Zweifel!

1) Stellen Sie sich vor einen Tisch oder eine Stuhllehne. Stellen Sie Ihre Füße etwa 1,5 Meter weiter nach hinten, hüftbreit und flach auf den Boden gedrückt (Sie können die Schuhe auch ausziehen).

2) Legen Sie Ihre Hände flach auf den Tisch oder auf die Stuhllehne, die Arme sind dabei schulterbreit ausgerichtet. Atmen Sie ein und verlängern Sie Ihre Wirbelsäule nach oben.

3) Atmen Sie aus und beugen Sie Ihre Knie. Schieben Sie Ihr Becken nach hinten und richten Sie Ihr Steißbein gegen die Decke, indem Sie den unteren Rücken so weit wie möglich anheben.

4) Halten Sie die Knie gebeugt und bringen Sie den Oberkörper parallel zum Boden. Versuchen Sie den Bereich zwischen Ihren Schulterblättern etwas anzuheben. Schieben Sie Ihre Oberschenkel und Ihren Bauchnabel nach hinten.

5) Halten Sie den Rücken gerade und die Knie weiter gebeugt. Atmen Sie in dieser Haltung fünfmal tief ein und aus. Spüren Sie die Dehnung auf der Rückseite Ihrer Beine, am unteren Rücken und an den Schultern.

6) Wenn Sie sich in der Haltung wohlfühlen, können Sie versuchen, ausatmend die Knie etwas weniger zu beugen. Das verstärkt die Dehnung der Beine. Sollte Ihr Rücken dabei runder werden, beugen Sie wieder stärker die Knie.

7) Nach dem fünften Ausatmen richten Sie sich mit einem Einatmen langsam auf, indem Sie sich an dem Tisch oder an der Stuhllehne festhalten.

WIEDERHOLEN SIE DIE ÜBUNG …

- wenn Ihre hintere Beinmuskulatur verkürzt ist und schmerzt.
- wenn Sie viel Sport machen, der die Gelenke belastet (Joggen, Tennis …).
- wenn Sie Schmerzen am oberen oder am unteren Rücken haben.

WIRKUNGEN

- Dehnt die Sehnen an den Beinen, die geschmeidig bleiben müssen, damit der Rücken beweglich und gesund bleibt.
- Hilft Ischiasbeschwerden und Rückenschmerzen zu verhindern.

VORSICHT, wenn Sie Probleme an den Knien, der Hüfte oder dem Rücken haben. Oder wenn Ihre Knie zur Überdehnung neigen (dann sollten Sie die Knie grundsätzlich beugen).

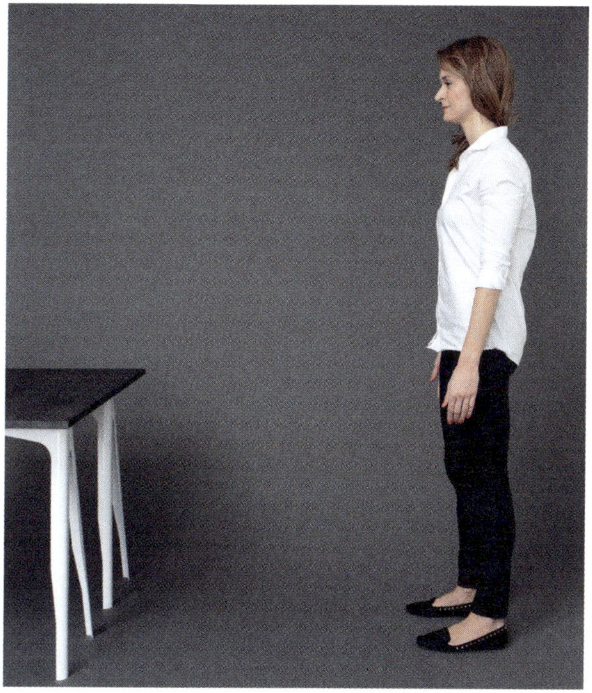

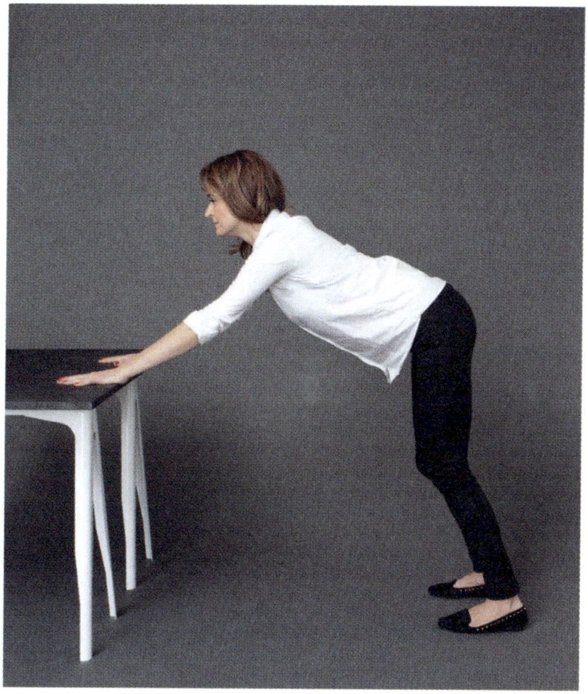

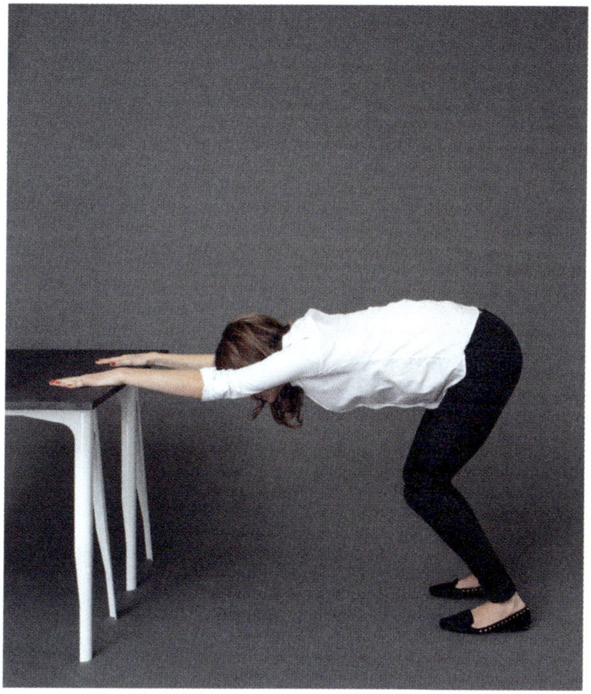

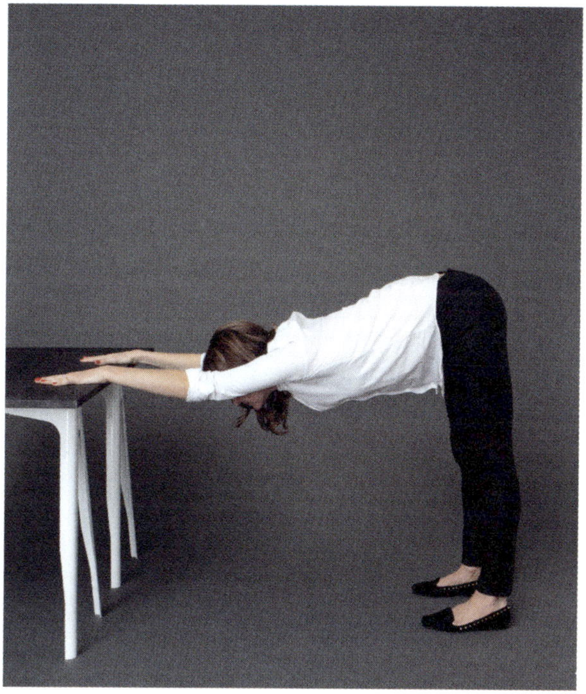

DER RADFAHRER

Aktivieren Sie die Durchblutung Ihrer Beine, stärken Sie Ihre Hüften und Ihren Bauch. Ganz unauffällig, versteht sich!

1) Setzen Sie sich mit geradem Rücken auf den Rand Ihres Stuhls. Legen Sie die Hände auf die Knie, die Knie im 90-Grad-Winkel gebeugt.

2) Atmen Sie durch die Nase ein und strecken Sie Ihr rechtes Bein auf Höhe der Hüften und des Stuhls aus.

3) Mit dem Ausatmen ziehen Sie die Zehen zu sich heran, der Fuß ist flex (das heißt, die Zehen zeigen nach oben).

4) Mit dem nächsten Einatmen strecken Sie den Fuß, ohne Ihr Bein zu bewegen, so weit wie möglich nach vorne.

5) Bleiben Sie 10 lange Atemzüge in dieser Haltung, indem Sie einatmend die Zehen nach vorne strecken und ausatmend die Zehen zu sich heranziehen. Achten Sie darauf, weder die rechte Gesäßhälfte vom Stuhl noch die Hüfte anzuheben!

6) Atmen Sie ein, wechseln Sie das Bein und wiederholen Sie die Übung auf der anderen Seite.

7) Möglicherweise spüren Sie einen Unterschied zwischen den beiden Seiten. Nehmen Sie den Unterschied einfach wahr ... und üben Sie weiter!

WIEDERHOLEN SIE DIE ÜBUNG ...

- wenn Sie schon zu lange im Sitzen verbracht haben.
- wenn Ihre Beine sich schwer und erschöpft anfühlen.

WIRKUNGEN

- Kräftigt die Oberschenkelmuskeln, die Waden und den Beckengürtel.
- Verbessert die Durchblutung.

VORSICHT, wenn Sie Probleme an den Knien, der Hüfte oder den Fußknöcheln haben.

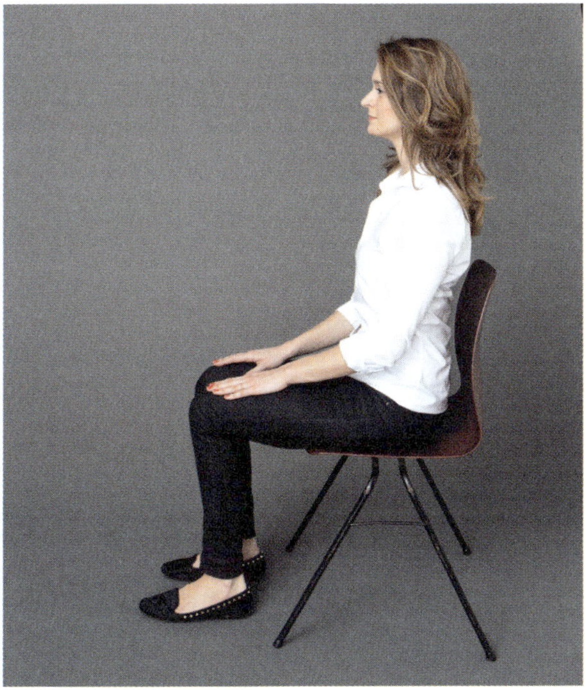

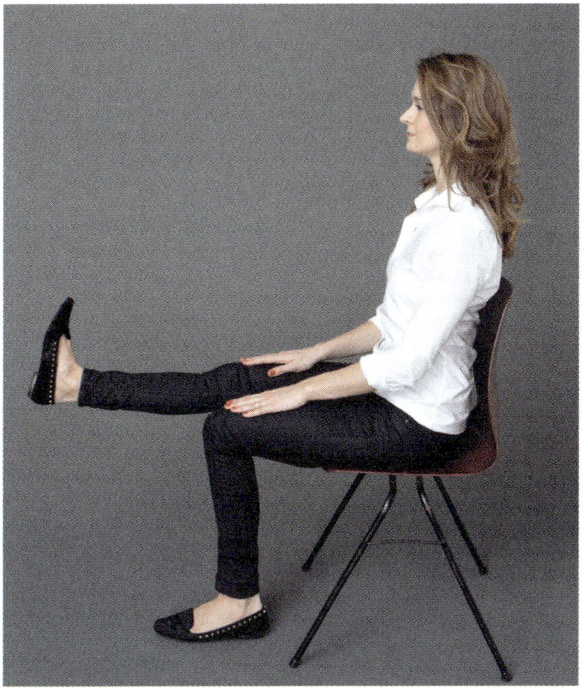

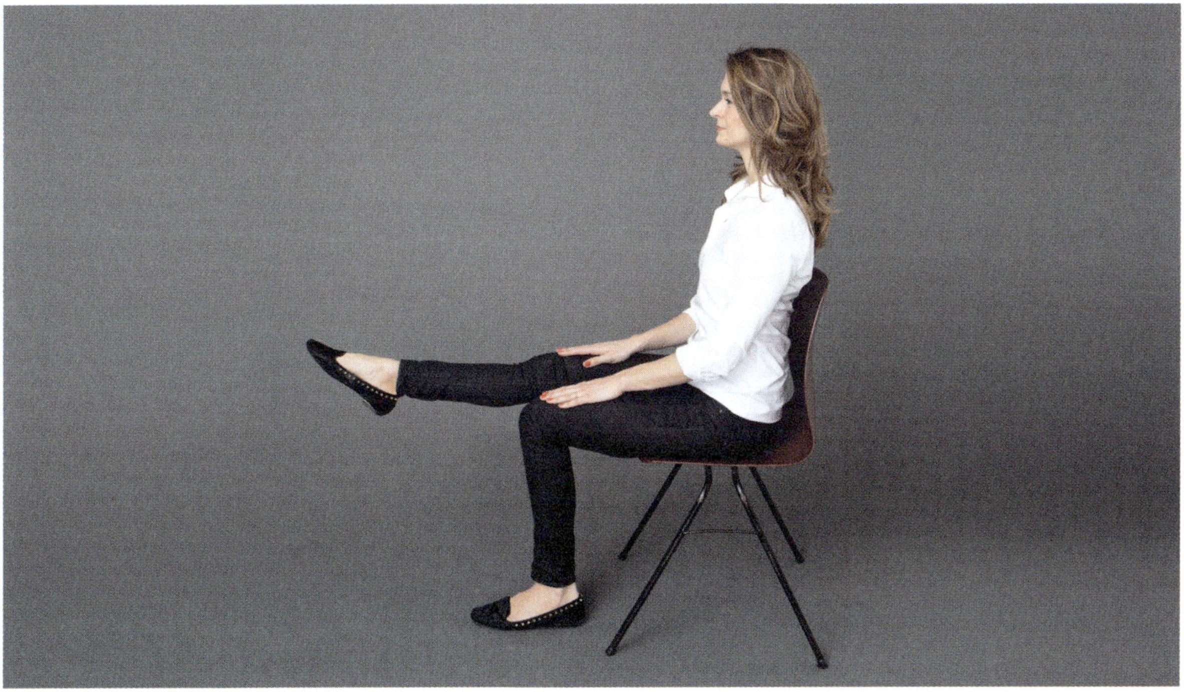

DER JOGGER

Diese Übung dehnt die hintere Beinmuskulatur und verhindert Rücken- und Ischiasbeschwerden! Legen Sie los, wenn die Fotos Sie nicht abschrecken! Und at-m-en Sie!

1) Setzen Sie sich auf den Rand Ihres Stuhls. Die Knie sind hüftbreit im 90-Grad-Winkel gebeugt.

2) Atmen Sie ein und strecken Sie Ihr rechtes Bein nach vorn. Legen Sie Ihre Ferse auf den Boden und ziehen Sie die Zehen zu sich heran.

3) Atmen Sie aus und beugen Sie sich von der Taille aus nach vorne. Verlängern Sie dabei die Wirbelsäule und halten Sie den Rücken gerade. Die Füße sind weiterhin flex, die Hüfte ebenfalls gerade. Achten Sie darauf, dass sich Ihr Rücken nicht rundet! Das Ziel ist nicht, sich so weit wie möglich nach unten zu beugen, sondern den Oberkörper nach vorne zu ziehen. Schummeln Sie nicht, indem Sie das Gesäß vom Stuhl anheben!

4) Sie sollten sich nicht weiter nach vorne beugen, sobald die Dehnung in den Beinen zu stark wird oder Ihr Rücken sich rundet. Atmen Sie fünfmal tief ein und aus.

5) Nach dem fünften Ausatmen heben Sie den Oberkörper einatmend wieder an und holen Sie Ihr rechtes Bein wieder heran.

6) Einatmend beginnen Sie die Übung jetzt auf der anderen Seite. Spüren Sie den Unterschied zwischen den beiden Seiten.

WIEDERHOLEN SIE DIE ÜBUNG …

- wenn Ihre hintere Beinmuskulatur verkürzt ist und schmerzt.
- wenn Sie nach dem Joggen keine Zeit zum Dehnen hatten.
- wenn Sie Schmerzen am unteren Rücken und im Lendenwirbelbereich haben.
- wenn Sie Ischiasbeschwerden haben.

WIRKUNGEN

- Erhält die Geschmeidigkeit der Beinsehnen für einen gesunden Rücken.
- Hilft gegen Ischias- und Rückenbeschwerden.
- Verbessert die Durchblutung der Beine.

VORSICHT, wenn Sie Probleme an den Knien, der Hüfte oder dem Rücken haben.

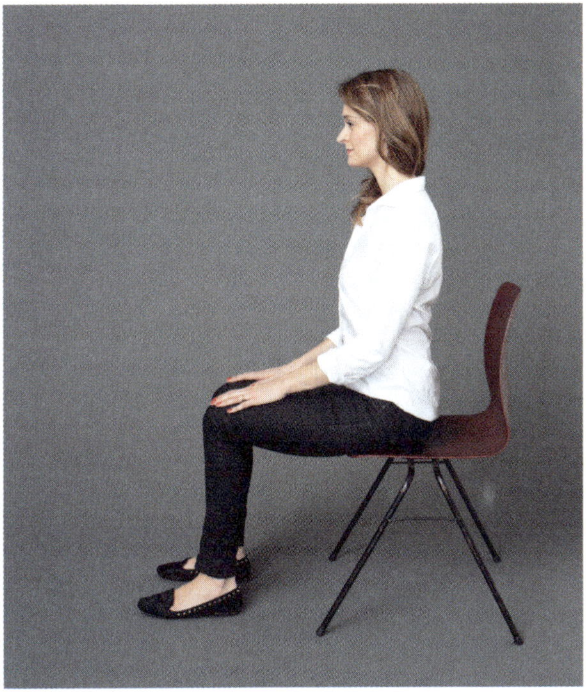

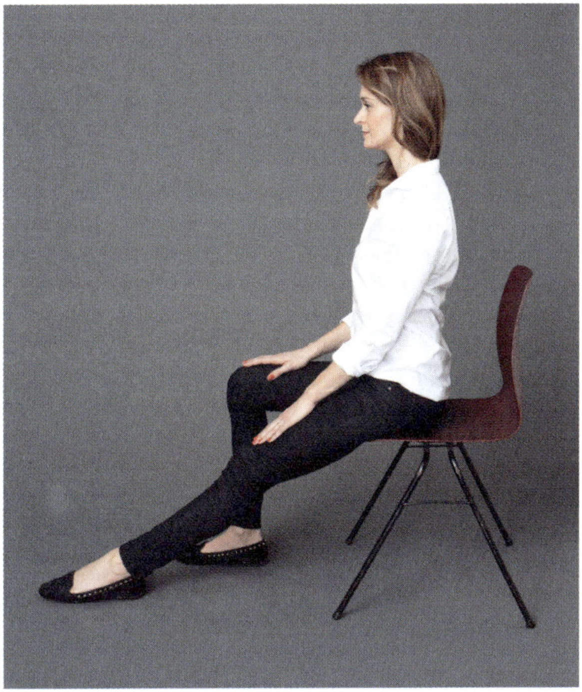

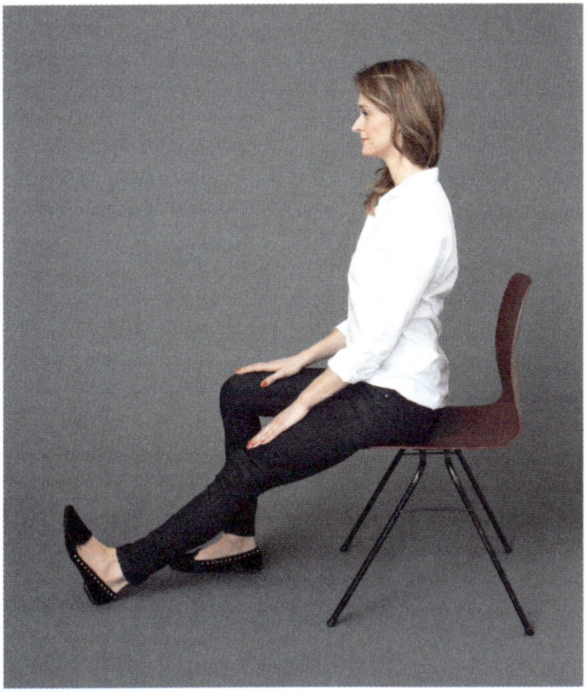

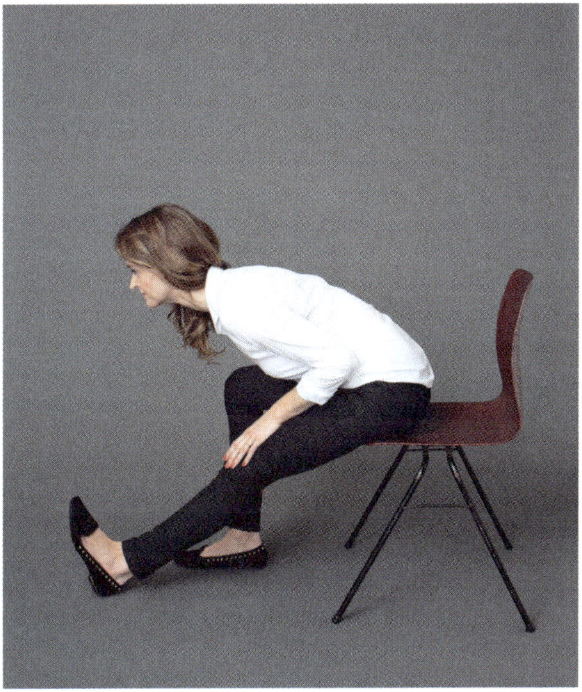

MIT DEM RÜCKEN ZUR WAND

Gönnen Sie Ihren Lendenwirbeln eine kleine Pause! Besonders dann, wenn Sie oft ins Hohlkreuz gehen. Ihr unterer Rücken braucht nicht viel, um glücklich und zufrieden zu sein!

1) Stellen Sie sich mit Ihrem Rücken an eine Wand und schmiegen Sie Ihre Fersen an die Wand. Ihre Füße stehen flach auf dem Boden (ziehen Sie eventuell Ihre Schuhe aus, sollten Sie z. B. Absätze tragen).

2) Spreizen Sie Ihre Knie hüftbreit. Atmen Sie aus und beugen Sie Ihre Knie, so dass Sie den unteren Rücken an die Wand schmiegen können. Ziehen Sie die Gesäßmuskeln leicht nach vorne, um Ihren unteren Rücken zu verlängern. Spüren Sie, wie sich Ihre tiefe untere Bauchmuskulatur zusammenzieht.

3) Vergewissern Sie sich, dass zwischen Ihrem Rücken und der Wand keine Lücke besteht (Sie können das mit Ihrer Hand prüfen). Sollte noch eine Lücke vorhanden sein, beugen Sie die Knie noch etwas weiter.

4) Schmiegen Sie nun auch Ihren oberen Rücken an die Wand, vom Hinterkopf über die Schultern bis zum Steißbein.

5) Bleiben Sie in dieser Haltung und atmen Sie fünfmal durch die Nase ein und aus. Spüren Sie, wie sich der untere Rücken entspannt und die Bauchmuskulatur arbeitet.

6) Nach dem letzten Ausatmen strecken Sie wieder sanft die Beine und entfernen Sie sich von der Wand.

WIEDERHOLEN SIE DIE ÜBUNG ...

- wenn Sie dazu neigen, ins Hohlkreuz zu gehen.
- wenn Sie Schmerzen im unteren Rücken haben.
- wenn Sie bei der Arbeit viel – oder falsch – sitzen.

WIRKUNGEN

- Entspannt den Bereich der Lendenwirbel und schafft Raum zwischen den Bandscheiben.
- Hilft Schmerzen im unteren Rücken zu verhindern, die durch Stress und langes Sitzen verursacht sind.
- Stärkt die tiefe untere Bauchmuskulatur.
- Dehnt den Nacken.

VORSICHT, wenn Sie schwanger sind.

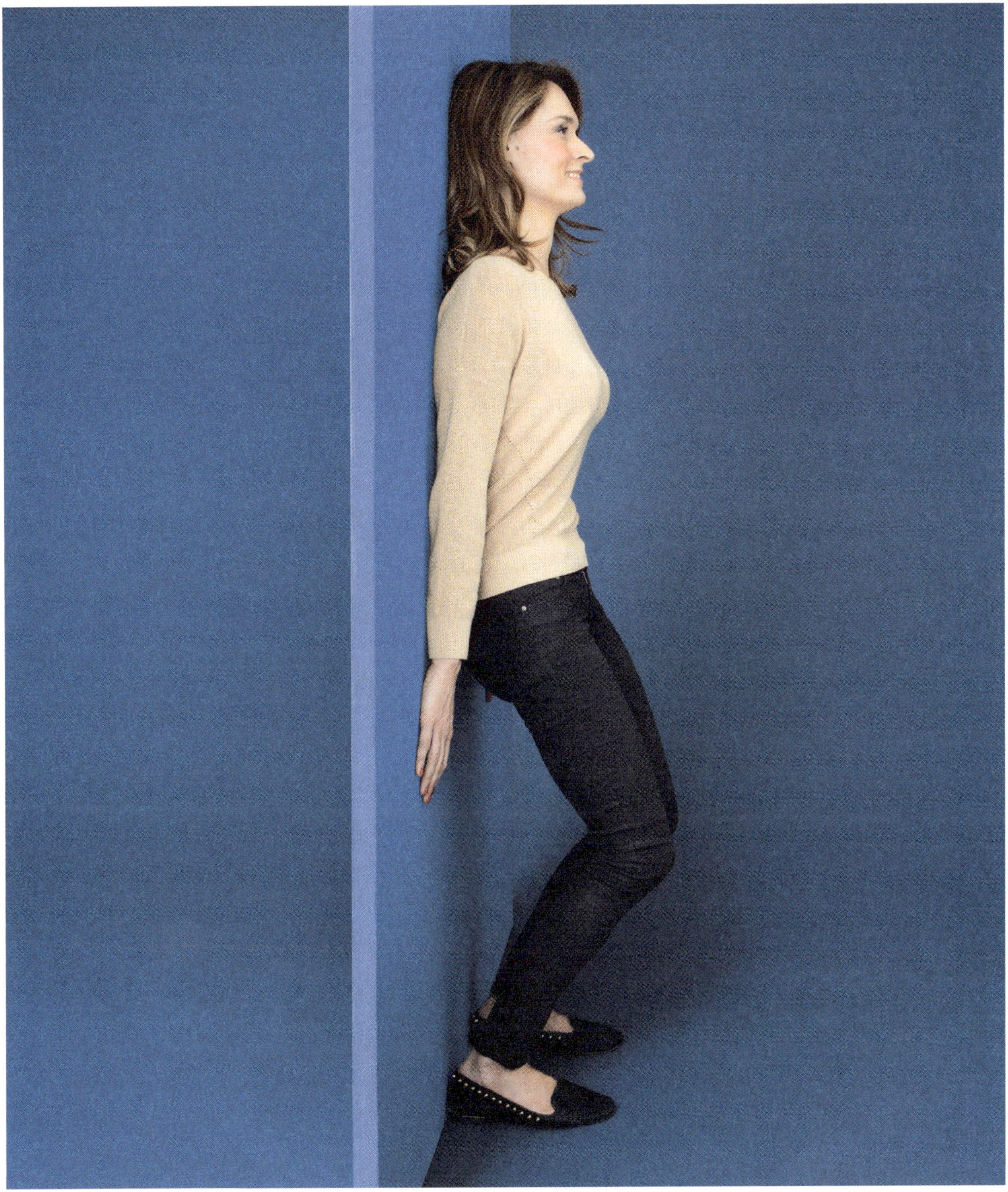

DAS BOOT

Wo befindet sich denn nun diese tiefe untere Bauchmuskulatur, die die Lendenwirbel schützt? Hier können Sie, freiwillig oder gezwungen, herausfinden, wo sie liegt. Und wie sie aktiviert werden kann, ohne dass Sie Ihren Bürostuhl verlassen müssen!

1) Setzen Sie sich auf den Rand Ihres Stuhls und schieben Sie Ihre Gesäßbacken nach hinten, so dass Sie auf Ihren Sitzbeinhöckern sitzen. Der Rücken ist gerade und die Füße sind auf dem Boden. Legen Sie Ihre Hände auf die Knie.

2) Atmen Sie ein und heben Sie Ihren rechten Fuß vom Boden.

3) Atmen Sie aus und heben Sie Ihre linke Ferse vom Boden.

4) Atmen Sie ein und versuchen Sie sanft die linken Zehen vom Boden zu heben. Sie können in dieser Haltung bleiben. Atmen Sie tief ein und aus und spüren Sie, wie die untere Bauchmuskulatur arbeitet.

5) Wenn Sie sich in der Haltung wohlfühlen, können Sie versuchen, beide Füße vom Boden zu heben. Verlagern Sie Ihr Körpergewicht etwas nach hinten, heben Sie die Knie zum Brustkorb und legen Sie die Hände unter Ihre Knie. Achten Sie darauf, nicht ins Hohlkreuz zu gehen und sich nicht an die Stuhllehne anzulehnen.

6) Spüren Sie, wie sich der untere Bauchgürtel zusammenzieht und Ihnen dabei hilft, den Rücken gerade zu halten. Stufe 2: Versuchen Sie die Arme nach vorne zu strecken und Ihr Gleichgewicht zu finden.

7) Atmen Sie in dieser Haltung fünfmal tief ein und aus.

8) Nach dem letzten Ausatmen setzen Sie die Füße sanft auf den Boden zurück und richten sich wieder auf.

WIEDERHOLEN SIE DIE ÜBUNG …

- wenn Sie gegen drohende Fettpölsterchen am Bauch ankämpfen wollen.
- wenn Sie Schmerzen im Bereich der Lendenwirbel haben. Wenn Sie häufig falsch sitzen.

WIRKUNGEN

- Stärkt die tiefe untere Bauchmuskulatur.
- Schützt die Lendenwirbel.

VORSICHT, wenn Sie einen Bandscheibenvorfall oder einen Leistenbruch haben oder hatten. Wenn Sie schwanger sind.

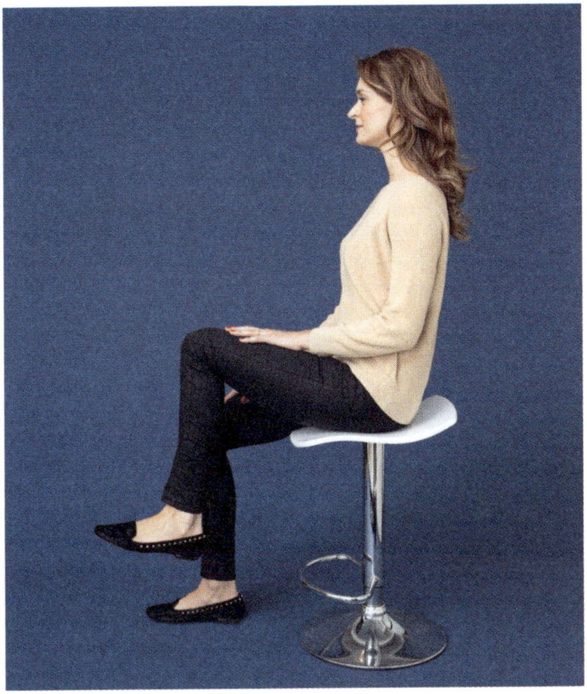

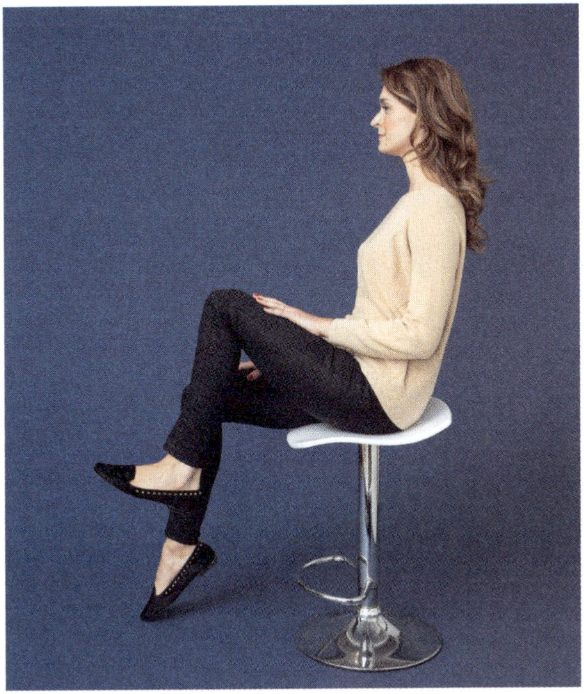

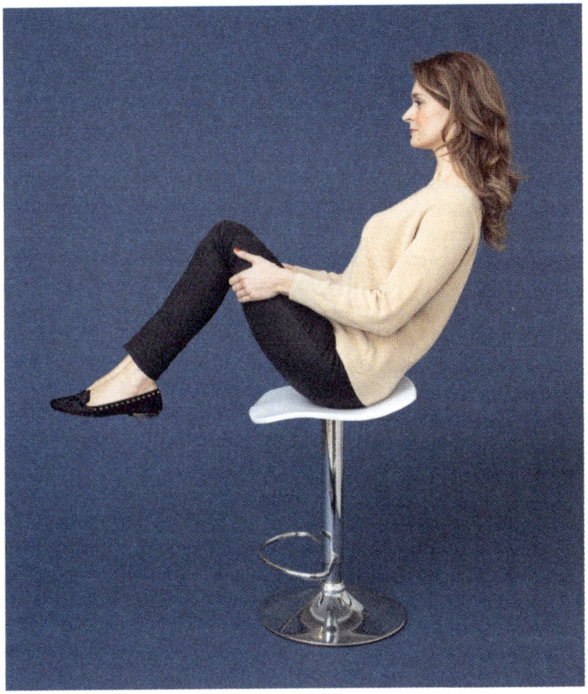

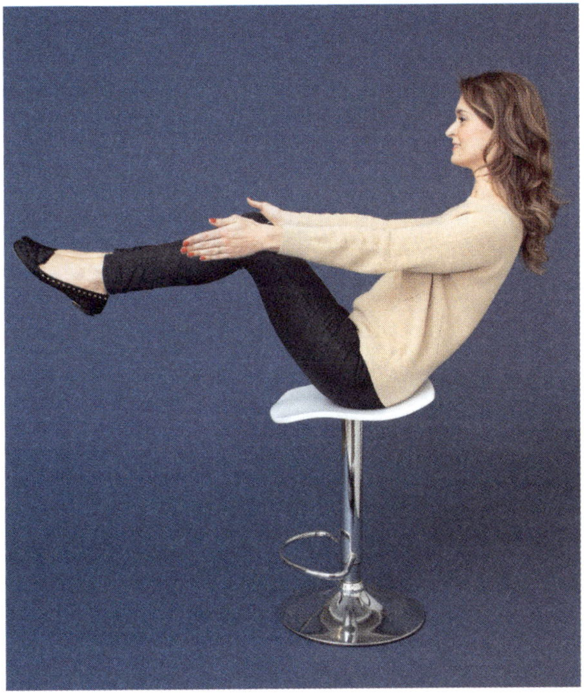

DIE SITZENDE ZANGE

Sie können nicht einschlafen? Sie verspüren ein dringendes Bedürfnis, Ihren unteren Rücken auf Ihrem Bürostuhl, im Auto, in der Metro zu strecken? Probieren Sie dieses Vorbeugen aus.

1) Setzen Sie sich auf den Rand Ihres Stuhls. Stellen Sie Ihre Beine hüftbreit auf.

2) Strecken Sie ein klein wenig Ihre Knie (etwa 45 Grad) und legen Sie Ihre Hände auf die Fußknöchel. Sie können die Knie auch gebeugt lassen.

3) Atmen Sie langsam durch die Nase ein und verlängern Sie die Wirbelsäule so weit wie möglich nach oben. Achten Sie auf einen geraden Rücken.

4) Atmen Sie durch die Nase aus und beugen Sie sich von den Hüften aus nach vorne. Bringen Sie Ihren Bauchnabel zu den Oberschenkeln. Vorsicht: Das Ziel ist nicht, sich so tief wie möglich zu beugen, sondern den Rücken so lang wie möglich nach vorne zu ziehen, ohne ihn zu runden.

5) Wenn Sie sich in der Haltung wohl fühlen, können Sie versuchen, die Knie etwas weiter zu strecken. Halten Sie den Rücken dabei gerade.

6) Entspannen Sie den Nacken und bleiben Sie in dieser Haltung fünf lange Atemzüge. Spüren Sie die Dehnung Im Bereich der Lendenwirbel und der Beine. Der Kopf liegt tiefer als das Herz, der Gedankenfluss verlangsamt sich.

7) Nach dem letzten Ausatmen richten Sie sich sanft Wirbel für Wirbel wieder auf. Zuletzt heben Sie den Kopf an. Kehren Sie zu Ihrer normalen Beschäftigung zurück oder strecken Sie sich in Ihrem Bett für eine geruhsame Nacht aus.

WIEDERHOLEN SIE DIE ÜBUNG …

- wenn Sie aufgrund von langem Sitzen Schmerzen im Bereich der Lendenwirbel haben.
- wenn Sie sich gestresst oder ängstlich fühlen und nicht einschlafen können.

WIRKUNGEN

- Dehnt den Bereich der Lendenwirbel und die Rückseite der Beine.
- Entspannt den Geist und beruhigt die Gefühle.

VORSICHT, wenn Sie Rückenprobleme haben oder schwanger sind.

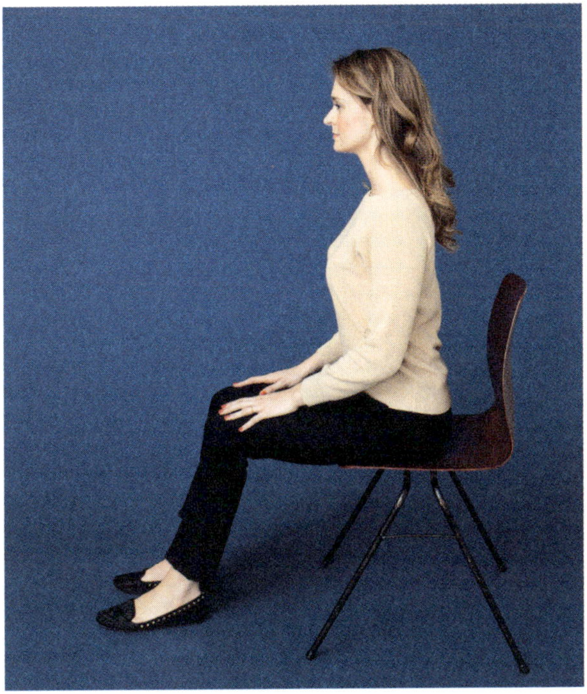

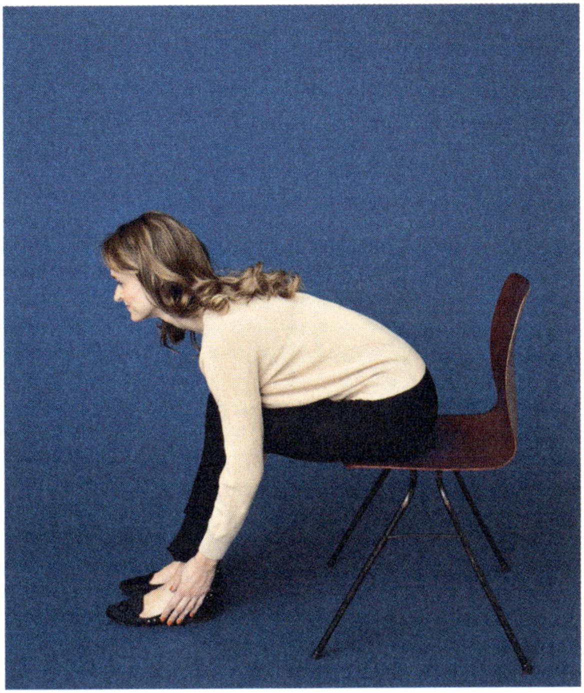

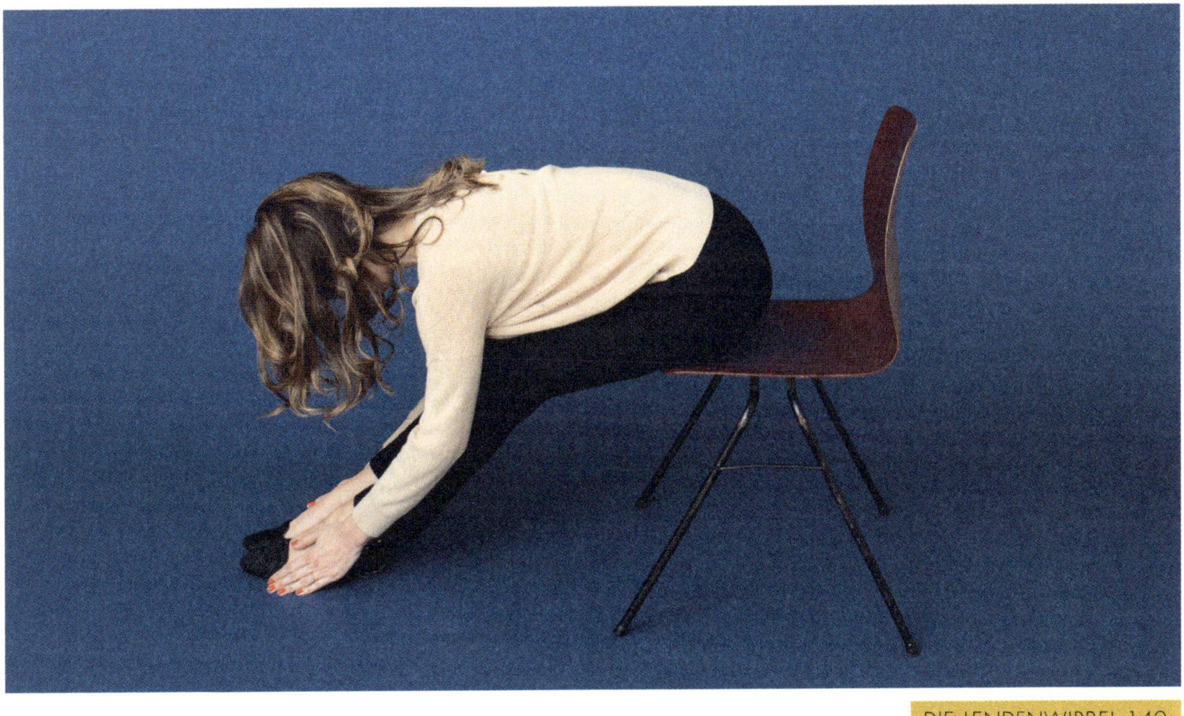

DIE STEHENDE ZANGE

Sie träumen davon, an Ihre Füße heranzukommen? Die folgende Dehnung der Beine und des unteren Rückens könnte Ihnen dabei helfen, selbst wenn Sie nicht sehr beweglich sind.

1) Machen Sie einen Test: Versuchen Sie, mit hüftbreit aufgestellten Füßen den Boden zu berühren (na, ohne in die Hocke zu gehen, versteht sich!). Sie haben dabei sicherlich Ihre Beine gestreckt und Ihren oberen Rücken gerundet und sind dabei auf halbem Weg steckengeblieben, nicht wahr?

2) Wie können Sie die Hände auf dem Boden ablegen, Ihren Rücken dabei schützen und die Rückseite der Beine dehnen? Was ist das Geheimnis, wenn Sie nun kein Turner sind? Atmen Sie langsam aus, beugen Sie Ihre Knie, richten Sie das Steißbein zur Decke, heben Sie das Gesäß weit nach oben, beugen Sie den unteren Rücken und führen Sie Ihren Bauchnabel zu den Oberschenkeln. Sobald Sie spüren, dass sich der obere Rücken rundet, beugen Sie die Knie und beugen Sie den Rücken nicht weiter nach unten.

3) Lassen Sie Ihren Kopf locker und entspannen Sie den Nacken. Greifen Sie die entgegengesetzten Fußknöchel und balancieren Sie Ihren Oberkörper sanft nach rechts und nach links.

4) Anschließend kommen Sie in die Mitte zurück, legen die Fingerspitzen auf den Boden und atmen fünfmal tief ein und aus. Versuchen Sie die Beine etwas mehr zu dehnen, ohne den Rücken zu runden. Spüren Sie die Verbindung der Lendenwirbel mit der hinteren Beinmuskulatur.

5) Nach dem letzten Ausatmen, atmen Sie langsam ein und rollen die Wirbelsäule Wirbel für Wirbel wieder auf. Richten Sie sich wieder auf, heben Sie den Kopf zuletzt an.

WIEDERHOLEN SIE DIE ÜBUNG …

- wenn Sie Schmerzen im Bereich der Lendenwirbel haben.
- wenn sich Ihr Rücken krumm anfühlt.

WIRKUNGEN

- Dehnt den Bereich der Lendenwirbel und die Rückseite der Beine.
- Entspannt den Geist und beruhigt die Gefühle.

VORSICHT, wenn Sie Rückenprobleme haben oder schwanger sind.

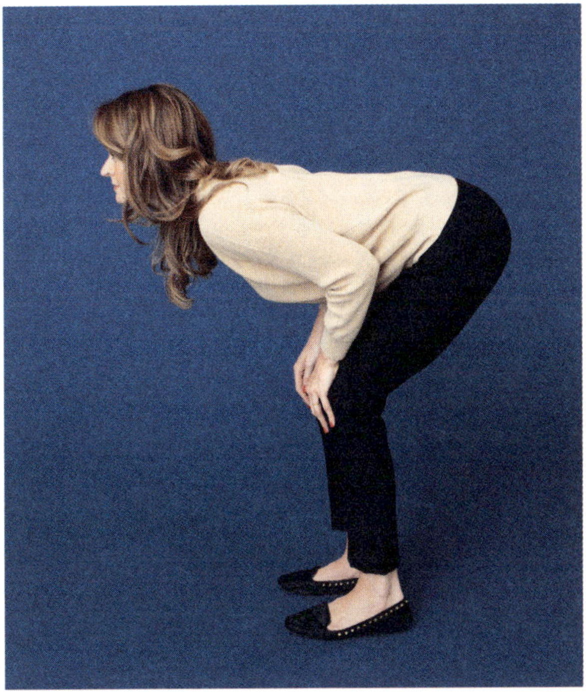

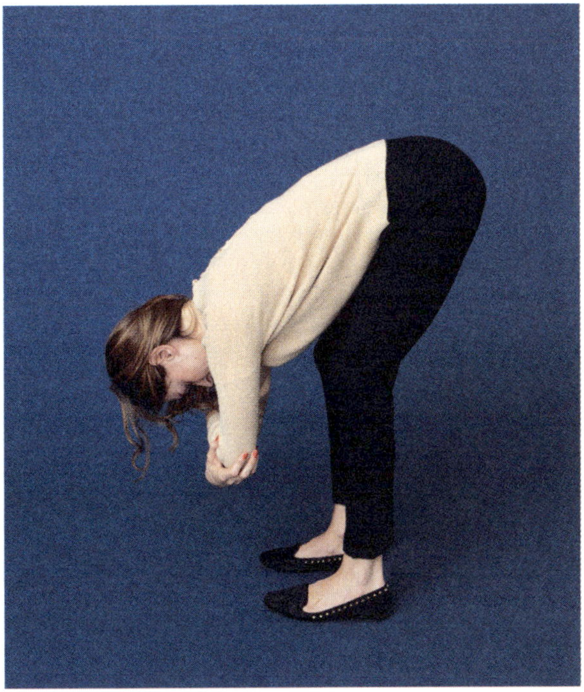

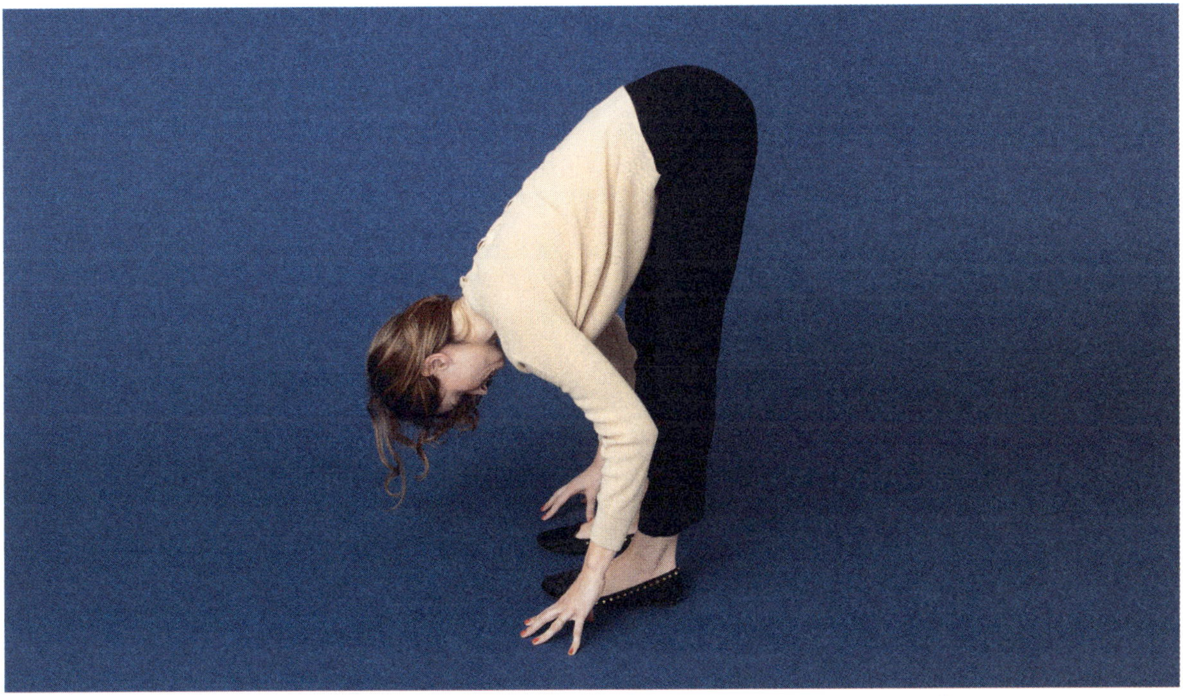

DIE DREHUNG

Mit Drehungen lassen sich alle Muskeln entlang der Wirbelsäule quasi „auswringen". Zusätzlich aktivieren Sie das Verdauungssystem, das empfindlich auf Stress und falsche Ernährung reagiert.

1) Setzen Sie sich an den Rand Ihres Stuhls, die Füße auf dem Boden. Legen Sie Ihre linke Hand an die Außenseite Ihres rechten Knies und Ihre rechte Hand hinter Ihren Rücken oder auf die rechte Hüfte.

2) Atmen Sie durch die Nase ein und verlängern Sie Ihre Wirbelsäule, als hingen Sie an einem unsichtbaren Faden, der Sie am Scheitelpunkt Ihres Kopfes nach oben zieht.

3) Atmen Sie aus und drücken Sie Ihre linke Hand gegen das rechte Knie und drehen Sie sich dabei von der Taille aus nach rechts.

4) Wenn Sie keine Probleme mit den Halswirbeln haben, schauen Sie über Ihre rechte Schulter hinweg. Achten Sie darauf, dass Ihre Schultern entspannt sind

5) Atmen Sie in dieser Haltung fünfmal tief ein und aus: Mit jedem Einatmen verlängern Sie Ihre Wirbelsäule nach oben; mit jedem Ausatmen drehen Sie sich von der Taille aus etwas mehr nach rechts. Spüren Sie sowohl die Dehnung, als auch das Zusammenziehen der Muskeln im Bereich der Lendenwirbel, im mittleren Rücken, in den Schultern und im Hals, aber auch im Bauch.

6) Nach dem letzten Ausatmen bringen Sie den Kopf und den Oberkörper in die Mitte zurück und entspannen Sie Ihre Hände. Wechseln Sie die Seite und drehen Sie sich diesmal nach links.

WIEDERHOLEN SIE DIE ÜBUNG …

- wenn Sie Schmerzen im unteren Rücken haben.
- wenn die Muskeln entlang der Wirbelsäule verspannt sind.
- wenn Sie unter Energiemangel leiden und Ihre Verdauung langsam und schwierig ist.

WIRKUNGEN

- Dehnt den Bereich der Lendenwirbel und die gesamte tiefe Rückenmuskulatur.
- Massiert die Bauchorgane und stimuliert die Verdauung.

VORSICHT, wenn Sie einen Bandscheibenvorfall oder einen Leistenbruch haben oder hatten. Wenn Sie schwanger sind.

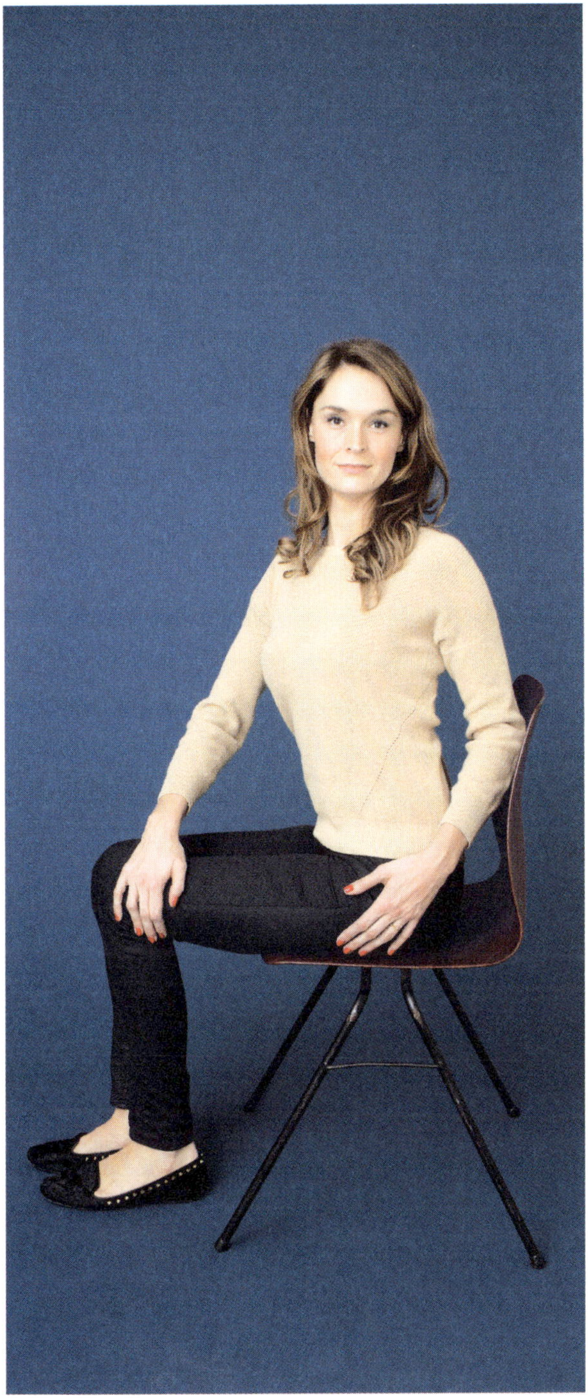

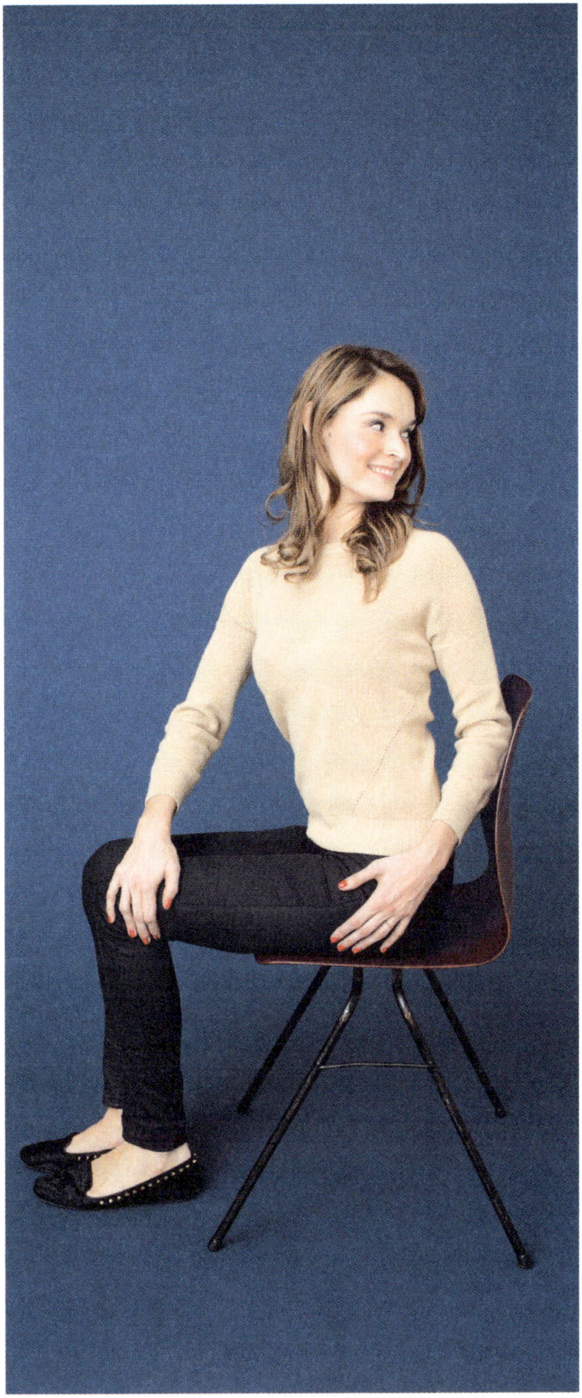

DIE DREHUNG MIT DEM STUHL

Sie können die Drehung mit Hilfe Ihrer Stuhllehne verstärken, wenn diese nicht zu hoch ist.

1) Drehen Sie Ihre Hüften und Ihre Knie nach rechts, so dass Sie quer auf Ihrem Stuhl sitzen. Legen Sie beide Hände auf die Stuhllehne.

2) Atmen Sie durch die Nase ein und verlängern Sie Ihre Wirbelsäule, als hingen Sie an einem unsichtbaren Faden, der Sie am Scheitelpunkt Ihres Kopfes nach oben zieht.

3) Atmen Sie sehr langsam durch die Nase aus und drehen Sie Ihren Oberkörper nach rechts. Drücken Sie mit der linken Hand gegen die Stuhllehne und ziehen Sie mit der rechten Hand etwas an der Stuhllehne, um die Drehung zu verstärken.

4) Drehen Sie schließlich das Kinn nach rechts und schauen Sie nach hinten.

5) Atmen Sie in dieser Haltung fünfmal tief ein und aus: Mit jedem Einatmen verlängern Sie die Wirbelsäule von der Taille an nach oben, ohne die Beine zu bewegen; mit jedem Ausatmen drehen Sie sich etwas weiter nach rechts. Spüren Sie sowohl die Dehnung als auch das Zusammenziehen der Muskeln im Bereich der Lendenwirbel, im mittleren Rücken, in den Schultern und im Hals, aber auch im Bauch und in den Organen des Unterbauchs.

6) Nach dem letzten Ausatmen führen Sie Kopf und Oberkörper in die Mitte zurück.

7) Wiederholen Sie die Übung, diesmal zur linken Seite.

WIEDERHOLEN SIE DIE ÜBUNG …

- wenn Sie Schmerzen im unteren Rücken haben.
- wenn die Muskeln entlang der Wirbelsäule verspannt sind.
- wenn Sie unter Energiemangel leiden und Ihre Verdauung langsam und schwierig ist.

WIRKUNGEN

- Dehnt den Bereich der Lendenwirbel und die gesamte tiefe Rückenmuskulatur.
- Massiert die Bauchorgane und stimuliert die Verdauung.

VORSICHT, wenn Sie einen Bandscheibenvorfall oder einen Leistenbruch haben oder hatten und wenn Sie schwanger sind.

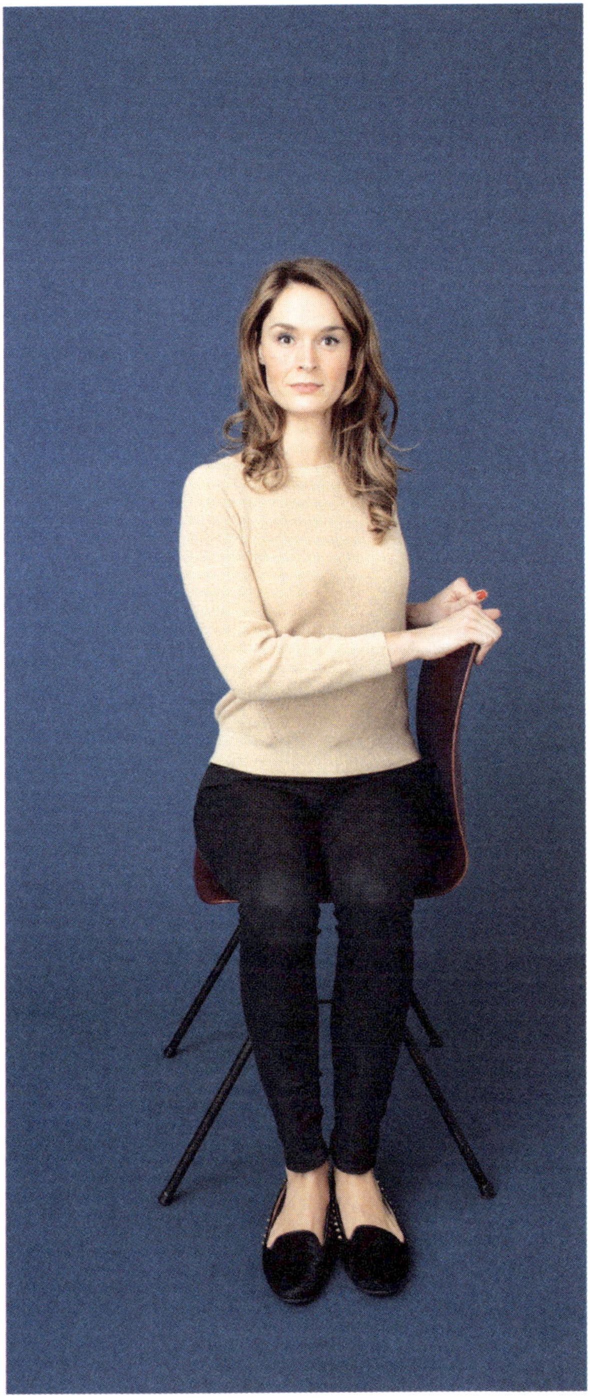

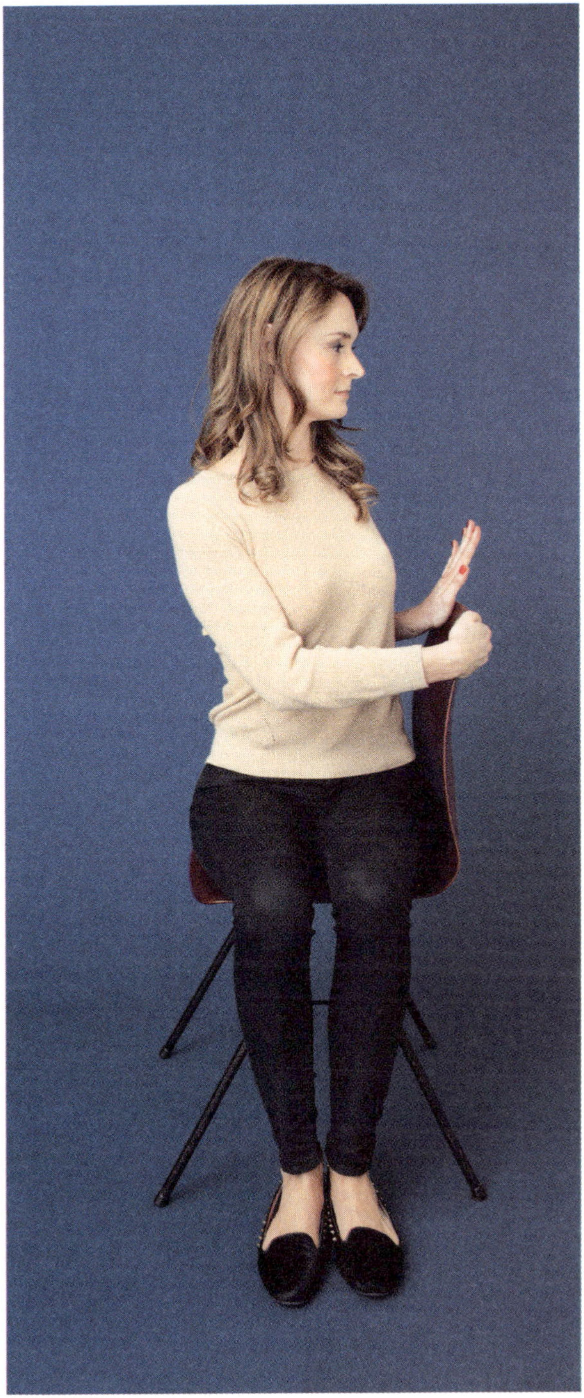

BOLLYWOOD

Hier kommt die Version „schwarzer Gürtel“! Diese Drehung massiert die Unterbauchorgane in der Tiefe und aktiviert Ihre Verdauung. Sie dehnt intensiv den Bereich der Lendenwirbel und Ihre Schultern. So sind Sie gut gerüstet!

1) Setzen Sie sich auf den Rand Ihres Stuhls, die Knie im 90-Grad-Winkel gebeugt und die Füße direkt unter den Knien. Atmen Sie durch die Nase ein und führen Sie Ihre Hände vor dem Brustkorb zusammen. Drücken Sie die Handflächen aneinander, wie bei der Namasté-Geste.

2) Atmen Sie aus und beugen Sie sich nach vorne. Legen Sie Ihren linken Ellbogen an die Außenseite Ihres rechten Knies.

3) Atmen Sie in dieser Haltung fünfmal tief ein und aus. Drücken Sie mit Ihrem Ellbogen gegen Ihr Knie und drehen Sie dabei Ihren gesamten Oberkörper nach rechts und in Richtung Decke. Mit jedem Einatmen verlängern und dehnen Sie Ihren Rücken so weit wie möglich; mit jedem Ausatmen versuchen Sie sich etwas weiter nach rechts zu drehen und den Brustkorb in Richtung Decke zu öffnen.

4) Wenn Sie keine Probleme mit den Halswirbeln haben, können Sie den Kopf drehen, in Richtung Decke schauen und die Arme öffnen. So dehnen Sie noch zusätzlich den Nacken.

5) Nach dem letzten Ausatmen drehen Sie den Kopf wieder in die Mitte, lösen Ihre Schulter von Ihrem Knie und richten den Oberkörper auf.

6) Wechseln Sie die Seite. Legen Sie diesmal Ihren rechten Ellbogen an die Außenseite des linken Knies und drehen Sie sich nach links.

WIEDERHOLEN SIE DIE ÜBUNG …

- wenn Sie wegen zu viel Stress Bauchschmerzen haben.
- wenn Sie eine schwierige Verdauung haben.
- wenn Sie Verspannungen entlang der Wirbelsäule haben.
- wenn Sie unter Energiemangel leiden.

WIRKUNGEN

- Massiert die Bauchorgane und aktiviert die Verdauung und die Ausscheidung.
- Aktiviert das Immunsystem.
- Dehnt den Bereich der Lendenwirbel und die Hals- und Rückenmuskeln.

VORSICHT, wenn Sie einen Bandscheibenvorfall oder einen Leistenbruch haben oder hatten. Wenn Sie schwanger sind.

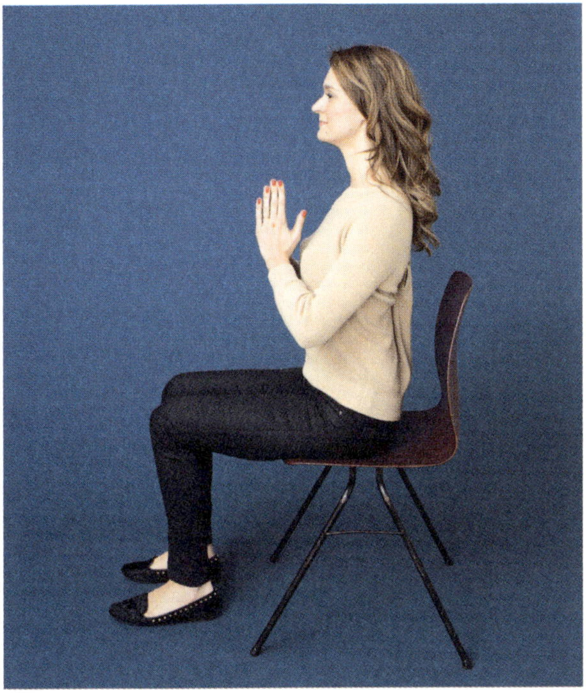

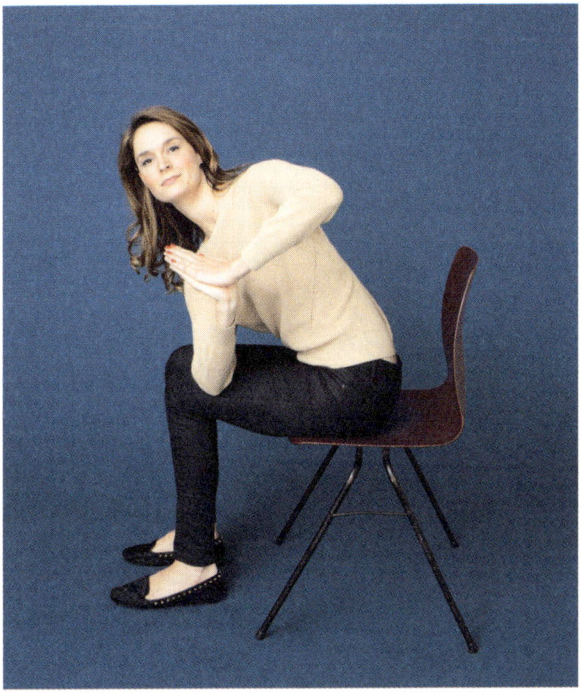

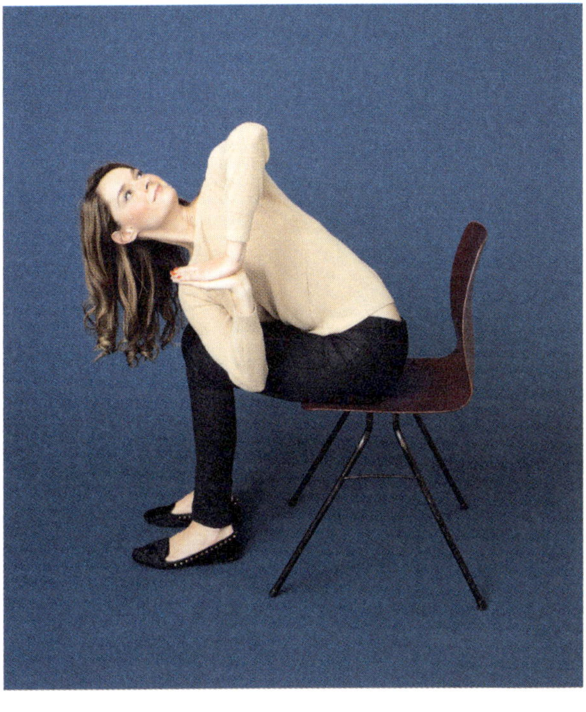

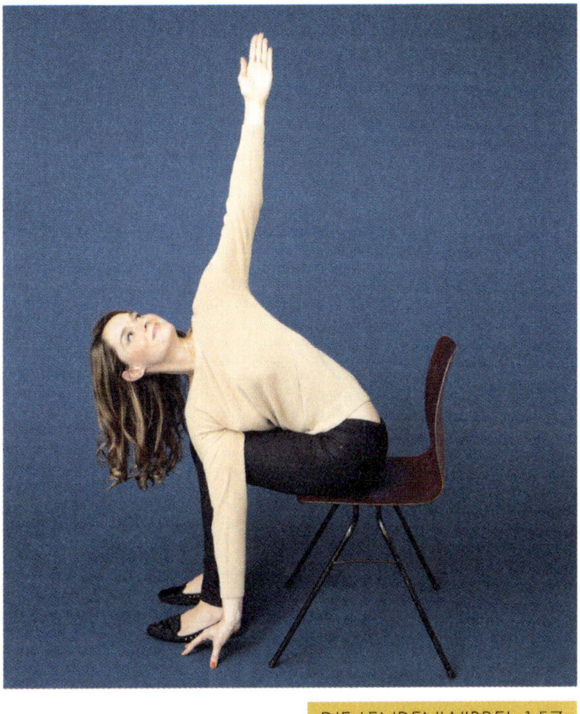

DIE KORDEL

Gefällt Ihnen die Haltung, die auf dem Buchdeckel abgebildet ist? Das ist die ideale Übung, um den unteren Rücken zu verlängern, die Beckenmuskeln zu kräftigen und zu dehnen und Ischiasbeschwerden zu lindern.

1) Setzen Sie sich auf den Rand Ihres Stuhls und ziehen Sie Ihre Gesäßbacken nach hinten, so dass Sie Ihre Sitzbeinhöcker spüren.

2) Atmen Sie ein und kreuzen Sie Ihre Beine: Das rechte Knie liegt auf dem linken Knie.

3) Atmen Sie aus und drücken Sie Ihre Knie gegeneinander: Spüren Sie, wie sich Ihr unterer Rücken weitet. Sie können in dieser Haltung fünf tiefe Atemzüge lang bleiben.

4) Wenn Sie sich in der Haltung wohl fühlen, können Sie zu Stufe 2 übergehen: Atmen Sie ein und versuchen Sie Ihre Beine weiter zu kreuzen, indem Sie den rechten Fuß hinter den linken Fußknöchel führen. Klemmen Sie Ihren rechten Fuß hinter den Fußknöchel, indem Sie die Zehen heranziehen (flex).

5) Mit einem langen Ausatmen drücken Sie Knie, Waden und Fußknöchel gegeneinander.

6) Bleiben Sie fünf lange Atemzüge in dieser Haltung. So verlängern Sie den unteren Rücken und kräftigen die Muskeln im Beckenbereich.

7) Mit dem letzten Ausatmen lösen Sie den Druck und entknoten Ihre Beine.

8) Einatmend wiederholen Sie die Übung auf der anderen Seite. Legen Sie dabei das linke Knie auf das rechte. Spüren Sie den Unterschied zwischen den beiden Körperseiten.

WIEDERHOLEN SIE DIE ÜBUNG …

- wenn Sie zu viel Zeit im Sitzen verbracht haben.
- wenn Sie Schmerzen im unteren Rücken und im Becken haben.

WIRKUNGEN

- Beugt Ischiasbeschwerden und Nervenbeschwerden in den Beinen vor.
- Kräftigt die Muskulatur des Beckens.

VORSICHT, wenn Sie Verletzungen am Becken, an den Knien oder den Fußgelenken haben oder kürzlich an diesen Körperteilen operiert wurden.

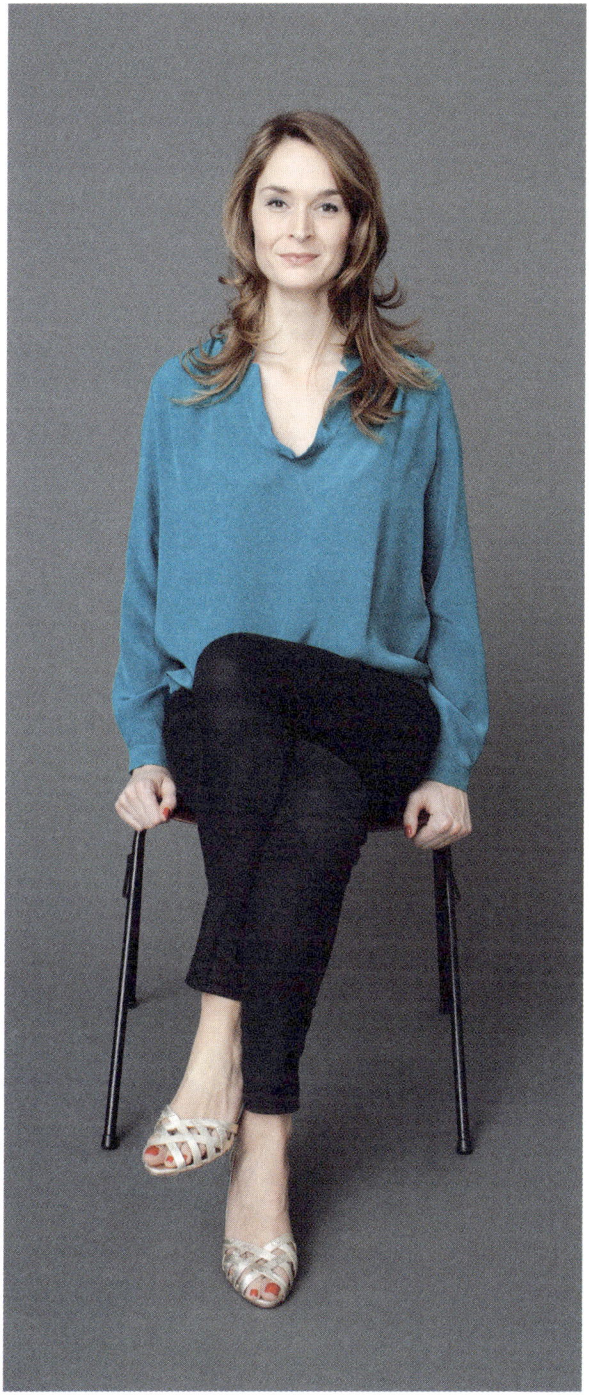

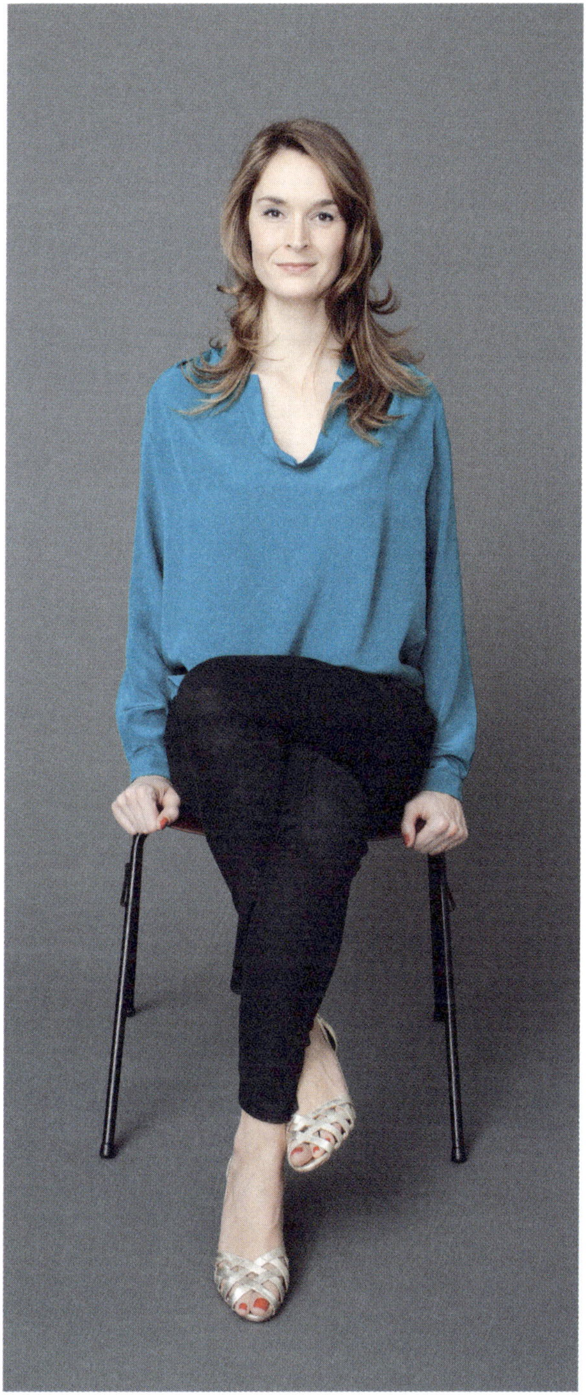

DIE TAUBE

Das beste Mittel gegen Ischiasbeschwerden! Und Sie werden Muskeln kennenlernen, von deren Existenz Sie noch nichts wussten!

1) Setzen Sie sich auf den Rand Ihres Stuhls. Der Rücken ist gerade, die Beine sind im 90-Grad-Winkel gebeugt.

2) Legen Sie Ihren rechten Fuß auf Ihr linkes Knie und senken Sie das rechte Knie so weit wie möglich in Richtung Boden. Legen Sie Ihre linke Hand auf den Spann Ihres rechten Fußes und ziehen Sie den Fuß flex (die Zehen sind herangezogen – so schützen Sie Ihr Knie).

3) Atmen Sie durch die Nase ein und verlängern Sie Ihre Wirbelsäule so weit wie möglich in Richtung Decke. Sie sollten jetzt schon eine Dehnung in der rechten Hüfte spüren.

4) Mit dem Ausatmen beugen Sie sich von der Taille aus nach vorne und verlängern dabei Ihren Rücken so weit wie möglich, ohne ihn zu runden. Spüren Sie die Dehnung im rechten Oberschenkel, in der rechten Hüfte und in der rechten Gesäßhälfte.

5) Atmen Sie in dieser Haltung fünfmal tief ein und aus. Mit jedem Einatmen ziehen Sie die Wirbelsäule etwas weiter nach vorne. Mit jedem Ausatmen versuchen Sie, das Knie etwas weiter in Richtung Boden zu senken.

6) Nach dem fünften Ausatmen atmen Sie ein, richten sich wieder auf und legen den rechten Fuß wieder auf den Boden.

7) Wiederholen Sie die Übung auf der anderen Seite. Legen Sie diesmal den linken Fuß auf das rechte Knie und genießen Sie die Dehnung.

WIEDERHOLEN SIE DIE ÜBUNG …

- wenn Sie Schmerzen im unteren Rücken und Ischiasbeschwerden haben.
- wenn Sie Verspannungen in den Hüften und den Gesäßmuskeln haben.

WIRKUNGEN

- Dehnt den Bereich um das Steißbein. Dehnt die Hüften.
- Lindert Ischiasbeschwerden und Nervenbeschwerden in den Beinen.

VORSICHT, wenn Sie Probleme mit den Knien oder im Becken haben.

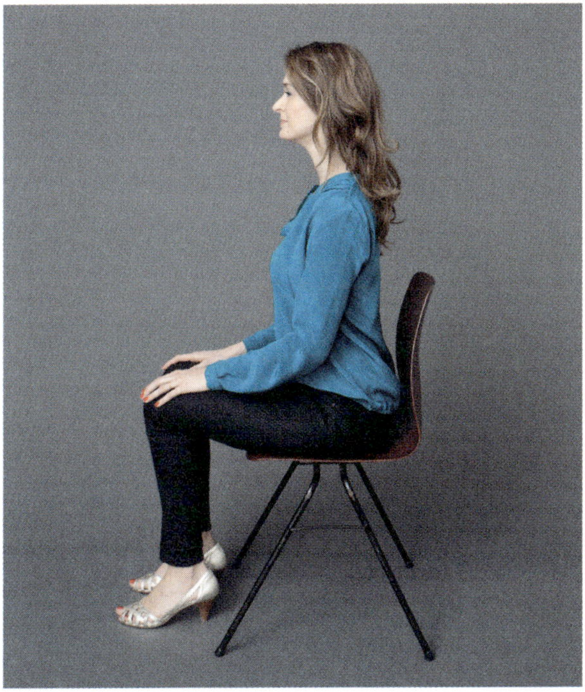

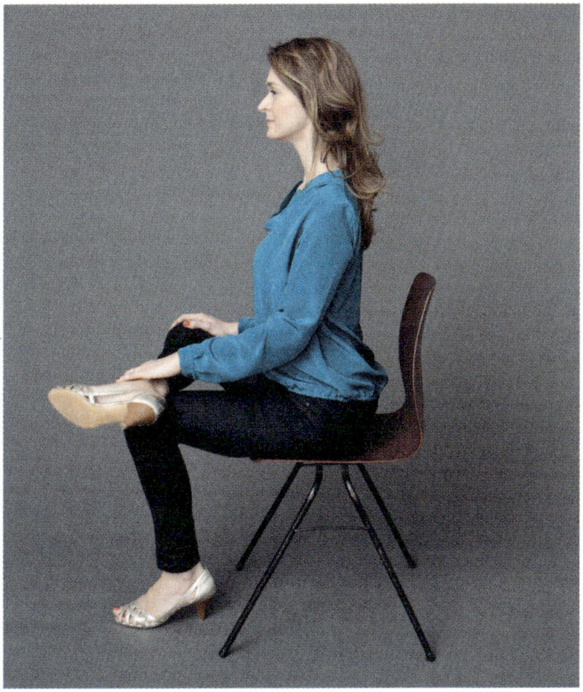

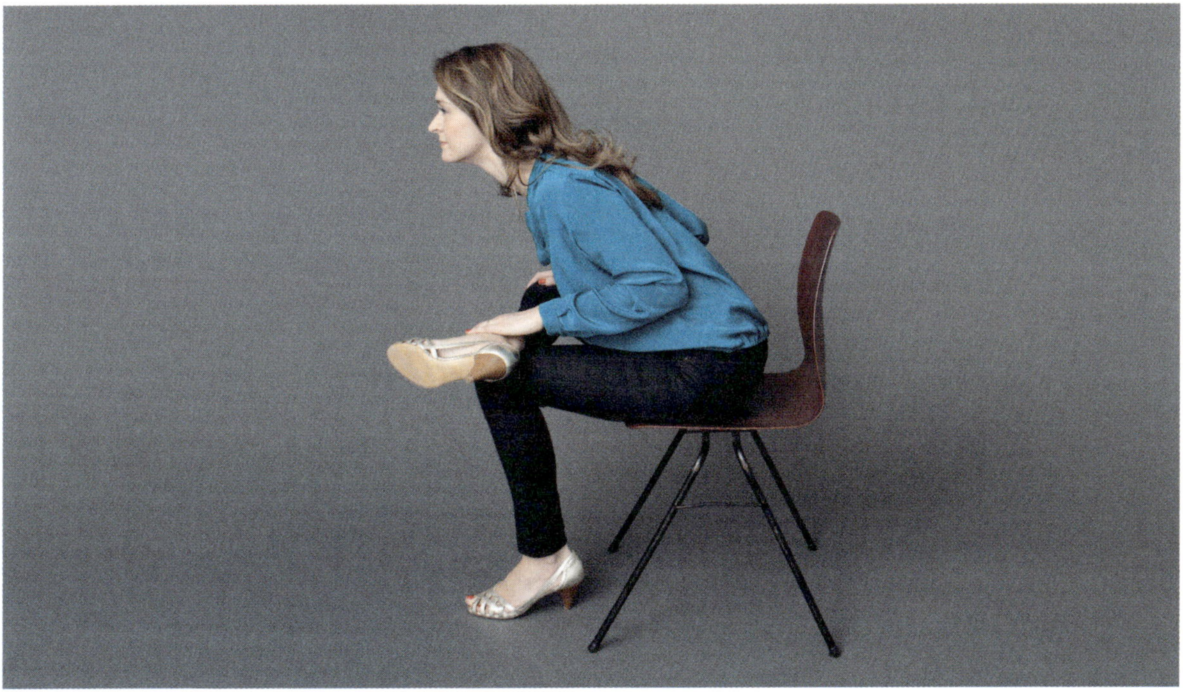

DER POZIEHER

Dehnt den unteren Rücken und massiert das Verdauungssystem (hilft auch gegen Blähungen).

1) Setzen Sie sich vollständig auf Ihren Stuhl. Der Rücken ist gerade, aber nicht an die Stuhllehne angelehnt, die Knie sind im 90-Grad-Winkel gebeugt.

2) Atmen Sie durch die Nase ein, verlängern Sie die Wirbelsäule nach oben und heben Sie das rechte Knie zum Brustkorb. Legen Sie Ihre verschränkten Hände entweder auf das Knie oder unter das Knie auf die Hinterseite des Oberschenkels.

3) Atmen Sie langsam aus und drücken Sie Ihr Knie gegen Ihren Brustkorb. Spüren Sie die Dehnung im Oberschenkel und im Gesäß. Halten Sie Ihren Rücken gerade und heben Sie die linke Hüfte nicht vom Stuhl an.

4) Atmen Sie fünfmal tief ein und aus: Mit jedem Einatmen verlängern Sie Ihren Rücken in Richtung Decke; mit jedem Ausatmen ziehen Sie das Knie etwas näher zu sich heran.

5) Nach dem fünften Ausatmen entspannen Sie wieder das rechte Bein und legen den Fuß auf den Boden zurück.

6) Wiederholen Sie die Übung mit einem Einatmen. Heben Sie diesmal das linke Bein und beobachten Sie den Unterschied zwischen den beiden Seiten.

WIEDERHOLEN SIE DIE ÜBUNG ...

- wenn Sie Schmerzen im unteren Rücken und Ischiasbeschwerden haben.
- wenn Sie Blähungen oder Verdauungsbeschwerden haben.

WIRKUNGEN

- Lindert Ischiasbeschwerden und Nervenbeschwerden in den Beinen.
- Lindert Verspannungen im unteren Rücken und dehnt das Gesäß.
- Massiert das Verdauungssystem.

VORSICHT, wenn Sie einen Bandscheibenvorfall oder einen Leistenbruch haben, wenn Sie eine Verletzung an den Hüften oder am Knie haben, wenn Sie schwanger sind.

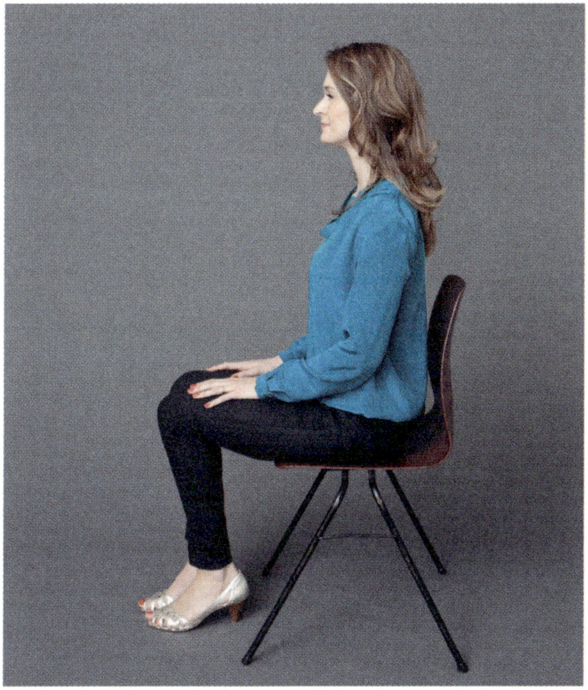

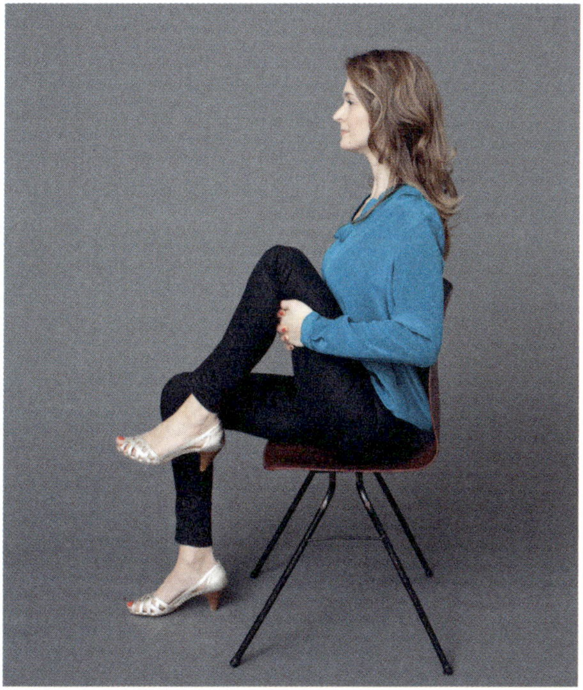

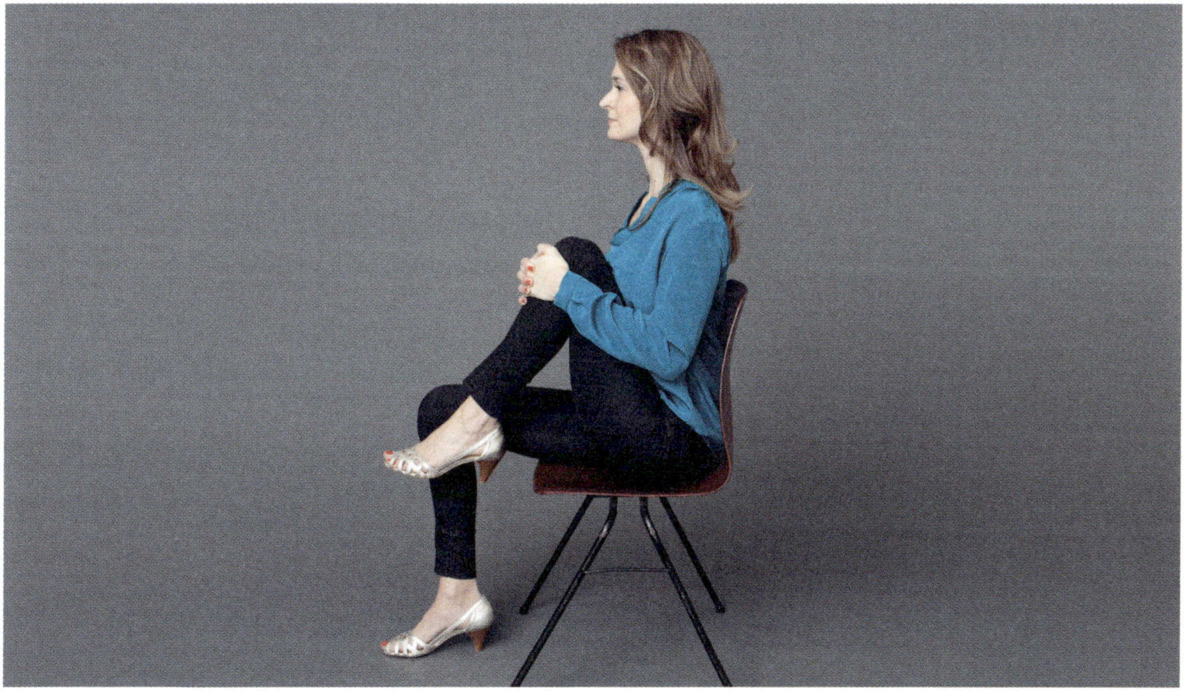

DER REIHER

Dehnen Sie die Beine und entspannen Sie den aufgeblähten Bauch!

1) Setzen Sie sich vollständig auf Ihren Stuhl, ohne den Rücken an die Stuhllehne anzulehnen, die Knie im 90-Grad-Winkel gebeugt.

2) Heben Sie das rechte Knie zum Brustkorb und greifen Sie mit beiden Händen die beiden Seiten Ihres rechten Fußes.

3) Ziehen Sie das Knie zum Körper und drücken Sie den Oberschenkel gegen Ihren Bauch, so dass ein 90-Grad-Winkel mit Ihrem Knie entsteht.

4) In dieser Haltung können Sie fünfmal tief ein- und ausatmen. Spüren Sie die Dehnung in der rechten Gesäßhälfte und der rechten Hüfte. Der Bauch wird massiert und Spannungen werden gelindert.

5) Für eine Stufe 2 der Haltung können Sie versuchen, sanft Ihr Knie zu strecken. So dehnen Sie den hinteren Oberschenkel und die Wade. Dehnen Sie nur soweit, wie es für Sie angenehm ist. Sie sollten keine akuten Schmerzen verspüren. Ziehen Sie die Zehen zu sich heran und achten Sie auf einen geraden Rücken. Atmen Sie in dieser Haltung fünfmal ein und aus. Sollte es zu sehr ziehen, können Sie versuchen, sich mit der Atmung in die Dehnung hinein zu entspannen.

6) Nach dem letzten Ausatmen beugen Sie wieder Ihr Knie und legen Sie Ihren rechten Fuß auf den Boden zurück. Wiederholen Sie die Übung mit dem anderen Bein.

WIEDERHOLEN SIE DIE ÜBUNG …

- wenn Sie Schmerzen im unteren Rücken und Ischiasbeschwerden haben.
- wenn Sie Blähungen haben.

WIRKUNGEN

- Massiert das Verdauungssystem.
- Lindert Ischiasbeschwerden und Nervenbeschwerden in den Beinen.
- Lindert Verspannungen im unteren Rücken und dehnt die Rückseite der Beine.

VORSICHT, wenn Sie eine Verletzung an den Hüften haben oder wenn Sie schwanger sind.

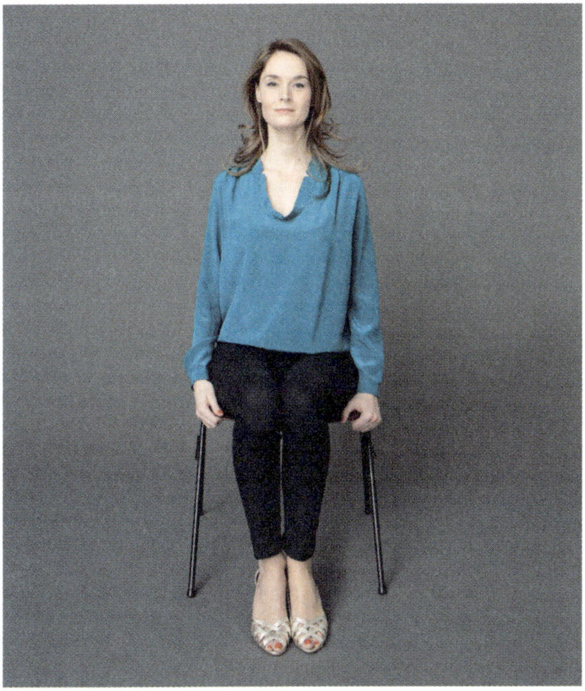

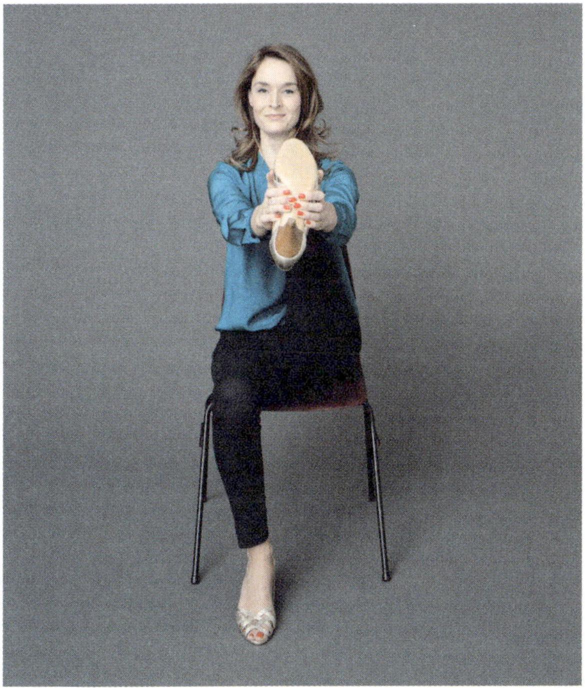

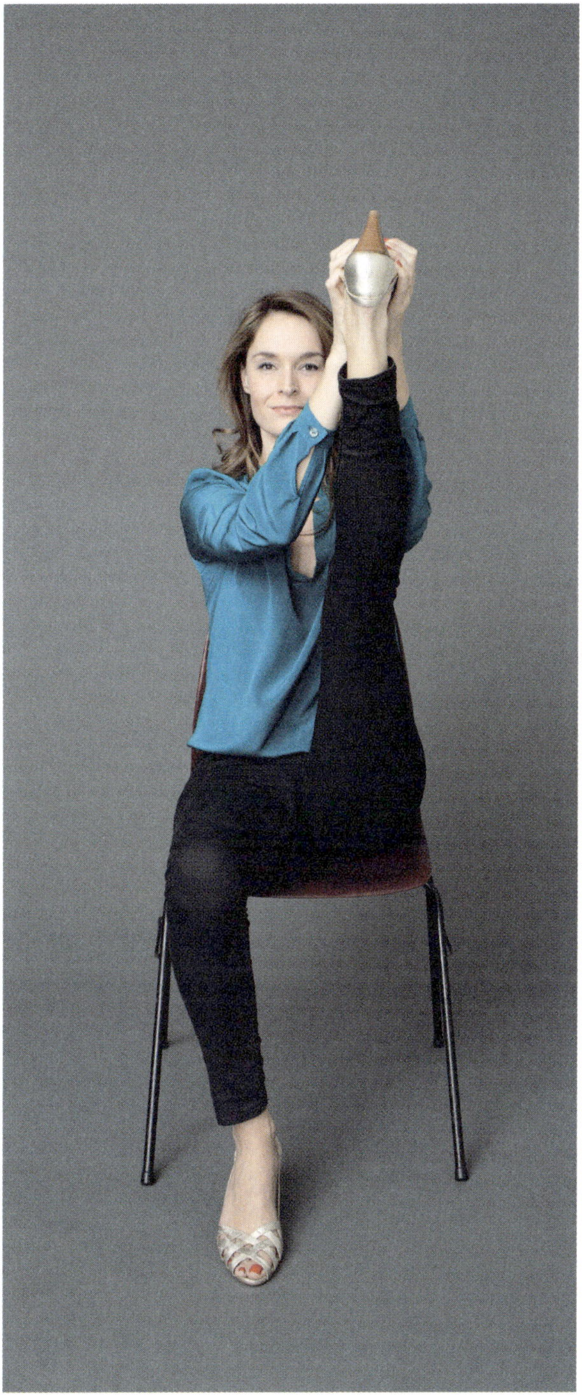

DAS KIND

Mit dieser Übung können Sie sich jederzeit entspannen und die Spannungen loswerden, die sich in Ihren Hüften ansammeln. Das Leben ist schön, wenn man ein Baby ist!

1) Setzen Sie sich auf den Rand Ihres Stuhls, die Knie im 90-Grad-Winkel gebeugt. Spreizen Sie Ihre Knie so weit wie möglich und drehen Sie die Füße nach außen. Atmen Sie ein und legen Sie die Ellbogen auf Ihre Knie.

2) Atmen Sie aus und lassen Sie Ihre Arme bis zum Boden und den ganzen Rücken zwischen Ihre Knie sinken. Rollen Sie die Wirbelsäule von der Taille an nach unten.

3) Lassen Sie Ihren Rücken rund werden und den Kopf frei nach unten hängen. Schließen Sie die Augen und spüren Sie die Dehnung im Becken und das Zusammenziehen der Muskeln in den Hüften.

4) Bleiben Sie fünf lange Atemzüge in dieser Haltung und entspannen Sie Ihren Geist. Versuchen Sie, sich nur auf Ihre Atmung zu konzentrieren, ohne den Gedankenfluss zu beachten.

5) Nach dem letzten Einatmen legen Sie Ihre Ellbogen auf die Knie und richten sich sanft wieder auf, indem Sie die Wirbelsäule Wirbel für Wirbel aufrollen. Heben Sie als letztes Ihren Kopf an und setzen Sie sich vollständig auf Ihren Stuhl.

WIEDERHOLEN SIE DIE ÜBUNG …

- wenn Sie Spannungen in den Hüften oder Schmerzen im unteren Rücken haben.
- wenn Sie gestresst sind oder Schwierigkeiten haben einzuschlafen.

WIRKUNGEN

- Hilft bei Nervosität.
- Lindert Kopfschmerzen.

VORSICHT, wenn Sie eine Verletzung an den Hüften haben. Wenn Sie schwanger sind. Wenn Sie an Bluthochdruck oder Schwindelgefühlen leiden.

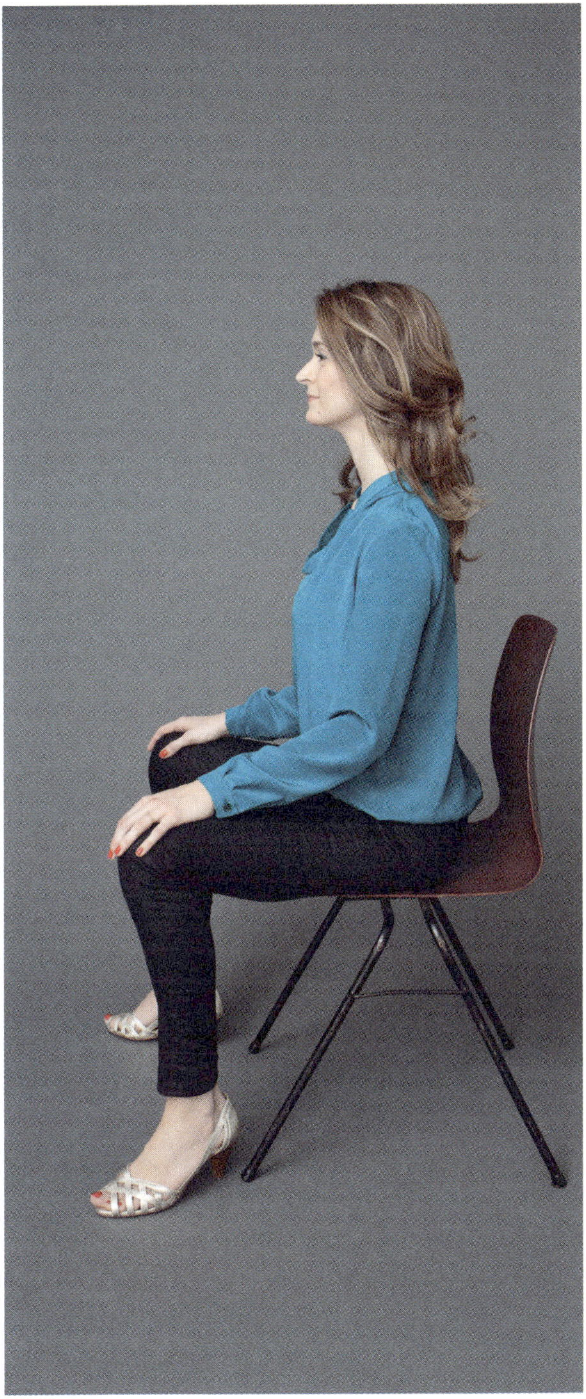

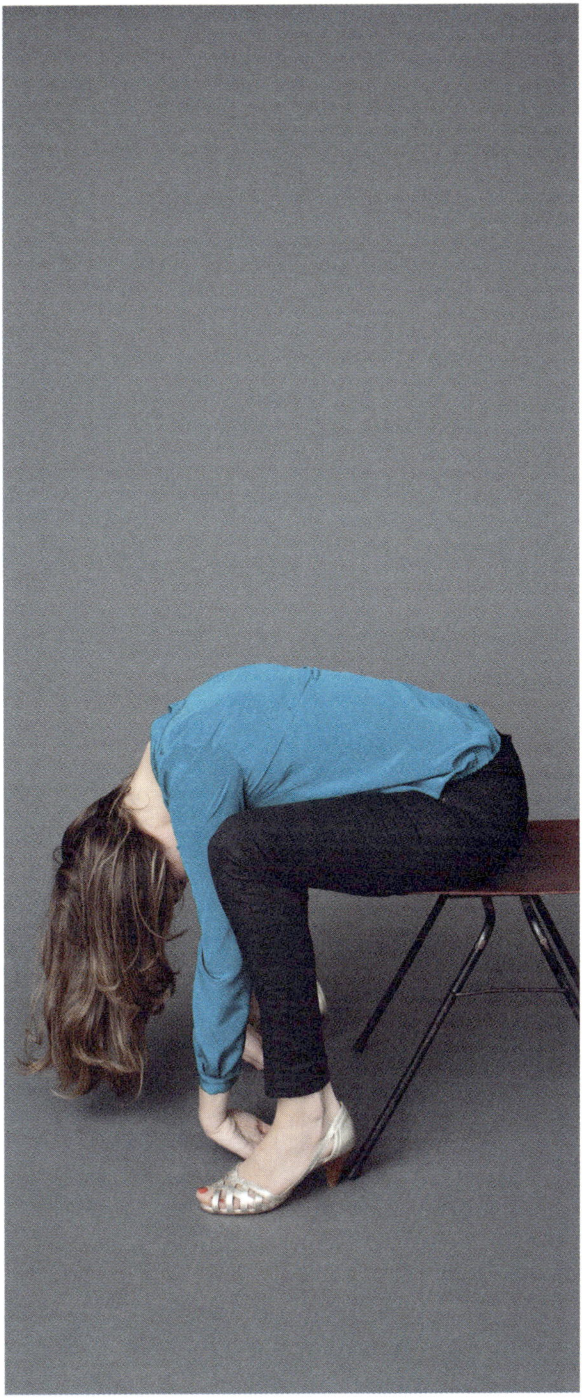

DER SEILTÄNZER

Tanzen Sie auf einem Seil, um sich zu konzentrieren und zur Ruhe zu kommen. Ein erster Schritt in Richtung Meditation!

1) Zunächst einmal stellen Sie Ihren rechten Fuß in einer Linie vor Ihren linken Fuß. Suchen Sie sich einen Halt in Ihrer Nähe (einen Tisch oder einen Stuhl).

2) Beginnen Sie damit, die richtige Haltung im Stehen (siehe Seite 70) einzunehmen: Verteilen Sie das Gewicht Ihres Körpers gleichmäßig auf Ihre beiden Füße, verlängern Sie den unteren Rücken, rollen Sie die Schultern nach hinten, verlängern Sie den Hals und atmen Sie tief durch die Nase in den Bauch hinein.

3) Konzentrieren Sie sich nur auf den Kontakt Ihrer Füße mit dem Boden und Ihren Atem. Schließen Sie die Augen und versuchen Sie während fünf langer Atemzüge Ihr Gleichgewicht zu finden.

4) Sollten Sie Ihr Gleichgewicht verlieren und die Augen öffnen müssen oder die Hand auf den Tisch oder Stuhl ablegen, ist das kein Problem! Versuchen Sie es erneut, selbst wenn Sie die Augen nur wenige Sekunden geschlossen halten können!

5) Öffnen Sie die Augen und wechseln Sie die Stellung der Füße, indem Sie den linken vor den rechten Fuß setzen. Nehmen Sie wieder die richtige Haltung im Stehen ein, schließen Sie die Augen und spüren Sie den Unterschied im Vergleich zur anderen Fußstellung.

Ob Sie 10 Minuten starr wie ein Stein stehen konnten oder es nicht geschafft haben, auch nur eine Sekunde das Gleichgewicht zu halten, ist überhaupt nicht wichtig! Entscheidend ist, dass Sie für einen kurzen Moment den Fluss Ihrer Gedanken beruhigt haben.

WIEDERHOLEN SIE DIE ÜBUNG …

- wenn Sie sich überlastet fühlen.
- wenn Ihre Gedanken die Tastenkombination Strg+Alt+Entf brauchen.
- wenn Sie schon seit drei Tagen den Fehler in Ihrer Excel-Tabelle nicht finden.
- bevor Sie eine wichtige Entscheidung treffen.

WIRKUNGEN

- Stellt das Gleichgewicht von Körper und Haltung wieder her.
- Beruhigt und konzentriert den Geist.

VORSICHT, wenn Sie empfindliche Fußknöchel haben oder wenn Ihnen schnell schwindelig wird.

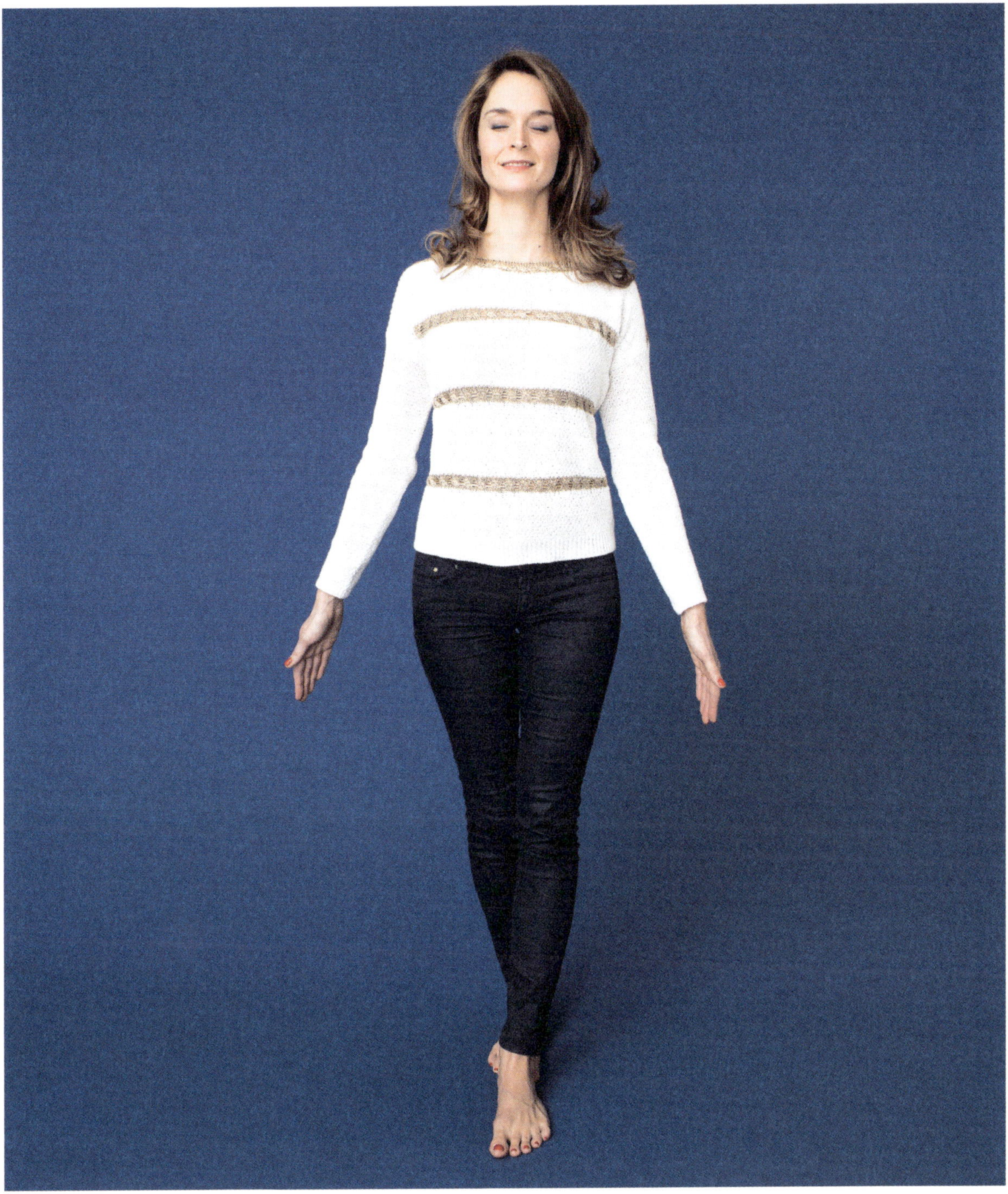

DAS HOCHHAUS

Nehmen Sie sich Zeit, Ihre Bewegungen und Ihren Atem zu koordinieren … und gewinnen Sie den Überblick zurück.

1) Ziehen Sie Ihre Schuhe aus, besonders, wenn Sie hohe Absätze tragen. Stellen Sie sich hin, die Füße parallel und hüftbreit aufgestellt, die Arme sind lang neben dem Körper.

2) Atmen Sie langsam ein, führen Sie die Arme nach oben zur Decke und ziehen Sie die Fingerspitzen so hoch wie möglich. Gleichzeitig lösen Sie die Fersen vom Boden, so dass Sie auf den Zehenspitzen stehen.

3) Am Ende des Einatmens atmen Sie langsam wieder aus und führen die Arme wieder neben den Körper und die Fersen sanft zum Boden zurück.

4) Wiederholen Sie diese Bewegung in Verbindung mit der Atmung fünfmal in Folge. Ziehen Sie sich dabei so weit wie möglich nach oben und konzentrieren Sie sich allein auf die Atmung und die Bewegung. Lassen Sie sich viel Zeit!

WIEDERHOLEN SIE DIE ÜBUNG …

- wenn Sie zu lange mit verspanntem Rücken gesessen haben.
- wenn Sie vor einer großen Aufgabe stehen und sich etwas entmutigt fühlen.
- wenn Sie sich vor einer Besprechung oder einem wichtigen Termin konzentrieren wollen.

WIRKUNGEN

- Lindert Verspannungen der Wirbelsäule.
- Hilft Bewegung und Atem in Einklang zu bringen.
- Beruhigt und entspannt.

VORSICHT, wenn Sie empfindliche Fußknöchel und Schultern haben oder wenn Ihnen schnell schwindelig wird.

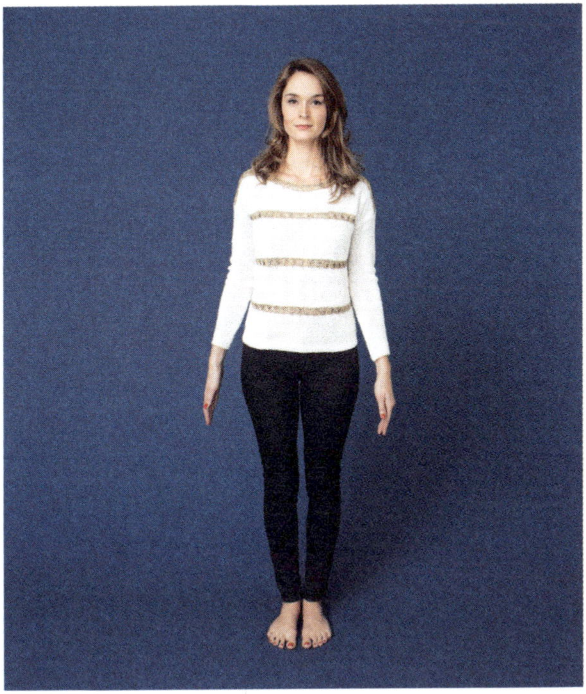

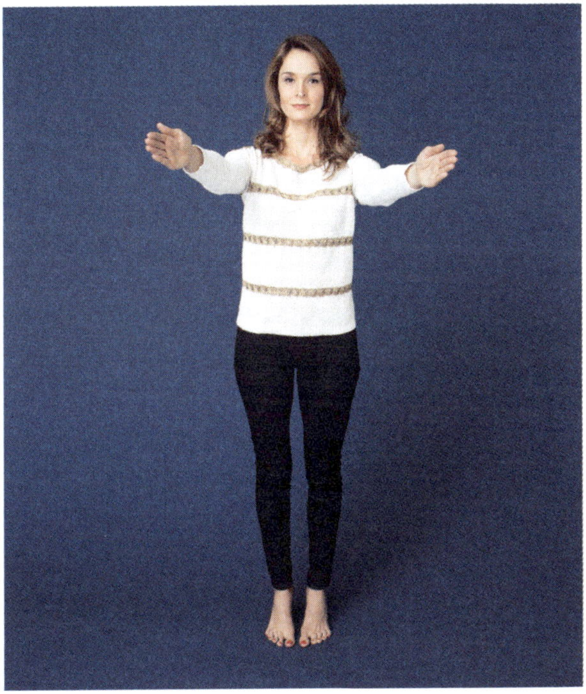

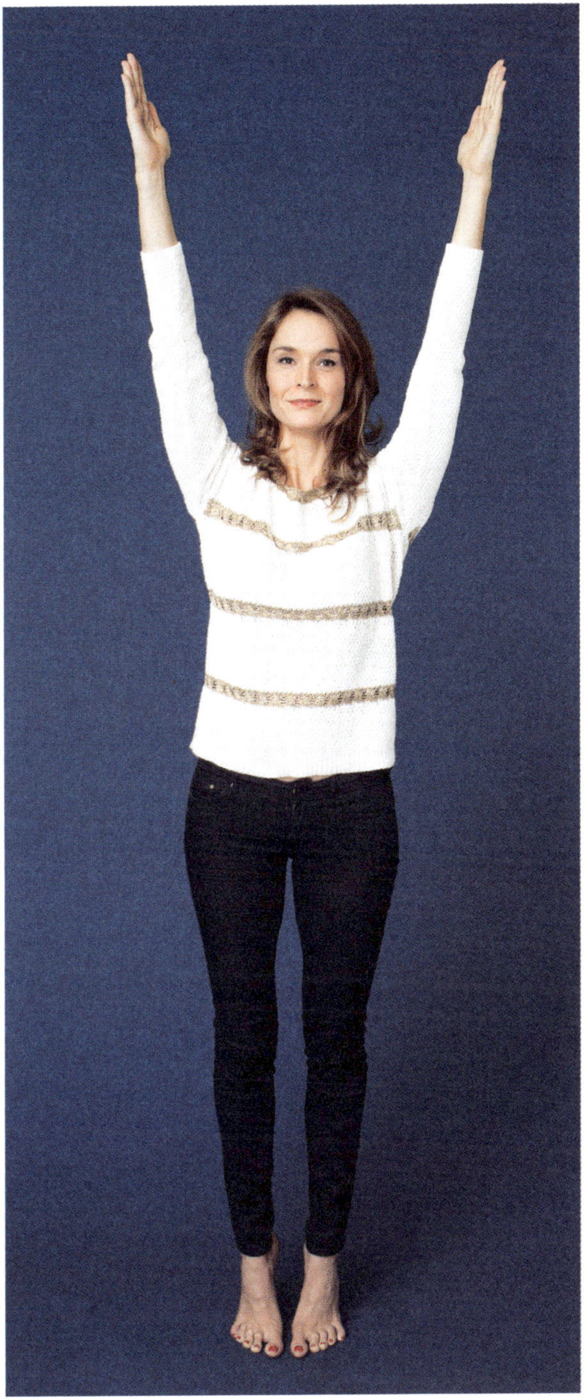

DER BAUM

Haben Sie den Kopf in den Wolken? Kommen Sie zurück auf den Boden und testen Sie Ihr Gleichgewicht mit der folgenden Haltung.

1) Zunächst sind beide Füße parallel und hüftbreit aufgestellt, sowie die Außen- und Innenseiten beider Füße fest im Boden verankert. Nun verlagern Sie Ihr gesamtes Körpergewicht auf Ihren rechten Fuß. Stellen Sie sich neben einen Stuhl oder eine Wand, falls Sie befürchten, das Gleichgewicht zu verlieren.

2) Bilden Sie mit dem linken Knie einen 90-Grad-Winkel und ziehen Sie das Knie bis zur Taille hoch. Öffnen Sie Ihre linke Hüfte nach außen.

3) Setzen Sie Ihren linken Fuß an die Innenseite des rechten Fußgelenks. Die Zehen dürfen den Boden berühren, um das Gleichgewicht zu halten, aber sie können auch einige Zentimeter über dem Boden sein.

4) Stufe 2: Setzen Sie Ihren linken Fuß an die Innenseite Ihres rechten Oberschenkels, aber vermeiden Sie unbedingt, Ihren Fuß gegen das Knie zu drücken. Halten Sie die Hüften gerade und öffnen Sie das linke Knie nach außen.

5) Fixieren Sie einen beliebigen vor Ihnen liegenden Punkt, um das Gleichgewicht zu halten. Konzentrieren Sie sich auf Ihre Atmung und führen Sie die Hände vor der Brust zusammen.

6) Atmen Sie fünfmal vollständig ein und aus. Legen Sie nach dem letzten Ausatmen die Hände auf die Hüften und setzen Sie den linken Fuß wieder auf den Boden.

7) Wiederholen Sie die Übung auf der anderen Seite, indem Sie sich auf Ihren rechten Fuß stellen.

WIEDERHOLEN SIE DIE ÜBUNG …

- wenn Sie sich unkonzentriert und zerstreut fühlen.
- wenn Sie sich beruhigen und sammeln möchten.

WIRKUNGEN

- Fördert Gleichgewicht und Konzentration.
- Erdet den Körper.
- Stärkt Beine und Rücken.

VORSICHT, wenn Sie Probleme mit den Fußknöcheln, den Knien oder den Hüften haben.

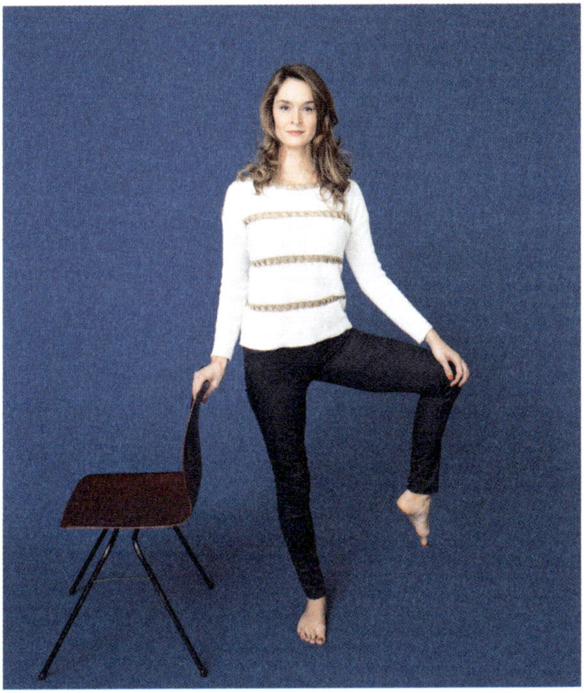
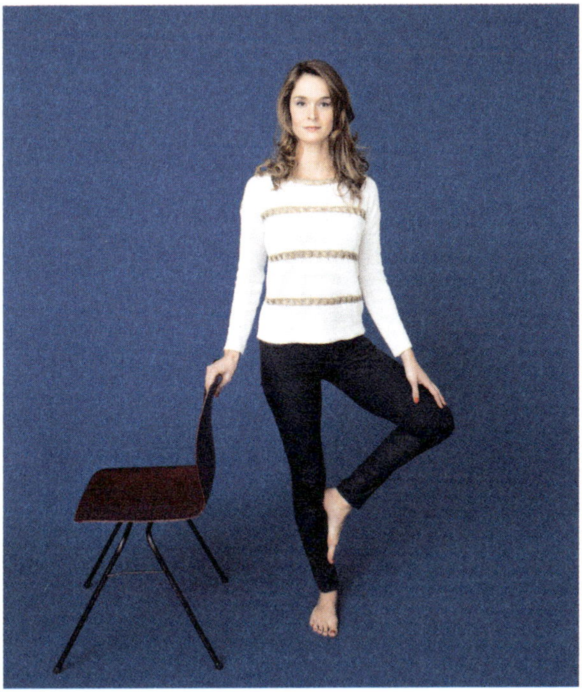
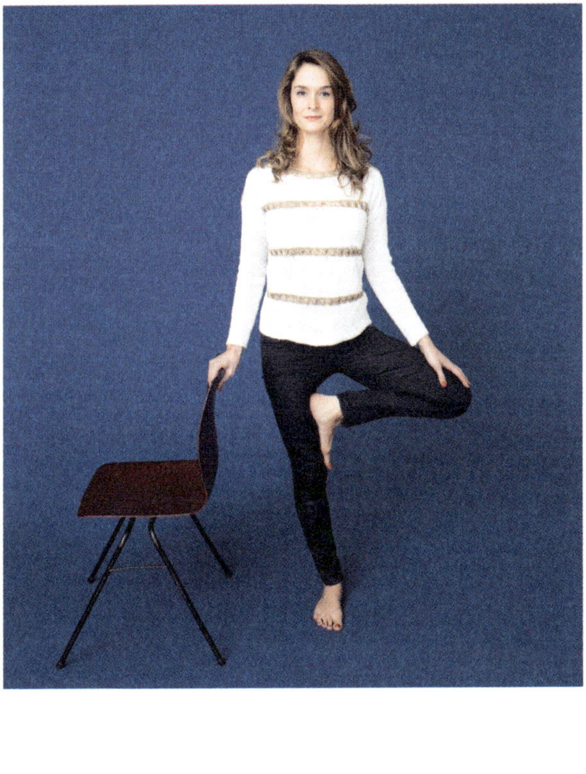
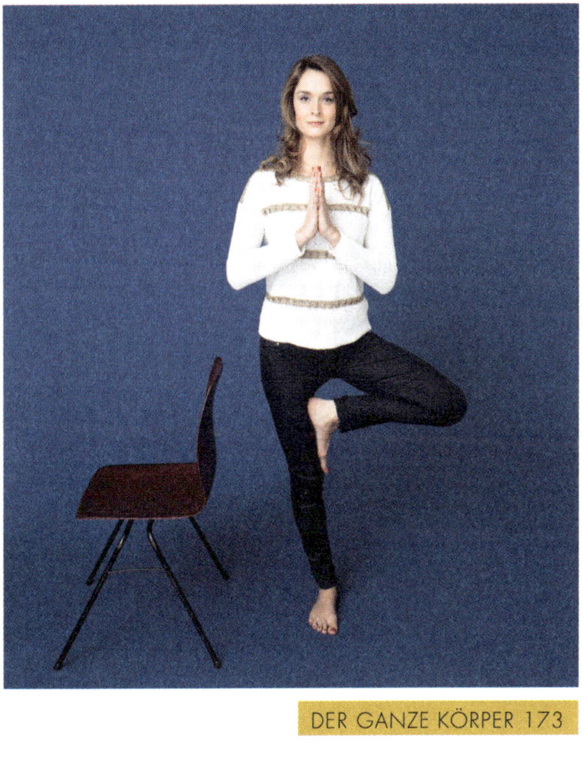

DER ADLER

Es heißt, dass diese Haltung die Aufmerksamkeit schärfer, klarer und präziser macht. So wie die Aufmerksamkeit des Raubvogels, der sich auf seine Beute stürzt … Die Übung ist sehr nützlich, wenn Sie eine verantwortungsvolle Stellung innehaben!

1) Atmen Sie ein, die Füße stehen nah beieinander fest auf dem Boden. Beugen Sie Ihre Knie und führen Sie das rechte Bein vor das linke Schienbein. Versuchen Sie, den rechten Fuß hinter die linke Wade zu klemmen. Sollte das nicht möglich sein, halten Sie den rechten Fuß gegen die linke Wade angelehnt.

2) Führen Sie Ihren rechten Arm unter Ihren linken Ellbogen und legen Sie beide Hände auf Ihre Schultern, indem Sie die Ellbogen anheben, um den Bereich zwischen Ihren Schulterblättern zu weiten.

3) Stufe 2: Kreuzen Sie Ihre Ellbogen und heben Sie die Unterarme nach oben und legen Sie die Handrücken aneinander. Atmen Sie ein und heben Sie Ihre Ellbogen so hoch wie möglich, um die Schultern zu dehnen.

4) Wenn die Dehnung nicht stark genug ist, können Sie die Hände kreuzen, um die Handflächen aneinander zu legen.

5) Fixieren Sie einen beliebigen vor Ihnen liegenden Punkt, um das Gleichgewicht zu halten. Bleiben Sie fünf Atemzüge lang in dieser Haltung. Achten Sie auf einen geraden Rücken und auf stabile Beine. Halten Sie Ihre Hüften gerade und Ihren unteren Rücken lang, indem Sie Ihre tiefe Bauchmuskulatur aktivieren.

6) Lösen Sie Ihre Arme und Beine nach dem fünften Ausatmen und setzen Sie Ihren rechten Fuß neben Ihren linken Fuß auf den Boden.

7) Atmen Sie tief ein und wiederholen Sie die Übung auf der anderen Seite. Diesmal kreuzen Sie das linke Knie vor das rechte Bein und den linken Ellbogen unter den rechten Ellbogen.

WIEDERHOLEN SIE DIE ÜBUNG …

- wenn Sie schwere Beine und Spannungen im oberen Rücken haben.
- wenn Sie Klarheit vor einer wichtigen Besprechung oder einer großen Entscheidung brauchen.

VORSICHT, wenn Sie Probleme mit den Schultern, den Fußknöcheln oder den Knien haben.

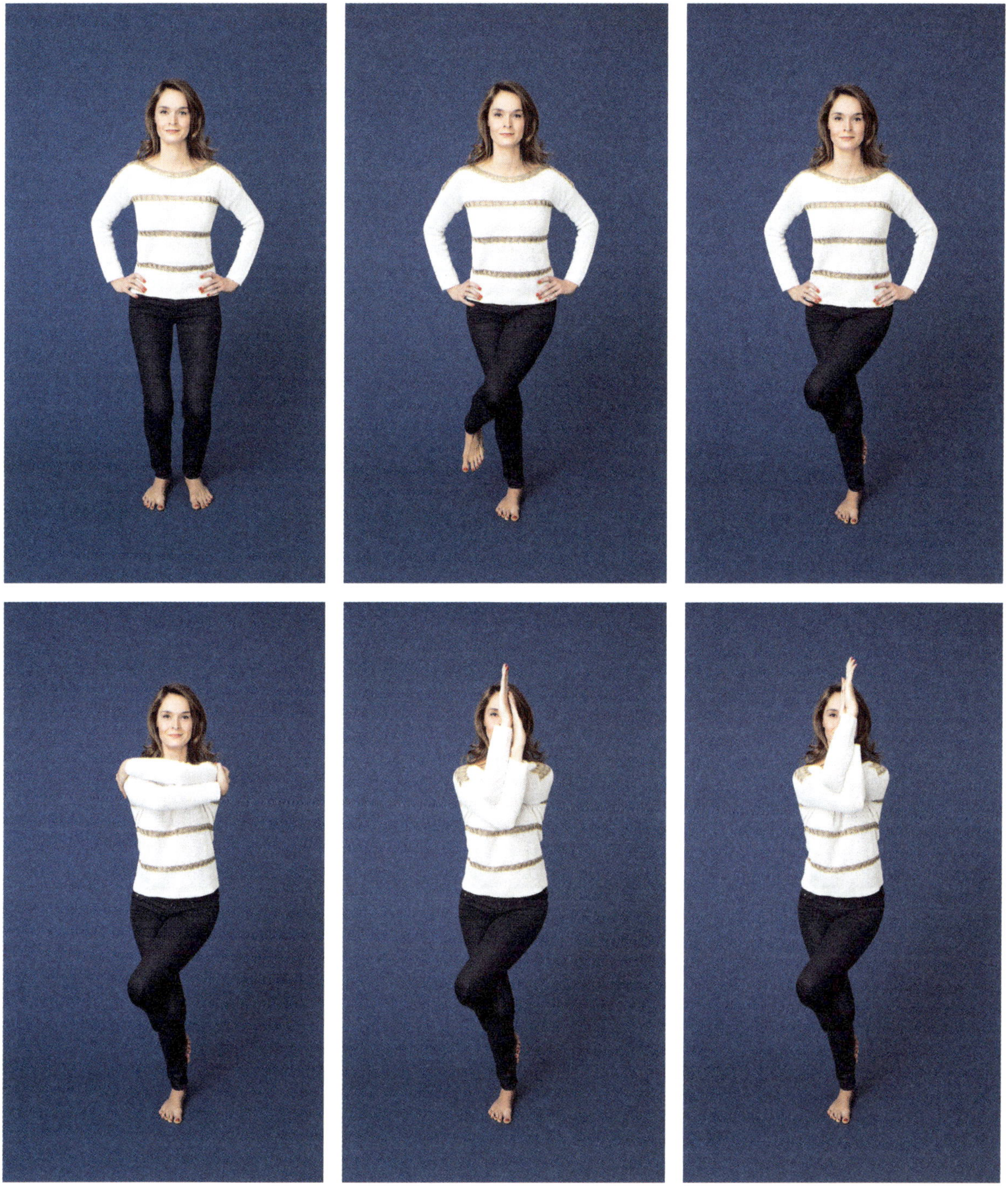

DER BETRUNKENE

Sie wollen sich im Büro schnell entspannen? Spielen Sie den Betrunkenen! Oder Homer Simpson wie er vor dem Fernseher schläft …

1) Setzen Sie sich ganz auf den Rand Ihres Stuhls und lehnen Sie Ihren oberen Rücken an die Stuhllehne an.

2) Lassen Sie Ihr Kinn in Richtung Brustkorb fallen. Lassen Sie Ihre Arme an den Stuhlseiten entlang baumeln und strecken Sie Ihre Beine so bequem wie möglich nach vorne.

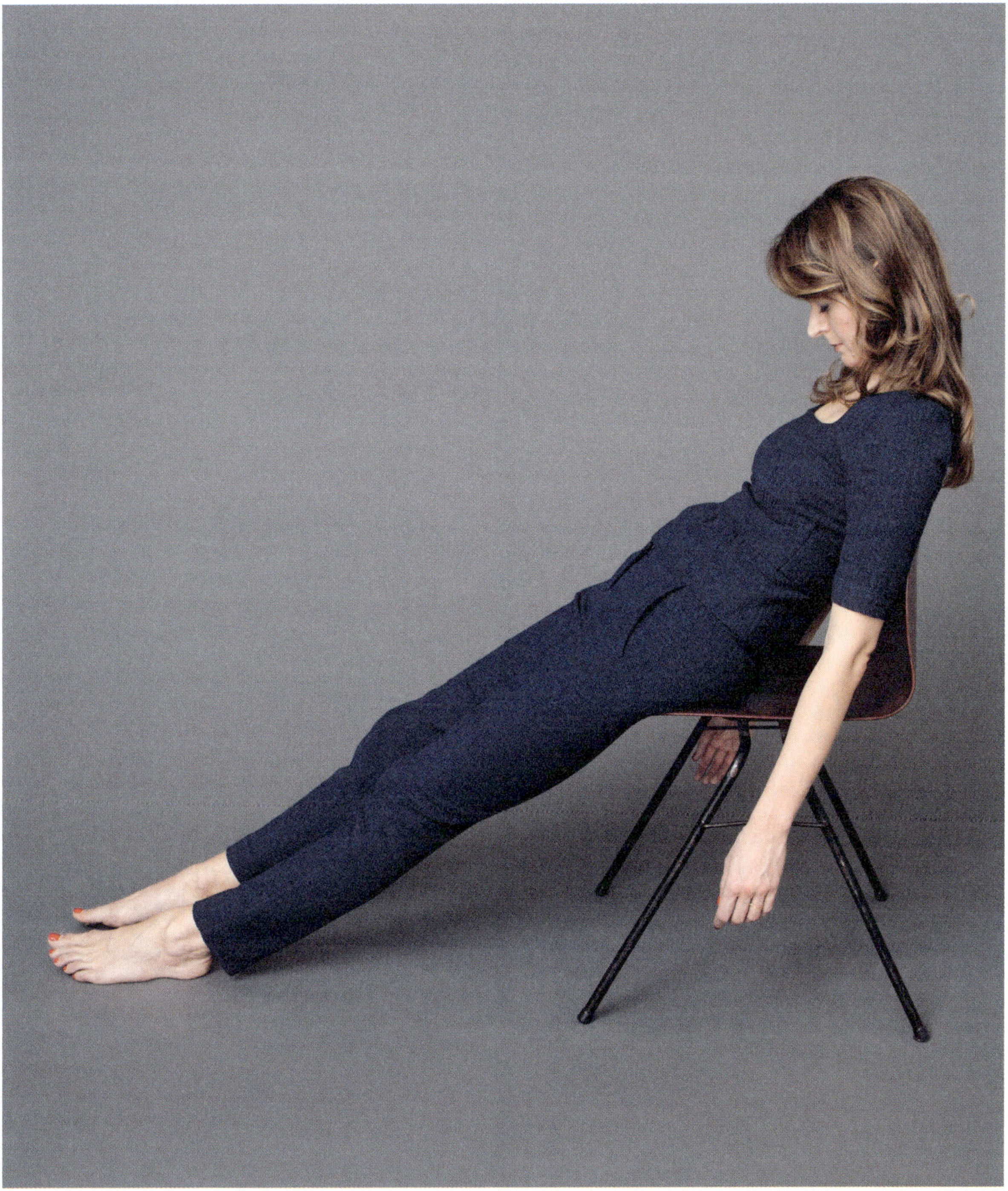

DER FAULPELZ

Ziehen Sie sich vom Lärm und vom Licht Ihrer Umgebung zurück. Laden Sie vor einem wichtigen Termin Ihre Batterien wieder auf. Gönnen Sie sich 5 Minuten Zeit, im Büro oder zu Hause. Spielen Sie das müde Schulkind.

1) Stellen Sie Ihren Stuhl vor einen Tisch und setzen Sie sich vollständig auf Ihren Stuhl. Die Füße flach auf dem Boden, genau unter Ihren Knien..

2) Beugen Sie den Oberkörper nach vorne, kreuzen Sie die Arme und legen Sie die Arme auf dem Tisch ab. Legen Sie Ihre Stirn auf Ihre Unterarme. Schließen Sie die Augen und geben Sie das ganze Gewicht Ihres Kopfes an Ihre Arme ab.

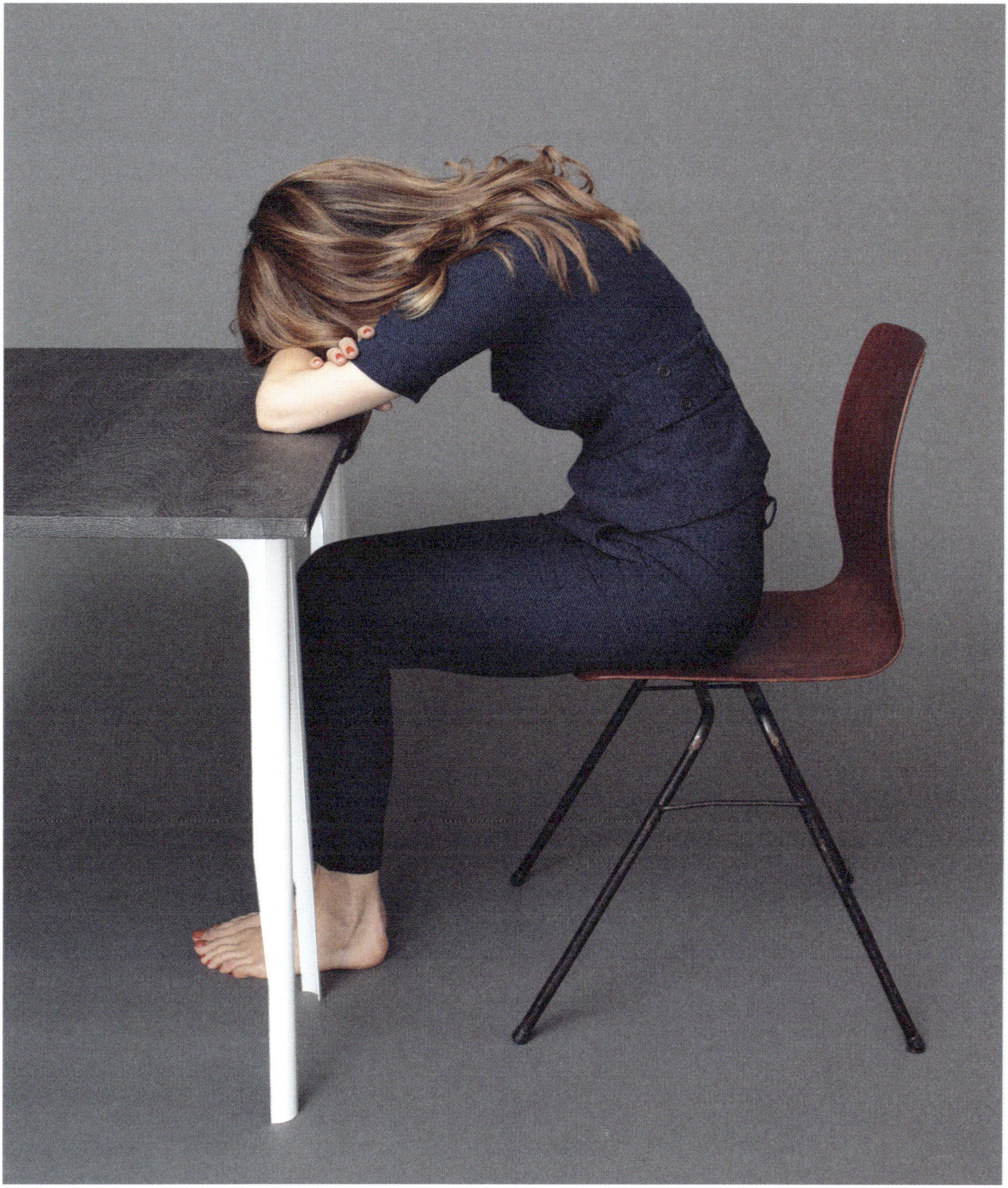

DER UMGEDREHTE STUHL

Sie sind allein im Büro und wollen eine Mini-Pause machen? Sie wollen sich vom Jetlag oder einer zu kurzen Nacht erholen? Sie wollen endlich wieder einschlafen? Ein Stuhl genügt …

1) Legen Sie sich vor einen Stuhl flach auf den Boden (Sie können ein Tuch, eine Jacke oder Ihren Mantel unter Ihren Rücken legen).

2) Heben Sie die Beine und legen Sie Ihre Waden auf den Stuhlsitz. Ihre Knie bilden einen 90-Grad-Winkel.

3) Breiten Sie Ihre Arme seitlich aus, die Handflächen liegen auf dem Boden.

4) Geben Sie das ganze Gewicht Ihrer Beine an den Stuhlsitz ab. Entspannen Sie Ihre Oberschenkel. Geben Sie mit jedem Ausatmen das Gewicht Ihres Beckens und des gesamten Oberkörpers an den Boden ab.

Das ist die schwierigste Übung im Yoga: Loslassen, ohne den Körper dabei zu bewegen. Man lernt, wie man den kleinsten Muskel entspannt und dabei das ganze Gewicht seines Körpers an den Boden abgibt. Hyperaktive Menschen werden sie als echte Herausforderung erleben und als angenehme Erfahrung! Sie verbessert die Durchblutung, entspannt den unteren Rücken, beruhigt den Geist, lädt Ihre Batterien wieder auf und hilft bei Schlafproblemen. Legen Sie Ihre Beine ruhig öfter hoch!

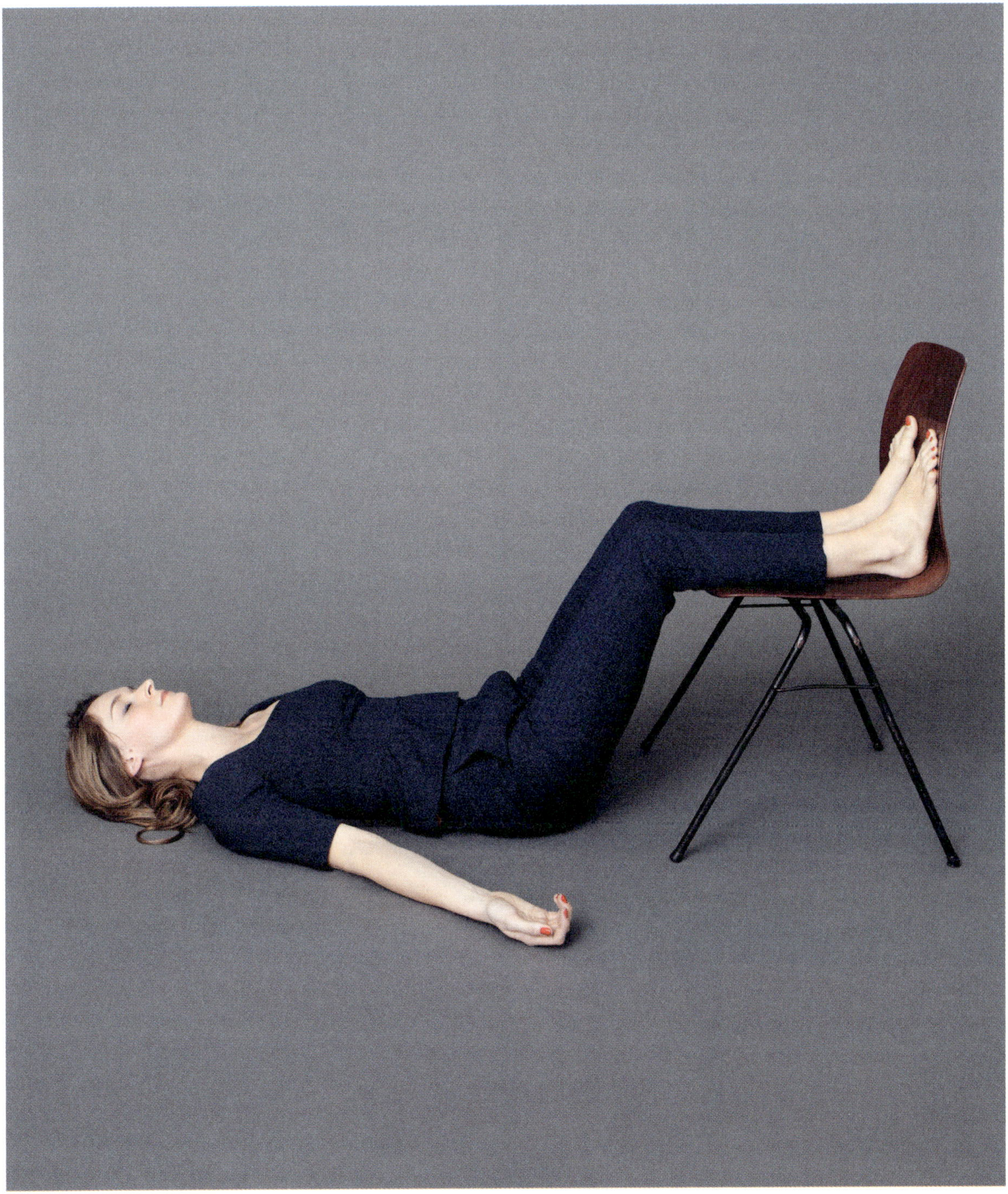

AUTOSUGGESTION

Wählen Sie eine der drei Entspannungshaltungen – der Betrunkene, der Faulpelz oder der umgedrehte Stuhl – schließen Sie die Augen und kommen Sie zur Ruhe.

Bewegen Sie sich jetzt überhaupt nicht mehr. Sie können eine befreundete Person oder jemanden unter Ihren Kollegen bitten, Ihnen den folgenden Text sehr langsam und mit sanfter Stimme vorzulesen. Sollte das nicht möglich sein, hören Sie sich auf www.yogist.fr die Aufnahme zu dieser Übung an. In jedem Fall ist es sinnvoller, die Anleitung zu hören, statt sie zu lesen.

Möglicherweise werden sie während dieser Übung einschlafen. Vielleicht befürchten Sie sogar, hypnotisiert zu werden und die Kontrolle über Ihr Handeln zu verlieren. Manche Menschen sträuben sich mit aller Kraft dagegen loszulassen. Bedenken Sie jedoch die Vorteile. Mit Autosuggestion können Sie sowohl Ihren Körper, als auch Ihren Geist entspannen und Ihre Schlafprobleme lösen.

- Atmen Sie sanft durch die Nase, lassen Sie Ihre Atmung ganz ruhig und natürlich, möglichst geräuschlos fließen. Konzentrieren Sie sich auf jeden Bereich Ihres Körpers. Entspannen Sie und bewegen Sie sich nicht.

- Lenken Sie Ihre Aufmerksamkeit auf Ihre Zehen. Spüren Sie, wie der Atem in Ihre Zehen fließt und entspannen Sie Ihre Zehen. Lenken Sie die Aufmerksamkeit weiter nach oben in Ihre Füße – auf die Oberseiten, auf Ihre Fußsohlen, auf die Fersen. Entspannen Sie Ihre Füße.

- Entspannen Sie Ihre Fußknöchel, entspannen Sie Ihre Waden. Entspannen Sie Ihre Knie und spüren Sie, wie der Atem durch Ihre Knie fließt.

- Entspannen Sie Ihre Oberschenkel: die Vorderseite der Oberschenkel, die Rückseite der Oberschenkel. Spüren Sie den Kontakt Ihrer Oberschenkel mit Ihrer Unterlage und spüren Sie die Wärme dieses Kontaktes.

- Entspannen Sie Ihr Becken und Ihren gesamten unteren Rücken.

- Entspannen Sie Ihren Bauch. Spüren Sie, wie sich der Bauch mit jedem Einatmen hebt und sich mit jedem Ausatmen wieder senkt.

- Entspannen Sie Ihren unteren Rücken.

ENTSPANNUNG

- Entspannen Sie die Mitte und beide Seiten des Rückens. Entspannen Sie Ihre Brust und Ihren Brustkorb.
- Entspannen Sie Ihre Schulterblätter und den Bereich zwischen den Schulterblättern.
- Entspannen Sie Ihre Schultern. Entspannen Sie Ihre Ellbogen, Ihre Unterarme, Ihre Handgelenke.
- Entspannen Sie Ihre Handflächen, Ihre Handrücken und Ihre Finger.
- Entspannen Sie die Innenseite Ihrer Handgelenke, Ihrer Ellbogen, Ihrer Arme, Ihrer Achseln.
- Entspannen Sie Ihre Schultern und Ihre Schlüsselbeine. Entspannen Sie den vorderen Hals, den Adamsapfel.
- Entspannen Sie Ihren Nacken, Ihren Hinterkopf, den Scheitelpunkt Ihres Kopfes und die Kopfhaut.
- Entspannen Sie die Stirn, die Schläfen und die Augenbrauen.
- Entspannen Sie Ihre Pupillen und Ihre Augenlider. Entspannen Sie Ihre Wangenknochen und Ihre Nase.
- Entspannen Sie Ihre Wangen. Entspannen Sie Ihren Mund. Öffnen Sie die Lippen und Ihren Kiefer und lassen Sie Ihre Zunge sich frei in Ihrer Mundhöhle bewegen.
- Entspannen Sie Ihr Kinn, Ihren Kiefer, Ihre Ohren. Entspannen Sie Ihren ganzen Körper.
- Bleiben Sie noch eine Minute ganz ruhig liegen. Anschließend vertiefen Sie Ihre Atmung. Beginnen Sie Ihre Finger und Ihre Zehen sanft zu bewegen.
- Richten Sie Ihren Rücken wieder auf und setzen Sie sich mit angelehntem Rücken vollständig auf Ihren Stuhl. Wenn Sie liegen, heben Sie die Beine vom Stuhl, ziehen Sie Ihre Knie zum Brustkorb, rollen Sie sich auf die rechte Seite und richten Sie Ihren Körper langsam wieder auf, um sich hinzusetzen.
- Reiben Sie Ihre Handflächen gegeneinander, bis sie warm werden. Legen Sie die Handflächen auf Ihre Augen. Massieren Sie sanft die Augenbrauen, die Schläfen und den gesamten Bereich Ihrer Augen.
- Blinzeln Sie mehrere Male, um Ihre Augen wieder an das Licht zu gewöhnen, bevor Sie sie wieder öffnen.
- Nehmen Sie Ihre normale Beschäftigung wieder auf. Vermeiden Sie zunächst jedoch ruckartige Bewegungen und zu viel Lärm. Fühlen Sie sich jetzt verschlafen oder auf einer fernen Wolke und ohne Begeisterung, Ihre Arbeit wieder aufzunehmen? Machen Sie sich keine Sorgen: Ihre Energie wird zurückkehren und Sie werden sich in kurzer Zeit wesentlich tatkräftiger fühlen als vorher!

DIE MEINUNG VON EXPERTEN

Die Yogist-Methode ist von einem Osteopathen und einer Psycho-Ergonomin, die sich auf Arbeitsmedizin spezialisiert hat, kritisch beleuchtet und anerkannt worden. Beide Experten bestätigen, dass sie eine verlässliche und wirksame Methode ist, um Beschwerden, die durch Stress und Bildschirmarbeit entstanden sind, vorzubeugen. Darüber hinaus hilft sie, die Lebensqualität in der Arbeitswelt zu verbessern und ganz allgemein das Wohlbefinden in unseren modernen Zeiten zu erhöhen.

Jérôme Sebban ist zertifizierter Osteopath und Direktor des CEESO, einer anerkannten Ausbildungsschule für Osteopathen in Paris. Sein Spezialgebiet ist die Risikoprävention. Außerdem bildet er Yogist-Lehrer aus.

„Die Zunahme an Erkrankungen des Muskel-Skelett-Apparates, die zum Teil auf unsere Arbeitsbedingungen zurückzuführen sind, wirft Fragen einerseits nach unserem Lebensstil, andererseits nach der Richtigkeit von Arbeitsabläufen auf. Die Yogist-Methode liefert eine neuartige Alternative, die es uns ermöglicht, unsere Gesundheit und unsere Leistungsfähigkeit im Beruf zu erhalten. Da sie sich eines Ansatzes bedient, den man „biopsychosozial" nennt, lehrt sie uns eine gewisse Handlungskompetenz in Bezug auf unsere Gesundheit. Sie achtet auf präzise anatomische Angaben, auf Achtsamkeit gegenüber dem Körper und auf die Durchführbarkeit für alle Menschen, unabhängig von ihrer medizinischen Vorgeschichte. Überdies fördert sie ein gemeinschaftliches Bewusstsein für das Thema Wohlbefinden in der Arbeitswelt. Sie besteht aus einfachen und klar verständlichen Dehnungsübungen, die man täglich praktizieren kann. Zusammenfassend kann man sagen, dass die Yogist-Methode jeden Menschen in die Lage versetzt, sich seiner Verantwortung für die eigene Gesundheit bewusst zu werden, und sich der Bedeutung, seine Gesundheit zu erhalten, klarzuwerden."

Marlène Biotteau ist Psycho-Ergonomin und Expertin auf dem Gebiet der Arbeitsmedizin. Sie ist spezialisiert auf die Prävention von Beschwerden des Muskel-Skelett-Apparates und psychosozialer Risiken. Sie arbeitet für Unternehmen der Werbebranche und hat sich intensiv mit der Yogist-Methode auseinandergesetzt. Sie hat die Übungen mit den Herausforderungen abgeglichen, denen sich das Gesundheitssystem heute in puncto Arbeitsbedingungen, Ergonomie am Arbeitsplatz und Ressourcenverwaltung stellen muss.

„Besonders im Dienstleistungsgewerbe sind die neuen Methoden der Arbeitsorganisation mit speziellen Risiken behaftet, deren direkte oder indirekte Konsequenzen sowohl die Unternehmen als auch die Angestellten teuer zu stehen kommen können. Es ist heute darum besonders wichtig, innovative und ganzheitliche Methoden zu entwickeln, die den bekannten Risiken wie Krankmeldungen, Fehlzeiten und Motivationsverlust entgegenwirken. Auf diese Weise lassen sich auch Stresssymptome lindern, seien es Magengeschwüre, Migräne und Probleme mit den Augen oder aber Erkrankungen des Muskel-Skelett-Apparates wie Rücken- oder Gelenkschmerzen. Die Yogist-Methode stellt genau so ein „essentielles Präventionsmodell" für die Gesundheit am Arbeitsplatz dar. Sie trägt dazu bei, gewisse Arbeitsrisiken von vorneherein auszuschließen oder ihre zerstörerischen Auswirkungen auf die Gesundheit der Arbeitnehmer zu vermindern. Sie versetzt die Teilnehmer durch ihre Inhalte und ihren pädagogischen Ansatz in die Lage, in realen Situationen, aufgrund von erworbenen Kenntnissen und Kompetenzen, ihr eigenes Handeln zu bestimmen. Sie berücksichtigt den besonderen Ausgangspunkt eines jeden Menschen, sei es seine biomechanische Konstitution, sei es seine körperliche Beanspruchung am Arbeitsplatz. Nicht zuletzt unterstützt die Yogist-Methode das – vielfach vergessene, aber trotzdem wichtige – Gleichgewicht zwischen Körper und Geist. Die Körperübungen weisen Ihnen den Weg, wie Sie Ihre Gesundheit erhalten und sich mit neuer Energie versorgen können, ungeachtet Ihres gesundheitlichen Zustands oder Ihrer Arbeitsbedingungen."

YOGA im Büro

INHALTSVERZEICHNIS

Rezepte und Hausmittel

DANKSAGUNG

Meiner Familie, die mich nicht für eine Erleuchtete gehalten hat, obwohl ich alles aufgegeben habe, um Yogist zu gründen. Sie hat mir unerschütterlich die Treue gehalten, insbesondere Anne-Sophie, Guy und Diane Vuccino, sowie André Charvet, mein 92-jähriger Yogist-Großvater, Quelle der Weisheit und Inspiration.

Meinen Lehrern, die mich ständig bei meinen Fortschritten unterstützt haben und die mir Ihre Begeisterung und Ihr Wissen vermittelt haben: Maud Chuffart, Frédéric Beigbeder, Bharath Shetty (Indea Yoga Mysore), Vijay Kumar (Ashtanga Saadhana Mysore) und allen anderen, die mich auf meinem Yoga-Weg begleitet haben.

Meinen ersten Schülern, die mir vertraut haben: Jay Nirsimloo, Jacky Lintignat, Caroline Crocé-Spinelli, Michel Jean, Gauthier Acket und ihre Teams von KPMG France, Tiffany Gastineau von EDF Energies Nouvelles, Cédric Siré von Webedia, Catherine Pichon und Émilie Aubert von BMW France ...

Meinen wertvollen Beratern, die das Abenteuer meiner Firmengründung begleitet haben: Stéphane Haskell, Mathilde Tellier, Lawrence Knight und Albert Angel de Kwerk, All You Need For Growth, Julie Carel und Xavier Près, Stan und Brune Schwab, Céline Lazorthe-Vigne ...

Meinem großartigen Yogist-Lehrerteam: Agathe, Laura, Déborah, Diane, Amanda, Jean-Baptiste, Émilie, Angèle, Ann, Dorthe.

Marlène Biotteau, Jérome Sebban und Bertrand Bouriaude, für ihre kritische Auseinandersetzung mit der Yogist-Methode.

Allen meinen Freunden von der HEC und außerhalb, die so mutig waren, die Yogist-Methode zu testen. Dafür, dass sie ihre Zeit geopfert haben, um mir zu helfen, die Methode zu verbreiten. Leider kann ich sie hier nicht alle aufzählen.

Meinen talentierten Verlegerinnen, Suyapa Hammje und Marion Vasseur, die an Yogist geglaubt haben und an Anthony Voisin, dessen fotographischer Blick mich nur allzu oft vor Lächerlichkeit bewahrt hat.

Die Éditions Solar danken ganz besonders Anne Willi für die Leihgabe der verwendeten Kleidung in den Kapiteln „Die Atmung", „Die Augen", „Der Hals", „Der obere Rücken", „Finger und Handgelenke", „Das Becken" und „Entspannung".

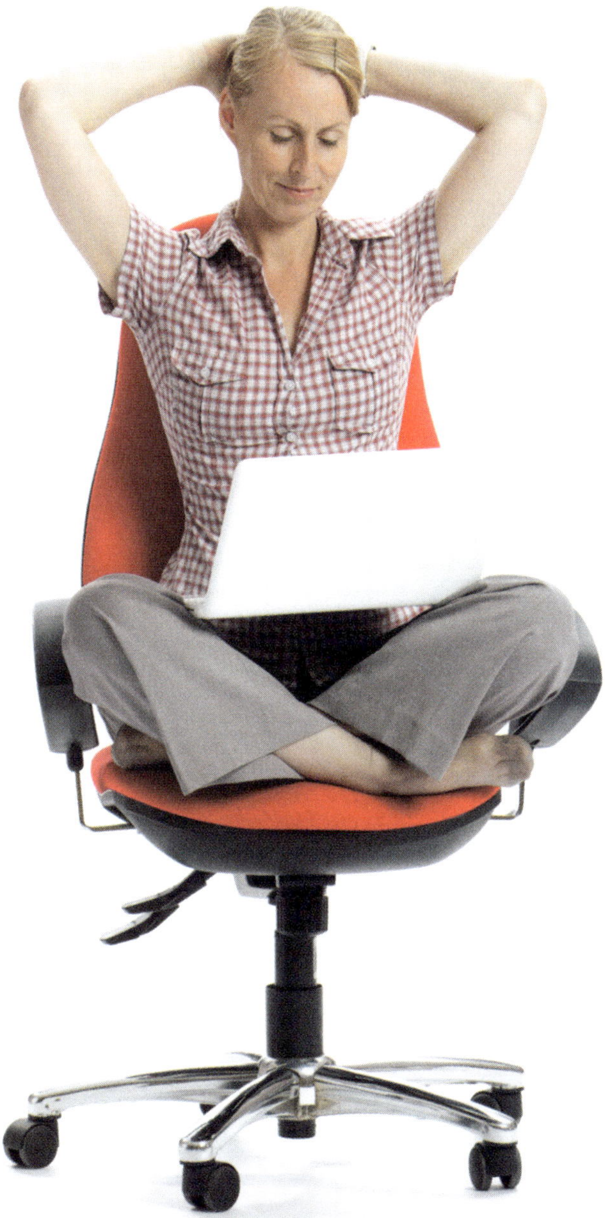

YOGA im Büro

HEEL Verlag GmbH
Gut Pottscheidt
53639 Königswinter
Tel.: 02223 9230-0
Fax: 02223 9230-13
E-Mail: info@heel-verlag.de
www.heel-verlag.de

2. Auflage 2021

Original-ISBN 978-2-263-14654-1

Redaktion: Jean-Louis Hocq, Suyapa Hammje,
Marion Vasseur, Chloé Chauveau
Bildbearbeitung: Articrom
Fotos, inklusive Coverfoto: Anthony Voisin
Grafische Konzeption, Covergestaltung und Umsetzung:
Guylaine Moi
Deutsche Ausgabe:
Übersetzung aus dem Französischen:
Christiana Albrecht, Köln
Lektorat: Christine Birnbaum

Printed in Slovenia

978-3-95843-714-2

LITERATURVERZEICHNIS

Handbuch zur Yoga-Lehrerausbildung für Ashtanga-Yoga und für Hatha-Yoga 2015, Bharath Shetty (Indea Yoga Shala Institut), Mysore, Indien (nicht veröffentlicht).

A Great Day at the Office: Simple Strategies to Maximise Your Energy and Get More Done More Easily, Dr John Briffa, 2014.

Handbuch zur Ausbildung im Ayurveda und in vedischer Kochkunst von Prof. Anil Kumar, Dixit School of Health et Ayurveda, Mysore, Indien (nicht veröffentlicht).

Eat Real Food: Simple Rules for Health, Happiness and Unstoppable Energy, Julie Montaigu, The Flexi Foodie, 2016.

Light on Life: The Journey to Wholeness, Inner Peace and Ultimate Freedom, B.K.S Iyengar, Rodale, 2008.

Ayurvedic Cooking for Westerners : Familiar Western Food Prepared With Ayurvedic Principles, Amadea Morningstar, Lotus Press.